보건행정학

보건행정학

2019년 8월 12일 1판 1쇄 인쇄
2019년 8월 16일 1판 1쇄 발행

지은이 | 최찬호
펴낸이 | 김진환
펴낸곳 | 학지사메디컬
04031 서울특별시 마포구 양화로 15길 20 마인드월드빌딩
대표전화_ 02-330-5188 팩스_ 02-326-0338
등 록 | 2010년 2월 8일 제313-2010-36호
메 일 | hakjisamd@hakjisamd.co.kr
홈페이지 | http://www.hakjisamd.co.kr

ISBN 978-89-6069-799-7 93510

가 격 | 25,000원

보건행정학

최찬호 저

PUBLIC HEALTH ADMINISTRATION

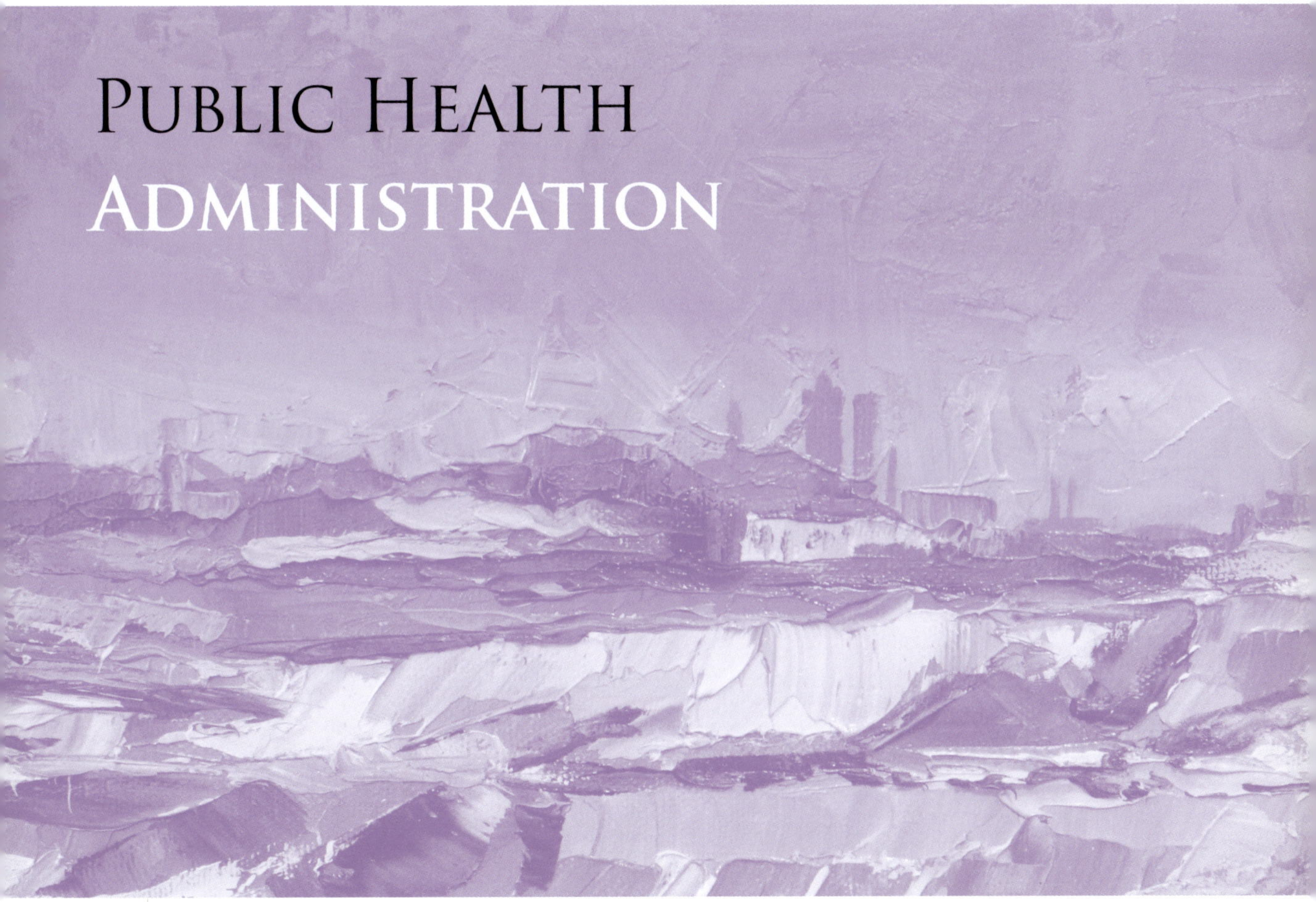

학지사메디컬
HAKJISA MEDICAL

저자소개 AUTHOR INTRODUCTION

최찬호

학력

미국 일리노이대학교 졸업(University of Illinois, 보건정책학 박사 취득)

서울대학교 보건대학원 졸업(보건학 석사 취득)

한국외국어대학교 졸업

경력

현) 대구대학교 보건행정학과 교수

중앙대학교 사회개발대학원 강사

숙명여자대학교 대학원 강사

미국 일리노이대학교 연구원

보건직공무원 임용 출제위원 및 검토위원(서울시 외)

주요저서

『건강증진학』

『국제보건학』

『보건행정』

『의료보장의 이론 및 실제』 외 다수

머리말 PREFACE

오늘날 세계는 이념 및 사상이 지배했던 냉전 시대와는 달리 삶을 영위하는 데 필수적인 보건의료의 욕구 충족에 보다 관심을 가지고 있으며, 보건의료의 중요성과 함께 보건의료환경이 빠르게 급변하고 있으므로, 보건행정의 관리영역과 그 기능의 변화가 절실하다.

WTO협정에서 비롯된 의료시장의 점진적인 개방은 우리에게 피할 수 없는 현실로 다가오고 있다. 개방은 분명 우리 보건의료시장의 변화를 촉진시키고, 이는 곧 보건행정의 변혁을 위한 기폭제가 될 것이다. 보건의료가 국제 간 교역의 대상으로 분류되고 있어, 경영전략은 물론 행정의 효율성에 관한 이론 및 실제 경험 등이 보건행정에 폭넓게 적용될 필요성이 제기되고 있다. 따라서 앞으로 이에 대한 깊은 관심과 노력이 부족하다면, 우리가 기대하는 선진 보건행정을 이룰 수 없음은 자명하다.

우리나라를 비롯한 선진국들은 보건의료를 4차산업으로 분류하여 공해 없는 핵심 동력산업으로 육성하기 위한 다각적인 전략적 노력을 다할 것임을 정치적으로 선언한 바 있는데, 이는 선진화된 보건행정에 의해서 창출될 수 있는 보건의료에 대한 부가가치의 중요성을 인식한 결과이다. 이처럼 보건의료환경의 변화에 대처하여 환자의 의료욕구 충족은 물론 부가가치를 창출할 수 있는 전략적 개발을 보건행정의 핵심 관리대상으로 설정할 때, 무한 경쟁 속에서 우리의 보건행정이 선진화될 수 있다.

이런 관점에서 이 책은 보건행정의 선진화를 달성하는 데 기본적으로 요구되는 보건기획, 보건정책, 의료관광, 인사관리, 팀제, SWOT전략, 보건의사소통, 행정서비스헌장, 국제보건 등 총 15장으로 구성하여 보건행정을 전공하는 학생들에게 변화하는 보건의료환경에 적응할 수 있는 기본적인 지식을 제공하고, 시대의 변화에 부응하는 보건행정의 패러다임에 대한 인식의 전환을 시도하고자 하였다.

머리말

아무쪼록, 본 저서가 미래를 선도할 선진 보건행정을 달성하기 위해 보건의료 분야에도 사회과학의 이론 및 지식 등의 적용이 절실히 필요함을 학생들에게 인식시키는 데 작게나마 기여할 수 있기를 기대하면서 머리말을 마치고자 한다.

2019년 6월

대구대학교 대구캠퍼스 연구실에서

목차 CONTENTS

목차

목차

목차

CHAPTER 1

보건행정

1 보건행정이란?

2 보건행정의 특징

3 보건행정과 경영의 차이

4 보건행정의 기능

5 보건행정의 나아갈 방향

1. 보건행정이란?

우리는 일상생활에서 보건행정이란 용어를 자주 접하지만, 사실 보건행정이 무엇인가?라는 질문에 답하기란 쉽지 않다. 학자들의 전공배경 및 보건의료에 대한 각자의 가치관 등에 따라 보건행정을 바라보는 관점이 서로 상이하므로 보건행정의 정의를 규정하기 어렵다는 측면도 있지만, 그보다는 다음과 같은 측면에서 보건행정의 정의를 규정하기가 어렵다.

첫 번째, 경제성장으로 인한 생활습관 및 식습관의 변화, 그리고 의료욕구의 다양화 현상은 보건행정의 영역을 점진적으로 확대시키고 있다.

두 번째, 첨단기술의 개발과 통신기술의 활용이 보건의료분야에 적용되면서 새로운 보건행정의 관리영역을 형성하고 있다.

세 번째, 다양한 신종유행성 질환의 발생과 산업화로 인한 보건환경의 변화는 보건행정의 중요성의 인식과 함께 관리영역을 지속적으로 확대시키고 있다.

네 번째, 보건복지정책이 강화되고 확대되면서 질적 · 양적으로 행정관리의 영역이 확대되고 있다.

비록 위에서 지적한 사실들이 보건행정의 정의를 규정하는 것을 어렵게 하는 요인이지만, 오늘날 보건행정의 중요성이 크게 부각되고 있는 점을 감안하면, 보건의료분야에서 보건행정의 정의를 규정하는 것은 매우 중요하고 필연적이다.

Waldo는 행정의 정의를 "공동의 목표를 달성하기 위한 인간의 협동행위"로 규정하고 있다. 이 관점에 의하면, 행정은 사법과 입법을 제외한 모든 정부의 활동을 말한다.

이 책에서는 Waldo의 정의를 기초로 "보건조직의 목표를 달성하기 위하여 보건의료자원을 조직화하고, 이를 효율적으로 관리하는 실천적 과정"을 보건행정의 정의라고 규정하고 있다. 이를 좀 더 상세히 설명하면 다음과 같다. 첫 번째, 조직의 목표를 달성하기 위한 보건의료행위의 주체는 정부 등으로 보건의료를 담당하는 정부 부처 및 담당기관 그리고 공공병원, 공공환경단체, 보건소 등이 포함된다. 만약, 영리형 민간의료기관과 같은 사적 조직이 행위의 주체라면 보건행정의 범주에서 제외된다.

두 번째, 보건행정의 활동범위는 조직의 목표달성을 위해 필요한 조직관리, 인사관리, 재무관리 등으로 조직, 인사, 재무 등을 효율적으로 관리하기 위한 모든 과정이 보건행정이다.

세 번째, 보건행정의 목표는 여러 사람의 상호 협동적인 기능에 의해서 달성되므로 보건행정은 상호협동 및 인간관계 그리고 의사소통관계 등을 연구하는 인간행태이론에 기초한다.

네 번째, 보건행정은 지역주민의 건강증진을 위한 현장중심의 실천적 활동이므로 지역주민과의 직접적인 만남과 대화를 통해 그들의 건강욕구를 적시에 파악하여, 이를 해결하기 위한 방안을 제시하고 비전을 제시하는 과정을 중시한다.

2. 보건행정의 특징

복지국가를 지향하는 오늘날 보건행정의 다양한 특징을 지적할 수 있으나, Gaidon 교수가 지적한 행정의 특징을 기초로 보건행정의 특징을 지적하면 아래와 같다.

1) 강제성

보건행정은 대부분의 행위가 강제성을 띤다. "어떤 특정한 행위를 하라, 또는 하지 말라, 그렇지 않으면 특정한 강제조치를 이행한다"와 같이 특정 행위를 강요한다. 예로서, 우리나라의 전염병예방법 제3장 9조에 의하면, "시도지사는 전염병에 감염되었으리라고 의심되는 충분한 이유가 있는 자 또는 전염병에 감염되기 쉬운 환경에 있는 자에 대하여 보건복지부 령이 정하는 바에 의하여 건강진단을 받게 하거나 전염병 예방에 필요한 예방접종을 받을 것을 명할 수 있다."라고 규정하고 있으며, 이를 위반하였을 경우에는 벌칙 제56조에 의하여 200만 원 이하의 벌금이 부과된다.

2) 공익성

보건행정은 사회의 안정과 질서를 유지하는 공익성을 지니고 있다. 전염성 질환이 사회 전체에 확산된다면, 사회의 안정과 질서는 순식간에 무너져 사회를 크게 위협하므로 사전에 전염성 질환을 차단하기 위한 수단으로 특정인의 특정행위를 강제적으로 규제한다. 이런 점에서 공익성은 강제성을 위한 합법적인 근거가 된다. 만약 공익성에 기초하지 않은 강제적인 행정행위는 부당한 행위가 된다.

3) 급부성

보건행정은 보건의료 등을 지역, 단체 및 개인에게 제공하는 급부기능에 해당된다. '국민건강보험법'은 국민의 질병, 부상에 대한 예방, 진단, 치료, 재활과 출산, 사망, 건강증진에 대하여 보험급여를 실시함으로써 국민보건을 향상시키고, 사회보장 증진에 그 목적이 있음을 적시하고 있다. '국민건강증진법'에서도 건강에 관한 올바른 지식을 보급하고, 스스로 건강생활을 실천할 수 있는 여건을 조성함으로써 국민의 건강을 증진함을 그 목적으로 적시하고 있다.

위에서 지적한 급부에 해당하는 보험급여의 실시 및 건강에 관한 올바른 지식 보급 등은 보건행정의 핵심 활동대상으로서 개인 및 단체로부터 각각 세금을 부과하고 징수하는 세무행정과는 다르고, 학생들에게 의무교육을 제공하는 교육행정이나 사회복지행정과는 급부라는 측면에서 그 기능이 동일하다.

4) 전체성

복지행정은 경제적 · 신체적 · 사회적 약자, 국방행정은 병역의무에 해당하는 자, 세무행정은 납세와 관련된 자, 그리고 교육행정은 단계별 교육과정에 해당하는 자 등으로 그 대상이 한정되어 있지만, 보건행정은 질병의 유 · 무와 상관 없이 연령 · 소득 · 사회적 신분 등 남녀노소 구분 없이 모든 불특정 다수가 대상이다.

5) 교육성

보건행정은 교육에 의한 건강행위유형의 변화를 통해 건강증진을 강조한다. 국민건강증진법 제2장 6조에서 "국가, 지방자치단체는 모든 국민이 건강한 생활을 실천할 수 있도록 그 대상이 되는 개인 및 집단의 특성, 건강상태, 건강의식수준 등에 따라 적절한 보건교육 등을 실시한다."라고 규정하고 있다.

6) 형평성

소득 · 종교 · 학력 · 성별 · 연령 · 사회적 신분 등과 무관하게 어떠한 차별도 두지 않고, 형평성을 바탕으로 동일한 보건의료를 제공하는 것이 보건행정의 기본 원칙이다. 영국의 베버리지보고서의 3가지 기본원리 중의 하나로 형평성을 지적할 정도로 형평성은 보건행정의 나아갈 방향을 제시하는 지침 중 하나이다.

7) 합리성

공공기관의 모든 행위는 합리성이 전제가 되는데 어떤 행위가 이성적인 사고과정을 기초로 이행되고 그것이 사회통념상 받아들일 수 있는 것이라면 그 행위는 합리적이라 할 수 있다. 보건의료분야에서 합리성은 여러 측면에서 지적될 수 있으나 특히 3가지 측면에서 지적될 수 있다.

첫 번째, 목표를 달성하는데 있어 행위의 과정, 즉 절차적인 측면에서 문제가 없다면, 그 행위는 과정으로서의 합리성을 띤다.

두 번째, 목표달성에 있어 어떤 행위가 순기능적으로 작용한다면, 그 행위는 기능적 측면에서 합리적이다.

세 번째, 여러 대안과 목표가 중첩되었을 때, 그 중 최적의 하나가 선택된다면 그 선택과정은 합리성이 있다.

3. 보건행정과 경영의 차이

보건행정은 공적 보건행정과 사적보건행정으로 분류된다. 공적보건행정은 공공기관에 의해서 수행되는 보건의료 관련 활동으로서 이를 보건행정이라 명칭한다. 반면, 사적보건행정은 민간기관에 의한 보건의료 관련 활동으로서 이를 흔히 병원경영이라 칭한다.

보건행정과 병원경영은 조직, 인사, 재무관리 등을 기본활동으로 하고, 활동의 원칙이 합리성과 효율성이라는 점에서 공통점이 있지만, 아래와 같은 측면에서는 차이점이 있다.

1) 이념 및 목적

보건행정이 추구하는 최종의 가치이며 이념은 공익성이다. 모든 공공기관의 활동은 공익성의 추구로서 만약 경제성 등을 추구한다면, 이는 공공기관의 정상적인 활동으로 인정될 수 없다. 반면, 병원경영의 최종 이념이며 가치는 경제성이다. 기업의 목적이 이윤의 극대화인 것처럼, 비록 부분적인 활동 등에 있어 공익성을 추구하지만, 실제 사적 의료기관의 추구는 이윤 창출인 경제성이다.

2) 인사권

보건직공무원의 임면(任免)은 법규에 의하므로 신분의 보장을 받을 수 있고, 우수한 인재를 확보할 수 있다. 반면에 병원경영의 인사관리는 사내 규정 등에 의하지만, 고용자 중심의 임의적인 의사결정이 반영되므로 보건행정에 비해서 신분의 보장이 확실하지는 않다. 따라서 신분 불안과 함께 긴장된 근무환경에서 과업을 수행해야 하므로 특수한 경우를 제외하고는 우수한 인재를 영입하기가 어려울 수 있다.

3) 경쟁관계

보건행정은 보건의료의 생산과 분배과정에서 독과점을 형성하는데 이러한 독과점은 경쟁 관계를 차단하여 '고 투입 저 산출'이라는 생산성 및 효율성의 저하를 가져오고, 의료 질의 향상을 저해한다. 반면, 병원경영은 경쟁 관계를 전제함으로써 생산성 및 효율성을 극대화시켜 의료 질의 향상을 가져와 환자의 보건의료에 대한 만족도 등을 증가시킨다.

4) 의사결정

보건행정의 의사결정은 사회적 가치관을 기초로 하며, 이익단체, 시민단체 등 외적 환경 등이 의사결정에 영향을 미친다. 반면에 병원경영의 의사결정은 경제성에 기초하여 신속, 정확하게 이루어지며, 최종관리자의 성격, 지도력, 지적 능력 및 성장배경, 의사소통능력, 경영철학 등이 의사결정에 영향을 미친다.

5) 표준화

표준화는 업무, 능력 그리고 실적 등을 측정하는 객관적인 기준을 제시하고 이를 통해 공정한 인사관리가 이루어진다는 점에서 그 엄격성이 보다 요구되는데 보건행정의 표준화가 병원경영에 비해 다소 엄격한 측면이 준수되는 편이다.

6) 관료제

다음과 같은 점이 관료제 측면에서 보건행정과 병원경영을 구분 짓는다. 첫 번째, 보건행정은 수직적 관리체계로서 이는 결재를 받아야 할 계층의 수가 많다는 것을 의미하므로 업무처리의 신속성과 효율성이 떨어진다. 반면, 병원경영은 수직적 관리체계를 유지하되, 수평적 관리체계를 병행함으로써 계층 수를 가급적 줄여 효율성과 함께 업무의 신속한 처리를 강조한다.

두 번째, 보건행정은 상급자에게 권한을 집중시켜 상명하복(上命下服)의 원칙이 뚜렷한 반면, 병원경영은 권한이 집중된 상태이지만 보건행정에 비해 분권화되어 있다.

세 번째, 보건행정은 공(公)과 사(私)가 분명하지만, 병원경영은 다소 불분명하다.

네 번째, 보건행정은 처벌기준이 명확하여 행정행위가 법규 및 규정에 위반되거나, 사회상규(社會常規)상 수용될 수 없는 경우에는 엄격한 처벌과 윤리적인 책임이 따르는 반면, 병원경영은 규정에 다소 어긋난 행위라도 일정 한도를 벗어나지만 않으면, 처벌이 다소 완화될 수 있고 윤리적 책임과 비난에 대해서도 관대한 편이다.

7) 차별화

"모든 국민은 법 앞에 평등하다. 누구든지 인종 · 성별 · 종교 · 소득 · 사회적 신분 등에 의하여 정치 · 경제 · 사회 · 문화적 생활의 모든 영역에 있어서 차별을 받지 아니 한다."라고 우리의 헌법은 물론 대부분 외국의 헌법에서도 이를 적시하고 있는데, 이러한 평등정신은 보건행정에 그대로 적용되므로 만약, 급부 과정에서 차별화된 행정행위가 행해진다면 헌법정신에 위배된다. 반면, 병원경영은 구매능력 등 경제적 수준 등에 의한 차별화를 통한 이윤 추구 활동을 모색한다.

8) 학제 간 교류

의료욕구의 다양화로 인해서 보건행정에는 다양한 이론이 적용된다. 사회복지학, 심리학, 지역사회개발론, 지역사회보건학, 경제학, 경영학, 법학, 사회학, 정치학, 행정학, 상담학 등의 인문사회계열은 물론 예방의학, 간호학과 같은 의학계열 등과 보건행정은 직 · 간접적인 이론적 교류관계를 맺는다.

반면에 병원경영은 경제성을 추구하므로 제품을 생산, 판매하여 이윤을 창출하는 데 필요한 제한된 이론, 즉 경영학, 마케팅론, 소비자심리학 등이 적용된다.

4. 보건행정의 기능

미국보건협회는 매년 보건행정의 기능을 조사하여 발표하고 있으나, 최근 보건의료현상의 다양성이 두드러지면서 보건행정의 기능도 다양화되고 있는 추세이므로 보건행정기능을 간추려 소개하기가 쉽지 않다. 여기서는 Pickett이 그의 저서 「Public Health Administration & Practice」에서 주장한 기능과 미국의료협회(Institute of Medicine, IOM)에서 주장한 기능 중 대표적인 핵심기능인 사정과 기획만을 소개하고자 한다.

1) 사정

보건행정은 지역주민의 건강증진을 위한 활동이므로 지역사회 및 주민의 건강에 관한 정보 및 자료는 매우 중요하다. 예를 들어, 지역의 조 사망률, 영아사망률, 이환율 등의 보건지수, 현재 및 미래에 예견될 수 있는 보건의료 문제, 의료기관 이용 및 실태, 의료접근도, 경제 및 교육수준, 종교분포, 성비, 연령구조, 의료의 만족도 등과 관련된 정보 및 자료를 수집하여, 이를 분류, 평가하는 활동은 보건행정의 핵심기능인데, 이를 사정(査定, assessment)이라 한다.

Maxley는 사정에서 기대될 수 있는 2가지 목표를 제시하였는데, 하나는, 지역사회 보건의료 욕구의 내용 및 수준 등을 파악하는 것이며, 다른 하나는, 보건의료 욕구에 대응할 수 있는 공식적 · 비공식적 자원의 역량과 지역주민의 역량을 파악하는 것인데 이를 통해 지역주민의 건강증진을 위한 적절한 대응이 이루어질 수 있다고 그는 주장하였다.

또한 그는 사정은 곧바로 행해지는 것이 아니라, 대체로 다음과 같은 3단계를 거친다고 주장하였다(**그림 1-1**).

첫 번째, 발견단계이다. 먼저, 보건관리자가 지역사회에 보건의료 문제가 발생했거나 발생할 개연성이 존재함을 인식해야 한다. 발견단계는 이 책 2장의 현 상황의 인식에서 자세히 설명하고 있다.

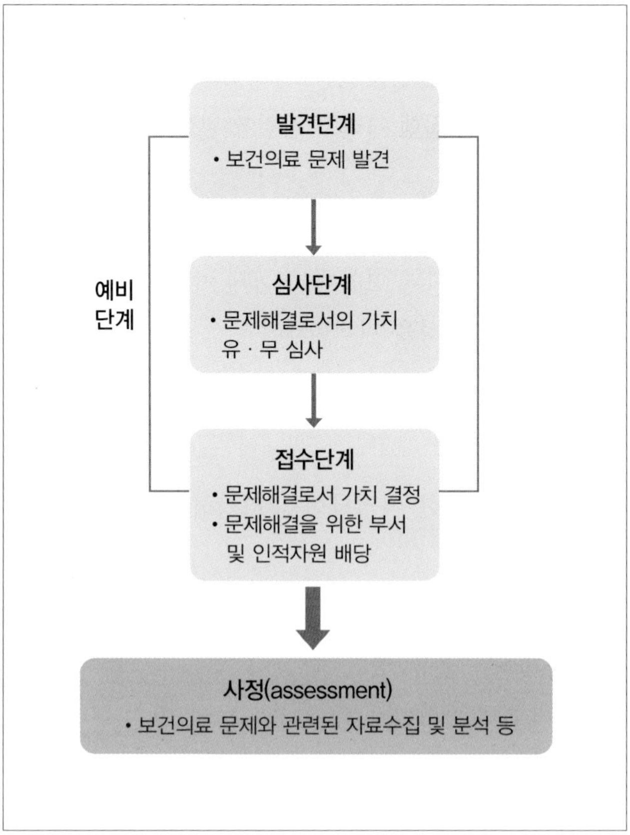

그림 1-1 | 사정의 3단계

두 번째, 심사단계이다. 발견된 보건의료 문제가 보건행정의 관리대상으로서 적합한지에 대한 유 · 무를 심사한다.

세 번째, 접수단계이다. 심사에 통과된 보건의료 문제를 앞으로 정식으로 담당할 부서 및 인력 등을 할당한다.

2) 기획

미국의료협회(IOM)는 지역주민의 건강증진 및 보장을 위하여 기획 및 정책개발을 모든 활동의 우선순위로 설정하고, 기획 및 정책개발을 위한 자문역할을 담당한다.

주 정부 및 지방정부의 공공의료기관 역시 기획을 보건행정의 핵심기능으로 분류하여 그 의의를 강조할 정도로 기능은 보건행정에서 절대적인 부분을 차지한다.

많은 학자들이 기획을 보건행정의 기능으로 분류하기 위한 이론을 주장하고 있는데, 그 중 대표적인 학자로 George Pickett을 들 수 있다. 그의 저서에서 제시한 기획의 중요성, 수립원칙, 집행 그리고 점검에 관한 내용을 간단히 소개하고자 한다.

(1) 기획의 중요성

기획의 중요성은 보건의료 현상의 특징에 따라서 다를 수 있으나, Pickett은 다음과 같은 기획의 중요성을 지적한다.

- 각자가 무엇을 할 것인가에 관한 역할을 명확히 배정함으로써 업무의 체계화를 가져온다.
- 기획을 통해서 건강한 지역사회를 조성하겠다는 보건행정기관의 의지가 구체화된다.
- 기획은 급부기능에 해당되므로 지역주민의 행정행위에 대한 협조와 정치적인 지지를 이끌어 낼 수 있다.
- 기획은 실적으로 표현되므로 참여한 부서 및 인력에 대한 인사고과의 기준을 제시한다.
- 기획은 지역사회를 위해 무엇을 할 것인가? 또는 무엇을 해야 하는가?에 대한 가르침과 교훈을 제공한다.
- 기획은 피드백을 통해 순환되므로 시행착오를 통해서 보건행정기관의 위기능력을 키운다.
- 기획수립과정에서 지역주민의 여론이 반영되므로 여론 행정을 펼치는 데 기여한다.
- 기획은 새로운 인적자원의 재배치 등을 가져오므로 인사혁신 등을 통해 조직의 인적 쇄신의 수단이 된다.

(2) 수립원칙

기획은 보건조직의 유지 및 성장을 위해 중요한 기여를 하므로 기획을 수립할 때 다음과 같은 원칙을 준수해야 한다.

- 지역사회대표 및 지도자, 지역주민 그리고 지역사회자원 등 가능하면 전체가 기획수립에 참여해야 한다.

- 기획은 행정기관의 가치 및 이념 그리고 추구하는 목표와 일치해야 한다.
- 기획은 지역사회, 공적기관 등 외부기관에 의해 전적으로 수용되어야 한다.
- 기획은 환경의 내 · 외적 변화에 따라 유연성을 가져야 한다.
- 기획의 내용 및 절차는 명확하고, 누구라도 이해할 수 있을 정도로 간단, 명료해야 한다.
- 기획을 집행할 주체를 명확히 한다.
- 기획을 집행할 부서 및 인력의 역할을 명확히 하여 업무의 중첩에서 오는 예산의 낭비를 줄인다.
- 기획의 내용 및 과정 그리고 결과를 평가할 수 있는 수단 및 방법 등을 명확히 제시해야 한다.

(3) 기획집행

기획의 집행은 행정기관과 지역주민과의 직접적인 접촉과정을 의미한다. 이 과정을 통해서 지역주민의 욕구가 충족되고, 추가적인 보건의료 정보 및 자료를 발견하여 기획수립의 기초정보를 축적할 수 있다.

기존의 보건체계를 기초로 집행이 이루어지기도 하고, 기획의 규모 및 특성 등에 따라서 집행을 위한 새로운 전달체계가 구축되기도 하는데 집행에 소요되는 비용 등을 절감하기 위해서는 지역사회에 존재하는 공식 · 비공식적 자원을 발견, 개발하여 이들을 집행에 적절히 활용할 것을 Pickett은 적극 권장하고 있다.

(4) 점검

점검은 기획의 전반에 걸쳐 실시되는 것이 원칙이나 상황에 따라서는 문제가 제기된 특정부분에 대한 점검만을 할 수 있는데 Pickett은 다음과 같은 점을 점검할 것을 주장한다.

첫 번째, 기획이 어느 정도 적절하게 실시되고 있는가? 즉, 목표달성을 위한 기획의 진행속도를 말한다.

두 번째, 기획이 적법하게 수행되어지고 있는가? 그리고 기획의 내용이 적절하게 전달되고 있는가? 이는 형평성을 기준으로 적법한 서비스의 제공유 ·

무 등을 의미하는 것으로 이 책의 2장 보건기획 평가 편에서 평가의 유형인 과정평가에서 언급되고 있다.

세 번째, 기획을 수정 · 보완할만한 중대한 환경적인 변화가 발생했는가? 즉, 집행예산의 삭감, 집행인력의 변동, 관련법규의 제 · 개정 및 폐지, 이익단체의 태도 변화 등이다.

네 번째, 대안의 실행이 목표달성에 어느 정도 기여하고 있는가? 대안과 목표와의 관계를 확인하는 것으로 이 책 2장의 보건기획의 대안탐색 및 선택에서 이를 언급하고 있다.

위에서 지적한 것들을 주기적으로 점검해야 하는데 연령 등에 따라서 점검주기를 차별화할 수 있다. 예를 들어, 노령계층을 대상으로 하는 기획의 경우, 노인의 급격한 생리적 변화 등을 고려하여 젊은 층에 비해 점검주기를 짧게 설정한다.

5. 보건행정의 나아갈 방향

오늘날 교통통신의 발달은 세계를 하나로 만들고 있으며, 무역장벽이 허물어지면서 국가 간 장벽 없는 무한경쟁의 시대가 열리고 있다. 이와 같은 시대의 변화에 부응하여 의료의 새로운 영역을 개척하는 아래와 같은 선진화된 보건행정이 요구된다.

1) 4차 산업과 기술혁신

정보통신기술(Information & Communication Technology, ICT)로 총칭되는 4차 산업혁명은 보건의료분야에도 그대로 적용된다.

영국은 모든 사물(things)에 인터넷을 연결하여 건강관리체크를 할 수 있는 사물인터넷(Internet of Things, IoT)을 개발하고 있다. 특히 장애인과 노령자를 위해 가정용 용기 등에 인터넷을 연결하여 약물복용 등을 체크하는 커넥티드 홈(Connected Home)을 개발하고 있을 뿐 아니라, 착용하고 있는 시계, 옷 등에 인터넷을 연결하여 당뇨, 혈압체크 등을 수시로 할 수 있는 웨어러블인터넷(Wearable Internet, WI)을 개발하고 있다.

미국 역시, 빌게이츠재단이 2023년을 목표로 원격제어가 가능한 이식형 피임기구와 이식형 모바일 폰 등과 같이 개인의 모든 건강정보의 내장은 물론 수시로 건강상태를 점검해주는 스마트 폰을 개발하고 있는데 이는 개인의 호주머니 속에 건강 체크를 위한 대형 슈퍼컴퓨터를 소지하고 있는 셈이다. 또한 의사결정의 신속성과 약사업무의 대체를 위해서 인공지능(Artificial Technology, AI)에 의한 로봇약사를 개발하고 있다. 특히, IBM Watson의 주도로 생명기술(Bio-Technology, BT)을 활용하여, 3D프린팅을 보건의료에 적용하고 있는데 입체적인 조형을 통해 치아, 뼈, 간 등의 재생기능이 기대 된다.

일본은 로봇기술(Robert Technology, RT)과 의료를 접목시키기 위해 심혈을 기울이고 있는데 이미 의료기관내에서 환경소독, 멸균작업, 보조업무 등에 로봇을 동원하기 시작했다.

이와 같은 기술적 변화로 인해 보건의료 환경에 다음과 같은 커다란 변화가 예상된다.

첫 번째, 치료와 진단중심에서 예방중심으로 보건의료의 패러다임 변화가 기대된다. 산책을 하면서 옷이나 장비에 인터넷이 연결되어 있어 자연스럽게 심박 수,

표 1-1 4차 산업과 보건의료 신기술

구분	종류	내용	대상	개발국
사물인터넷 (IoT)	• 커넥티드 홈 (Connected Home)	• 가정용 기구 등에 인터넷을 연결하여 건강정보 등을 제공	• 노령계층 및 건강약자	영국
	• 웨어러블 인터넷 (Wearable Internet)	• 시계, 옷 등에 인터넷 연결, 기초 건강정보제공 (혈당, 혈압, 운동량 측정 등)	• 모든 사람	
로봇기술 (RT)	• 로봇약사 • 로봇청소기	• 약조제 및 분리 작업 • 환경소독, 멸균작업, 방사선 소독 및 처리 등	• 의료기관 • 보건의료 소비자	미국, 일본
생명기술 (BT)	• 이식형 피임기구 • 3D 프린팅	• 이식형모바일 폰 사용 (건강기초정보 내장, 건강상태 점검 등) • 뼈, 치아, 간 등의 재생	• 의료기관	미국

혈당, 혈압, 칼로리, 근저도 등이 종합적으로 체크될 수 있다는 것은 예방을 일상생활화할 수 있음을 의미한다.

두 번째, 정해진 공간 안에서 허용되던 의료행위가 영역을 벗어나서도 가능해지고, 새로운 유형의 의료가 생성된다는 점에서 기존의 의료영역 및 형태에서 벗어나 새로운 유형의 의료산업이 기대된다. 앞으로 미국의 IBM, MS 등의 적극적인 의료시장 개입으로 인해 의료영역은 보다 확대될 것이고, 미국의 정보 및 전자회사인 구글(Google), 애플(Apple) 등도 신 핵심 의료공급자가 될 것으로 기대된다.

정보통신산업의 급속한 변화는 신 의료영역을 형성하면서 새로운 형태의 의료환경을 조성하고 있다. 따라서, 이에 대응할 있는 보건행정의 근본적인 변화가 있어야 하는데 이런 차원에서 우리나라는 2016년 의료법을 일부 개정하여, 원격진료를 명시적으로 허용했으며, 1차 의료체계가 붕괴될 수 있다는 우려에도 불구하고, 보건복지부는 도서벽지지역과 장애인 및 노인을 대상으로 원격진료를 위한 법률제정 등을 적극 검토하고 있다. 또한 정부는 2017년 초에 보건의료를 정보통신기술(ICT)과 생명기술(BT)의 융복합 산업으로 육성하는 데 있어서 규제는 대폭 개선하고 투자는 확대할 것을 발표한 바 있다.

의료영역의 확대는 곧 보건행정의 영역확대를 가져온다. 원격진료뿐만 아니라 정보통신과 생명기술에서 파생되는 신 의료영역 및 형태에 능동적으로 대처하고 이를 수용할 수 있는 법률의 제 · 개정 등의 제도적 장치가 신축성 있게 마련되어야만 신 기술개발에 박차를 가하고 있는 의료선진국들과 경쟁할 수 있다. 첨단기술개발과 함께 보건의료는 이미 무한경쟁의 시대에 접어들었고, 이에 적극 대응할 수 있는 시대에 맞는 보건행정의 변화가 절실히 요구되는 시점이다.

2) 지방정부의 주도적 역할

모든 선진국들은 민주주의를 완성시켜 민주주의 꽃이라 할 수 있는 지방자치제를 실시함으로써 분권화를 이루고 있는데 이는 업무의 효율성을 높이기 위함이다.

우리나라는 군사정권이 종료되고, 문민정부가 들어서면서 지방자치제를 실시하였는데 실시 초기에 지역실정에 맞는 정책개발 등이 기대되었으나 시간이 흐름에 따라 지방정부는 중앙정부에 예속되어 자치적으로 정책개발을 하지 못하고 있는 실정이다. 이는 서울 중심의 산업발전으로 인해서 지방의 재정자립도가 낮아지면서 지역의 중앙에 대한 재정 의존도가 매우 높아졌기 때문이다.

미국의 대부분의 중장기 보건의료사업이 지방정부에 의해서 주도적으로 행해지고 있음은 지방정부의 재정자립과 지역 중심의 강한 자치행정 의식에서 비롯된 것이다. 그동안 우리나라에서 전국적으로 다양한 유형의 보건의료사업이 시행되고 있지만, 대부분의 사업이 중앙정부 주도로 이루어지고 있는 것이 사실이다. 지방의 보건의료사업이 지방자치로 이루어져야 지역주민의 참여가 독려될 수 있고, 업무의 효율성이 극대화될 수 있으며, 사업결과에 대한 책임소재도 분명해져 업무의 투명성이 보장될 수 있다.

앞으로 21세기에 기대되는 보건행정은 지역주민의 참여, 업무의 효율성 및 투명성이다. 지역산업의 활성화와 함께 중앙정부의 재정적인 그늘에서 벗어나 자치행정으로서 보건행정이 이해된다면, 급변하는 시대적 보건의료 환경의 변화에 신속하게 대응할 수 있는 진정한 선진형 보건행정을 이룰 수 있을 것이다.

3) 세계화

정치적인 이념 등을 떠나, 교통과 통신의 발달은 세계를 하나의 단위로 엮는 지구촌을 형성하고 있는데 이는 보건행정의 대상이 세계임을 보여주는 것으로서 지구촌과 함께할 수 있는 보건행정의 변화가 아래와 같은 측면에서 이루어져야 한다.

(1) 영역확대

지금까지 보건행정의 관리영역이 주로 국내에 국한되었으나 앞서 지적한 4차 산업에 의한 보건행정의 신 영역확대 이외에도 인적 · 물적 자원의 교류 확대로 인한 건강 위해 요소가 증가하고 있어, 보건행정의 관리영역 확대가 필연적이므로 해외와 연관된 보건관리 및 임상연구체계가 보건행정의 대상이 되어야 한다.

(2) 의료시장 개방

1990년대 이후에 미국, 캐나다, 멕시코 간 북미자유무역협정(NAFTA) 등이 체결되는 등 국가 간의 무역장벽이 사라지고 있는 추세이다.

2001년, 다자간 무역협정의 하나인 도하개발어젠더(DDA)에서 비롯된 우리나라의 의료시장 개방 압력은 여러 유형의 자유무역협정(FTA)을 통해 보다 구체화되고 있다. 2015년, 한 · 중 자유무역협정이 타결됨으로써 의료기기, 의료서비스, 제약 등 다수가 자유무역 대상에 포함되어 있어 앞으로 이들이 양질의 상품으로 집중 개발되지 않는다면, 결국 경쟁력을 상실하여 의료의 식민화가 예상되므로 이에 적극 대응할 수 있는 법적 · 제도적 장치를 조속히 마련하여 자유무역 관계에서 발전할 수 있는 국제적인 보건행정의 기틀을 마련해야 한다.

(3) 시장개척

무역개방은 새로운 시장영역을 개척하여 부를 창출할 수 있는 좋은 기회가 되므로 신 의료 상품 등의 개발에 관심을 집중해야 한다. 2009년, 의료법규의 일부 개정을 통해서 신 성장 동력산업으로서 세계를 대상으로 의료관광의 활성화에 관심을 보이고 있기는 하지만, 세계 시장에 적극 부응할 수 있는 의료기관의 영리법인화 같은 근본적인 변화가 아직은 크게 미흡하다는 점에서 새로운 시장개척을 위한 근본적인 보건행정의 변화가 요구된다.

(4) 국제 간 협력

정부는 의료의 세계화에 맞는 역할을 담당해야 한다. 세계보건기구(WHO) 등 보건관련 국제기구와 긴밀한 협조체계를 구축하여 의료정보 및 자료를 수집, 분석할 수 있는 전문기구를 설치하거나 전문인을 고용하여 국제 간 공제체계를 구축해야 한다. 국민의 건강을 크게 위협하는 다양한 유행성 질환의 초기 대응미숙이 국제 간 협조체계의 부재에서 비롯된다는 점을 감안하면, 앞으로 보건행정의 초점이 국제 간 공조 및 협조체계의 확립에 있음을 이해할 수 있다.

CHAPTER 2

보건기획

1. 기획이란?

Chadwick은 기획을 “인간이 미래에 대해서 미리 사고하는 과정”이라고 정의했고, Gulick은 “목표달성을 위해 사고를 도출해 내는 과정”으로 규정하였다. 이렇듯 학자들의 성향 및 배경에 따라서 각기 다른 정의를 내리고 있으나, 여러 학자에 의해서 주장된 다양한 정의를 살펴보면, “목표를 달성하기 위한 여러 대안을 제시하고, 그 중에서 가장 합리적이고 실현가능한 대안을 탐색하여 그 중 선택된 대안을 구체적으로 실천에 옮기는 미래지향적이고 동태적인 과정”을 기획이라 규정할 수 있다.

학자들이 공통적으로 강조한 점은 대안의 합리적인 선택을 위한 인간의 사고능력이다. 인간은 미래를 예측하여 동원 가능한 최적의 대안을 제시 · 탐색 · 선택함으로써 제기된 문제를 해결할 수 있는 사고능력의 주체임을 학자들은 강조한다. 또한 학자들은 목표달성에 장애가 되는 요소를 제거하는 대응능력, 미래의 불확실성을 과학적으로 객관화시킬 수 있는 예측능력 그리고 대안을 탐색하여 최적의 대안을 선택할 수 있는 합리성 등은 인간이 지니고 있는 최고의 이성적 가치로서 조직관리에 필수적으로 요구됨을 강조한다.

기획은 계획, 프로그램, 프로젝트 등의 용어와 함께 사용되고 있으며, 학자들은 이들의 구분을 지적하고 있으나 보건의료분야에서는 흔히 기획과 계획을 동의어로 사용하고 있다. 오히려 현장에서는 기획보다는 계획이라는 용어를 보다 선호하여 사용하고 있다. 프로그램과 프로젝트는 사업의 규모에 의해서 결정된다. 기획이나 계획이 좀 더 구체화된 상태가 프로그램이고, 프로그램이 좀 더 세부적으로 구체화된 상태가 프로젝트이다. 예컨대, 읍, 동 지역에 거주하는 부녀자를 대상으로 하는 아동을 위한 보건교육은 프로그램이라 할 수 있고, 좀 더 행정단위가 작은 지역을 대상으로 소규모의 프로그램을 시행하는 경우는 프로젝트라 할 수 있으나 현장에서는 큰 차이를 두고 있지 않다.

위에서 지적한 용어들이 모두 목표를 달성하기 위한 수단을 찾는 인간의 사고능력을 전제한다는 점에서 용어 자체를 구분 짓는 것은 큰 의미가 없어 보인다.

기획이 무엇인가?를 좀 더 본질적으로 이해하기 위해서는 정책과의 비교가 필요하다.

기획과 정책은 "목표설정과 대안탐색을 위한 미래지향적인 활동과정"이라는 점에서는 차이가 없지만 정치적 성향의 측면을 고려한다면, 양자 사이에는 차이점이 있다.

보건정책은 정치적 성향이 강하여, 정책의 형성과정에서 의회의 관여와 역할이 중요하고 정책을 변경할 경우에도 의회의 반응이 중요하므로 변경이 용이하지 못하다. 반면, 보건기획은 정치적 성향을 반영하지만, 기본적으로 기술적 · 관리적 성향이 강하여, 기획의 형성과정에서 행정기관의 역할과 관여가 중요하고, 기획을 변경할 경우에 행정행위 및 행정절차에 의해 변경이 용이한 편이다.

2. 기획의 역사 및 중요성

1) 역사

사람이 사는 곳에는 조직이 만들어지고, 조직의 형태가 존재하면 기획이 따른다. 이는 조직이 성장 · 유지되기 위해서는 목표달성을 설계하는 기획이 필수적이므로 기획과 조직을 분리할 수 없다는 의미이다. 고대 그리스 시대에도 상하수도건설, 도시건설 등 기본적인 생활에 필요한 시설을 건설하기 위해서 기획이 필요했던 것처럼, 2차 세계대전이 종료된 후 기획은 모든 나라의 국정을 효율적으로 이끄는 수단으로 적극 활용되고 있다.

미국은 세계 경제 대공황 이전까지만 해도 기획을 시장경제나 국정(國政)에 적용하는 것에 대한 관심이 없었으나 경제대공황과 2차 세계대전을 치루면서 기획에 관심을 보이다가, 1965년 국정에 PPBS를 도입하여 국가기획의 초석을 마련하였고, 1960~1970년대에는 미국의 보건의료복지가 연방정부 및 주 정부의 개입에 의해서 크게 확충되었는데 이때 국가개입이 기획의 적용을 통해 이루어졌다.

우리나라는 1945년 해방이 되고, 곧이어 1950년 6. 25가 발발하면서 기획의 대상인 정부 사업이 전무하였으나 1960년대 접어들면서 군사정권은 경제건설을 국가의 핵심 분야로 설정하였고, 그 결과 기획을 산업분야에 적용함으로써 경제건설 5개년 계획을 수립하여 이를 1996년까지 성공적으로 실시한 바 있다.

이어, 1980년대 군사정권인 5공화국은 국민으로부터 정권의 정당성을 인정받기 위해서 기획에 의해 디자인된 다양한 욕구충족의 보건복지 사업을 광범위하게 실시했으며, 오늘날 모든 공적보건사업이 기획에 의해 설계되고 있다.

2) 중요성

2차 세계대전 이후, 조직의 대규모화와 함께 기획의 수립에 필요한 컴퓨터산업 등의 대두와 통계처리 및 분석이 빠르게 발전되면서 기획의 중요성이 크게 부각되고 있다.

(1) 과업측정 및 평가

기획은 조직구성원에게 목표달성에 필요한 과업을 할당하므로 과업을 측정하고 평가할 수 있는 기준이 된다. 과업의 측정과 평가는 조직성장을 위한 정보 및 자료 등을 제공할 뿐 아니라, 조직 관리의 핵심인 인사고과의 기준이 된다.

(2) 방향 제시

기획은 목표를 설정하고 이를 달성하기 위한 조직구성원의 활동을 명확히 제시한다는 점에서 항해사가 어둠 속에서도 항해할 수 있도록 불을 비추는 등대와 같다. 이 같은 방향 제시는 구성원에게 희망을 주고, 성취 욕구를 자극하여 조직을 혁신하는 데 기여한다.

(3) 효율성

필요한 모든 자원이 지구상 어디에나 존재한다면, 자원을 효율적으로 관리하기 위한 기획은 아무런 의미가 없을 것이다. 모든 자원은 제한적이므로 한정된 인적 · 물적 자원을 효율적으로 활용하여 결과물을 극대화하기 위한 인간의 사고능력으로서 기획의 중요성이 강조된다.

(4) 조직의 쇄신

기획은 조직의 변화를 위해 활용된다. 특별한 변화 없이 반복되는 업무가 지속되어 조직이 침체되어 있거나 정체되어 있는 상태에서 기획은 조직 내에 활력을 불러일으키고, 구성원에게 도전적인 새로운 직무태도를 갖도록 유도한다.

3. 보건기획의 유형

기획은 여러 기준에 의해 다양한 유형으로 분류되는데, 본 도서에서는 여러 학자들의 주장을 요약하여, 내용과 시간에 따라 보건기획의 유형을 설명하고자 한다.

1) 내용에 의한 분류

기획은 내용에 따라 다양하게 분류될 수 있으나, 일반적으로 경제 기획, 교육인적자원 기획, 조장행정 기획, 사회보장 기획, 안보 기획 그리고 정보 기획 등으로 구분되는데 여기서는 최근 사회보장 차원에서 분류되는 보건의료관광 기획을 문화관광 기획과 연결하여 설명하고 그리고 사회보장기획을 간략히 설명하고자 한다.

(1) 보건의료관광 기획

보건의료관광 기획이란 "보건의료와 관광을 결합시켜 부가가치를 창출할 수 있는 대안의 탐색 및 선택과정"을 말하는데 보건의료관광 기획은 보건의료와 더불어 자연, 문화, 역사 등이 그 대상이므로 문화관광과 연계하여 수립된다.

2000년을 기점으로 외국의 문물을 접하는 단순관광에서 양질의 저렴한 보건의료를 단순관광과 함께 이용하는 목적형 관광으로 관광의 유형이 변하고 있다. 이러한 경향을 감안하여, 우리 정부는 의료법을 일부 개정하여 외국인을 대상으로 의료를 알선하고, 홍보할 수 있는 법적 장치를 마련하였다. 또한 정부는 보건의료관광을 국가의 신 성장 동력산업으로 집중 육성할 것을 선언한 바 있는데 이 책 4장 의료관광 부분에서 자세히 소개되고 있다.

대구시를 비롯한 각 지방정부는 풍부한 문화유산을 전통의료 및 양질의 보건의료와 결합시켜 부가가치를 창출하기 위한 다양한 기획수립에 전력을 다하고 있다.

(2) 문화관광 기획

"관광객을 유치하여 방문객에게 문화적인 유 · 무형의 유산과 자연생태계를 보여줌으로써 국가의 이미지 제고와 부가가치를 창출하기 위한 대안탐색 및 선택과정"이 문화관광 기획이다.

문화 및 자연생태계는 의료관광의 핵심대상이므로 의료관광 기획과 연계하여 시너지 효과를 볼 수 있는 문화관광 기획이 필요하다. 대구시는 대구시의 양질의 풍부한 의료자원, 경북 안동의 유서 깊은 문화유산 그리고 경북 청송의 자연생태계를 하나의 관광벨트로 연결하여 해외 환자를 유치하기 위한 종합적인 기획을 수립한 바 있는데 의료, 문화, 생태계, 관광을 하나로 묶어 부가가치를 창출할 수 있는 기획의 필요성이 절실한 시점이다.

(3) 사회보장 기획

사회보장 기획이란 "욕구충족을 위한 목표설정과 이를 달성하기 위한 대안을 탐색하고, 이를 선택하는 의사결정과정"이다. 만약 건강에 관한 욕구라면, 보건의료를 적시에 제공하여 욕구를 충족시킬 수 있는 제도적 장치가 마련되어야 하는데 이를 의료보장 기획이라 하며, 이는 사회보장기획의 한 부분이다.

2) 시간에 의한 분류

기획의 집행 기간에 따라 약 4~10년 내외가 소요되는 경우는 중장기기획, 약 1~3년 내외가 소요되는 경우는 단기기획으로 구분한다. 보건의료사업은 주로 5년 내외의 중장기기획 그리고 1년 내외의 단기기획을 선호하는 경향이 있다.

(1) 중장기기획

기획이 성공적으로 평가되면, 국민으로부터 정치적인 지지와 재신임을 얻을 수 있으므로 보통 5년 내외의 통치 기간에 맞도록 조정하여 정하는 경향이 있다.

기획수립과정에서 정무적(政務的) 판단과 정치적인 의견이 반영되고, 정무 직을 포함한 최고관리자계층이 관여한다. 우리나라는 2002년부터 대표적인 중장기기획의 하나로 건강증진종합계획(Health Plan)을 수립하여 실시하고 있다.

(2) 단기기획

단기기간이 소요되는 관계로 기획의 효과를 신속하게 측정할 수 있다. 주로 제한된 지역에서 한정된 집단을 대상으로 1~3년 이내의 보건프로그램 또는 프로젝트 진행이 일반적이며, 기획의 수립과 평가가 중간 및 실무계층에 의해 보통 이뤄진다.

4. 기획의 선택이론

기획과정에서 여러 대안 중 최적의 대안선택이 기획결정자의 중요한 임무인데 어떤 기준에 의해서 대안을 선택할 것인가는 학자들의 주장에 따라 다르지만, 보건의료와 관련하여 설명할 수 있는 4가지 유형을 소개하면 아래와 같다.

1) 합리적 선택

합리적 선택은 인간의 이성에 기초한 것으로서 인간의 전지전능이 기획형성에 기여한다는 것이다. 최적화된 기준에 따라 모든 대안을 체계적 · 포괄적으로 탐색 및 비교하여 그 중 최적의 대안을 선택할 수 있다고 믿는 초기의 이상적 · 규범적 이론이다.

기획수립 과정에 참여하는 사람들의 합리적 판단과 이성에 의해서 명확한 목표가 설정될 수 있고, 이를 실현하기 위한 가장 합리적이고, 실현 가능한 대안이 선택될 수 있어 기획은 언제나 인간의 합리성을 바탕으로 형성된다고 믿는다. 이성적인 인간은 필요한 모든 정보 및 자료를 누락 없이 수집하여 이를 과학적으로 분석할 수 있기 때문에 최적의 대안선택이 가능하다는 것이다.

하지만 가능한 모든 정보를 수집 · 분석하여 이를 항시 적절히 활용할 수 있다는 인간의 지적 능력은 부분적이어서, 최적의 대안선택은 현실적으로 불가능하다는 비판을 받는다. 정보를 수집 · 분석하기 위해서는 시간적 · 경제적 여유가 필요한데 현실적으로는 사고능력의 한계와 함께 시간적 · 경제적 제한을 받기 때문에 최적의 대안선택은 허상에 불과하다는 비판이 설득력을 얻음으로써 점진적 모형 등과 같은 현실을 반영한 이론이 주장되었다.

보건의료분야에 합리적 선택을 적용하면, 이성적 판단에 의해서 최적의 대안선택이 가능해야 하지만, 보건기획은 대안선택을 위해 집단 또는 당사자의 행위 변화를 전제하므로 현실적으로 최적의 대안선택은 어렵다. 행위의 변화가 기획결정자의 이성에 의해서 영향을 받는 것이 아니라 여러 요인, 즉 당사자의 감정, 생리적 변화, 사회적 분위기 등이 이성에 대신해서 행위의 변화를 가져온다. 예를 들어, 건강증진기획을 수립함에 있어, 금연을 유도하기 위해서는 흡연자의 행위의 변화를 유발할 수 있는 대안이 필요한데 행위의 변화는 당사자의 심리적 변화, 실천 의지 그리고 사회적 요인과 같은 다양한 요인에 의해서 결정된다.

2) 점진적 선택

Lindbloom 등은 합리적 선택이 현실적으로 대안의 선택에 적용되기 어려움을 인식하고, 대안이 인간의 합리성에 기초해서 분석되고 선택되는 것이 아니라, 점진적인 수정과 보완을 거쳐 단계적으로 적절한 대안이 선택된다고 주장하였다. 예를 들어, 금년도 예산을 편성할 때 전년도 예산을 기초로 편성하듯, 금년도 매연 및 공해를 규제하는 기획을 수립할 때 전년도를 포함해서 과거의 각종 자료, 교훈 등을 참고로 대안의 수정 및 보완 등을 거쳐 현실성을 반영한 단계적 대안이 선택된다는 것이다. 합리적 선택처럼 이상적이고 규범적인 기획수립은 어렵고, 수정 및 보완을 위한 전략을 거쳐 최적의 대안선택이 아니라 만족할 만한 수준의 대안선택이 점진적으로 형성될 수 있다는 현실성에 기초하므로 대체로 긍정적인 평가를 받는다.

3) 초 합리적 선택

Dror는 점진적 과정에 의한 기획수립의 보수성을 비판하는 입장에서 초 합리성을 주장한다. 인간의 직관력(直觀力) 등에 의해서 대안이 선택되고 이를 기초로 기획이 수립된다고 믿는다. 시간적 · 경제적인 여유 등이 없을 때 아무런 정보나 자료 없이 원점에서 기획결정자는 오직 직관 등에 의해 대안의 탐색과 선택이 가능함을 설명한다. 과거에 한 번도 접한 적이 없던 새로운 유형의 유행성 질환이 어느 날 갑자기 전국을 휩쓸 때 원점에서 초 합리적 선택에 의한 기획수립이 설득력을 얻는다.

4) 의례적인 선택

대안탐색 및 선택을 포함한 소규모의 기획과정을 몇 개의 유형으로 분류하여 이를 관례화 한 것으로서 동일한 기획의 반복적인 과정에서 발생하는 비용 및 시간 등을 절감시킬 수 있는 점을 강조한다. 보건소에서 읍, 면을 대상으로 소요기간이 약 1~2년 내외의 단기 소규모 모자보건사업을 추진할 때 사업 내용이 비슷한 경우가 많아 의례적인 선택을 적용할 여지가 현실적으로 크다. 하지만 동일한 반복적인 보건소의 일상 업무라 할지라도 동일한 경우는 없으며, 동일한 경우라 할지라도 개선을 통한 지속적 해결방안이 제시되어야 한다는 점에서 의례적인 선택은 위험성이 크므로 신중한 선택이 필요하다.

5. 보건기획 수립 시 유의점

제한된 자원을 가지고, 보건의료 환경의 변화에 능동적으로 대응하기 위한 보건기획을 수립할 때 사전에 기획결정자 및 담당자는 아래와 같은 점에 특히 유의해야 한다.

1) 지역주민의 참여

행정기관이 기획을 수립하거나 프로그램 등을 수립하는 과정에 지역주민이 참여하여 개인 또는 집단차원의 의견을 주장하고 이를 반영시켜야 지역사회를 기초로 한 보건기획은 성공할 수 있다. 특히, 보건의료는 개인 또는 집단의 삶의 증진과 건강에 민감하게 영향을 미치므로 지역주민이 보건기획수립 과정에 적극 참여하여 지역의 이익을 주장하면서 동시에 행정기관을 견제할 수 있는 권리행사가 필요하다.

참여는 기획에 대한 관심이다. 참여가 없으면, 기획에 대한 무관심으로 이어진다. 무관심 속에서 보건기획은 효율적으로 수립될 수 없고, 성공을 기약할 수 없다. 지역주민의 참여와 관심도가 높으면 높을수록, 그리고 참여의 범위가 확대되면 확대될수록 보건기획의 수립은 용이해지고, 기획이 갖는 정통성은 보다 확고해진다.

저개발국가일수록 보건기획에 대한 지역주민의 무관심이 크고, 참여의식이 낮아 보건사업을 수행하기가 어렵다. 우리나라는 경제 수준이 보건기획에 대한 관심을 가질 충분한 단계에 도달했지만, 지역주민의 참여에 대한 무관심과 행정기관의 참여에 대한 경계심 등이 동시에 작용하여 보건기획의 수립에 커다란 장애가 되고 있다.

앞으로, 우리가 선진사회를 맞이하기 위해서는 우선적으로 행정에 대한 참여의식을 높이는 것이 중요하다. 이를 위해서 지역주민의 참여에 대한 본질을 이해시킬 수 있는 교육을 체계화하고, 행정기관은 정보 등을 공개하는 등 지역과 행정기관 간의 상호 협동체계를 구축하여 참여를 통한 보건기획의 수립이 강조되어야 한다.

2) 실현 가능성

보건기획이 대상자의 건강을 증진시키고 삶의 질 향상에 기여한다 해도 기획이 대상자 또는 사회로부터 수용될 수 없다면, 아무런 가치가 없다. 보건기획의 실현 가능성이 수용되기 위해서는 다음과 같은 3가지 측면에서 살펴보아야 한다. 첫 번째, 인적 · 물적 자원을 동원할 수 있는 범위에서 수립되어야 한다. 과다한 자원을 책정한다면, 낭비적이고 소모적인 측면으로 비치기 때문에 수용되기 어렵다. 설령, 적정자원이 책정되었다 해도, 집행 시기를 기준으로 경제 상황이 어렵다면, 자원의 동원 가능성이 희박하여 역시 수용되기 어렵다.

두 번째, 시기적으로 적절해야 한다. 보건기획은 현실의 욕구충족을 반영하므로 시기적으로 너무 늦은 보건기획은 이미 현실성이 없어 수용되기 어렵고, 너무 빠른 기획도 현실성이 없어 수용되기 어렵다. 따라서 대상자의 욕구충족 시기와 보건기획의 수립 시기가 일치해야 수용될 수 있는데 이를 '적시성(適時性)의 원칙'이라 한다.

세 번째, 기획수립 당시, 저항세력이 지배적이면 기획수립에 대한 우호적인 분위기 및 여론의 형성이 어려워, 수용 가능성이 낮아진다. 기획의 실시로 인해 보건의료보장 등 편익의 제공이 보다 확대될 때 저항세력은 줄어들고, 기획수립에 대한 반대 주장은 긍정적인 주장에 희석되어 기획의 수용 가능성은 커진다.

3) 권한의 분배

기획수립 시 업무의 효율성을 위해 권한의 분배는 필수적이다. 직무의 특성상 권한의 집중이 요구되는 경우도 있지만, 보건의료는 전문성이 반영된 생산물이므로 이를 효율적으로 제공하기 위한 업무체계의 분권화가 이루어져야 한다. 분권화가 되어 있지 않으면, 여러 가지의 부작용이 발생할 수 있는데 그 중 3가지만을 지적하면, 다음과 같다.

첫 번째, 기획에 참여한 자들의 구성원 상호 간의 의사소통이 원만하지 못하여 정보교류가 차단되거나 왜곡되어 갈등을 유발할 수 있는 대표적인 요인이 된다. 두 번째, 상급자 중심의 업무의 과부하 현상이 나타나 업무의 몰입도와 일의 능률이 떨어지고, 책임의 소재가 불분명하여 책임 행정을 통해 기획을 실천하기가 어렵다.

세 번째, 권한의 집중은 곧 독선과 아집을 의미한다. 기획설정의 전제는 민주주의 의식이다. 독선과 아집은 위에서 아래로 향하는 일방형 의사결정을 야기하므로 민주주의 의식을 침해한다. 따라서 보건기획이 권한의 분산을 통해서 기획 참여자 간의 민주적 의식의 확산을 가져올 수 있는 업무의 구성체계로 이루어져야 성공적인 기획수립이라 할 수 있다.

4) 업무의 명확성

업무가 직급별, 영역별로 명확히 구분되어야 효율적인 기획수립이라 할 수 있다. 만약, 업무의 중첩이 발생한다면, 업무 집행에 대한 사기 및 동기부여의 저하와 함께 상하 간의 갈등이 발생하여 기획 집행의 효율성을 저해한다. 우리나라의 보건기획의 설정 과정에서 지적되는 문제점 중의 하나로 업무의 중첩을 지적할 수 있는데 이는 보건의료인력의 사기 저하 및 업무의 몰입을 저하하는 대표적인 요인이므로 기획수립 시 특히 고려해야 할 중요 대상이다.

5) 일의 우선 배정

보건기획은 다양한 내용을 집행해야 하므로 일의 순서를 정하는 것이 중요하다. 만약 일의 순서를 정하지 않는다면 체계적인 업무관리체계가 수립될 수 없어 행정의 소모와 낭비가 초래된다. 순서를 정하는 기준은 지역 및 지역주민의 보건의료 욕구의 우선순위 및 특정한 업무가 우선이라고 판단될 수 있는 정무적 차원의 정책적인 배려가 될 것이다.

6) 유연성

보건환경은 주기적인 인간의 생리적인 변화를 기초해서 변화하므로 기획수립 과정에서 기획의 수정 및 보완이 용이하게 이루어질 수 있는 유연성의 개념이 기획수립 시 충분히 반영되어야 한다.

7) 경제성

보건기획은 많은 예산이 소요되므로 다음과 같은 2가지 측면에서 경제성을 고려해 볼 수 있다.

하나는, 기획집행을 초기 · 중기 · 종료단계로 구분하여, 기획의 특성이 반영된 예산편성의 단계별 비중조정이 요구된다. 다른 하나는, 투입 대비 산출의 비를 고려함에 있어, 투입요소에 소요되는 비용을 최소화하여 산출의 비를 늘린다. 예를 들어, 기획을 집행할 수 있는 별도의 기관 및 시설 등을 설치할 것이 아니라, 지역사회에서 활동 중인 기존의 자원봉사기관 및 시설 등을 찾아 이들을 활용하면, 투입에 소요될 수 있는 비용을 절감시켜 산출의 비를 증가시킬 수 있다.

8) 미래의 예측성

기획은 현재를 미래의 가장 바람직한 상태로 전환시키는 과정이므로 미래에 발생할 수 있는 사건을 예측할 수 있는 예지력이 기획수립의 기초가 되어야 한다. 예지력은 보건의료에 대한 개인의 가치관 등에 따라 그 편차가 크지만, 기획수립에 참여한 경험 등의 축적을 통해 예지력은 보다 분석적이고 과학적인 상태를 유지한다. 따라서 보건기획을 수립할 때 경험이 많은 관리자가 참여하여 기획과정을 전반적으로 이끈다면, 미래에 대한 예측성은 보다 과학화될 수 있다는 점에서 기획의 규모 및 내용이 광범위한 경우에는 과거에 비슷했거나 동일했던 유형의 기획수립에 참여했던 경험자를 발탁하여 기획을 디자인하고 기획을 이끌어갈 수 있도록 해야 한다.

6. 보건기획 수립과정

보건기획과 보건정책은 목표를 설정하고, 대안을 탐색, 선택한다는 점에서 동일하므로 기획과 정책의 수립과정은 거의 동일하다. 따라서, 반복을 피하기 위해서 3장 보건정책 편에서 수립과정을 생략하고, 보건기획 편에서 수립과정을 설명하고자 한다(**그림 2-1**).

1) 현 상황의 인식

보건기획 수립의 첫 출발은 현 상황의 인식이다. 현재 보건의료의 내 · 외적 환경의 변화를 인식하고 이를 기초로 기획수립이 시작된다. 기획 관리자의 지적 능력 및 판단력, 적응능력, 인지능력 등에 의해서 현 상황에 대한 인식의 차이가 발생하므로 기획 관리자의 현실을 직시할 수 있는 능력이 기획의 전 과정에서 요구된다. 현 상황의 인식에서 시작되는 기획의 사례를 현재 시행 중인 건강증진종합계획(Health Plan)을 참고로 살펴보면 아래와 같다.

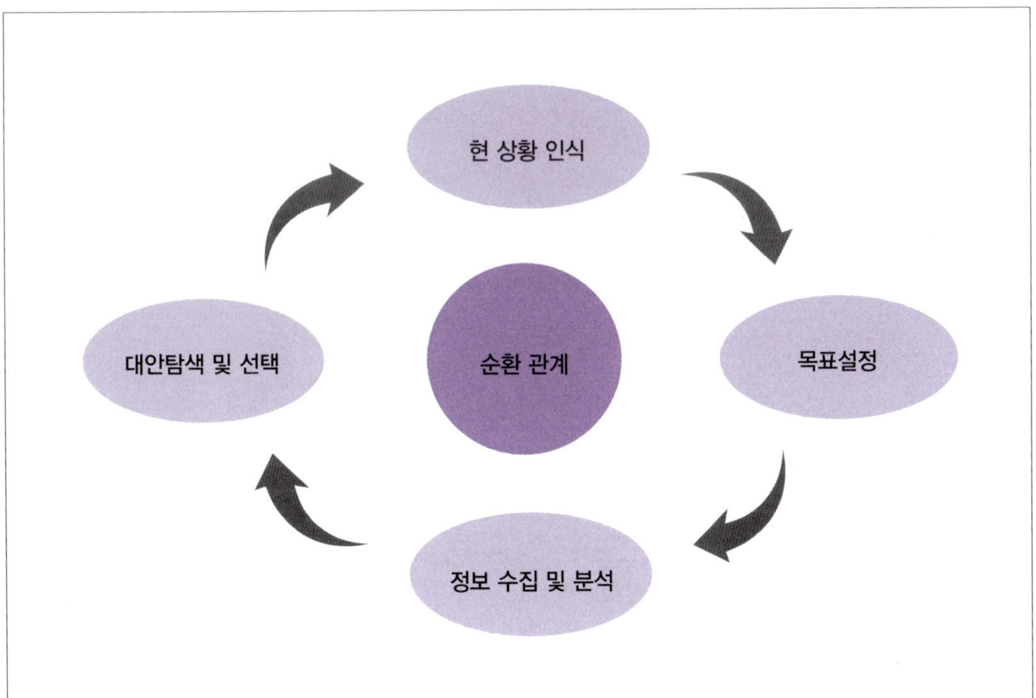

그림 2-1 | 보건기획 수립 과정

(1) 노령인구의 증가

의학기술과 건강지식의 보급으로 인해 노령인구가 증가했을 때 노령인구로 인해 미래에는 어떠한 현상이 우리 사회에 나타날 것이며, 그 대책은 무엇인가라는 질문이 노인의료보장과 같은 기획수립의 단서가 된다. 만약에 미래의 노령인구의 증가를 사회적 · 경제적인 위협요소로 보지 않고, 단지 인구의 구조형태가 선진형으로 전환된다고만 인식한다면, 노령인구의 증가로 인한 각종 문제가 간과되어 결국 기획의 단서는 찾지 못하고, 기획수립은 시작될 수 없다.

(2) 다문화가정의 증가

현재, 우리 사회에는 다문화가정이 급속히 증가하고 있다. 다문화가정으로 인해서 발생할 수 있는 사회적 문제 등을 보건의료 현상으로 인식하고, 이에 대한 형평성 있는 대응전략이 무엇인지에 대한 질문이 다문화가정을 위한 기획의 시작이다. 다문화가정의 증가를 단지 농촌의 결혼풍습의 변화로만 인식한다면, 파생적인 질문이 더 이상 제기될 수 없으므로 기획의 단서를 찾기가 어려워진다.

(3) 의료보장의 확대

건강보험의 보장성 확대와 소비욕구의 증가로 인해 의료비 지출이 크게 상승함을 인식하고, 개인 및 국가적인 측면의 경제적인 부담은 어느 정도인지, 사회 전반에 걸쳐 미칠 영향은 무엇인지, 어떤 경제 상황을 초래할 것인지, 의료비 규제를 위한 대응은 무엇인지에 대한 질문 등이 기획의 단서이다. 의료비의 증가현상을 단지 의료욕구의 증가로만 인식한다면, 기획수립은 시작될 수 없다.

(4) 지역주민의 욕구 향상

지역사회에서 다양한 양질의 보건의료 욕구가 증가함을 인식하고, 이러한 현상이 지역주민의 건강행태에 어떠한 영향을 미칠지, 이에 대한 대처가 무엇인지에 대한 질문이 기획수립의 단서가 된다.

위와 같이 지역사회에서 어떠한 보건의료 현상이 나타나고 있는지를 분석적 능력을 통해 찾아내어 기획을 통해 적절하게 대응할 수 있는 기회가 없다면, 집단 및 개인의 욕구는 서서히 축적되어 결국 보건의료 현상이 사회의 안전과 질서를 위협하는 결과를 초래한다는 점에서 현 상황의 인식은 매우 중요하다.

2) 목표설정

현 상황의 인식을 바탕으로 실질적으로 기획이 이루어지는 첫 단계에 해당된다. 목표는 조직의 활동 방향을 제시하고, 활동에 대한 평가 기준이므로 목표설정은 매우 중요하다. 따라서 목표설정 시 아래와 같은 점에 주의를 요한다.

(1) 명확한 목표

보건기획 수립과정에서 어려운 것 중의 하나가 명확한 목표제시이다. 목표가 명확하지 않으면, 조직의 활동은 방향성을 잃고 혼란이 야기된다. 따라서 목표를 설정할 때는 포괄적으로 설정하기보다는 단계별로 분류하여 목표를 세분화해서 정하는 것이 명확한 목표설정에 도움이 된다. 예컨대, 종합적 측면에서 최종목표를 설정하고, 최종목표를 달성할 하위 단계로서 중간목표 그리고 중간목표를 달성할 하위 단계로서 세부목표를 설정한다면, 활동수준에 따라 단계별로 명료한 목표가 설정될 수 있어 체계적인 활동이 이루어진다.

보건복지부가 2005년에 수립한 '2010 건강증진종합계획(Health Plan 2010)'을 살펴보면, 건강수명의 연장을 종합목표로 설정하였고, 이를 달성하기 위한 추진활동을 6개 영역으로 구분하여 중간목표에 해당하는 부분별 목표와 세부목표를 설정한 것은 기획의 내용과 범위가 방대하여 각 단계별로 목표를 세분화함으로써 활동의 구체성과 함께 명확한 목표를 제시하기 위함이었다(**표 2-1**).

(2) 실천 가능성

특정 보건문제의 해결이 정치적 · 사회적으로 우선순위라 해도 기획을 집행할 수 있는 제도적 장치가 미흡하고, 물적 · 인적 자원의 조달이 어렵다면, 설정된 목표의 실천 가능성은 현실적으로 낮아진다. 목표는 현실을 반영한 것이므로 그 실천 가능성은 현재의 제도, 자원뿐 아니라 사회적 분위기 등을 반영해야 한다.

표 2-1 국민건강증진종합계획(Health Plan)

(목표설정 예)

분류 \ 내용	최종 목표	중간 목표	세부 실천 계획
국민건강증진 종합계획 2010 (Health Plan 2010)	• 건강수명 연장 2010년 75.1세	• 성인남자 금연비율 30% • 청소년 음주비율 5% • 20세 이상 운동실천율 주 3회 이상 17.2%	• 금연구역 확대 • 메스컴 흡연장면 규제 • 금연 프로그램개발, 보급 등 • 청소년 음주 예방교육 • 미성년자 주류 판매금지 등 • 자전거 전용도로 설치 • 공공기관 등에 운동시설 설치 • 아파트 단지 내 운동시설 및 공간구비 개선 등
국민건강증진 종합계획 2020 (Health Plan 2020)	• 건강수명 연장 2020년 75세 • 건강 형평성 제고	• 성인 남자 금연비율 29% • 성인 남자 음주비율 18% • 20세 이상 운동실천율 20%	금연 • 흡연예방사업 (금연홍보, 금연 교육 등) • 비흡연자의 간접흡연 보호 • 금연조례 등 각 부처 협조체계 음주 • 주류건강 부담금 신설검토 • 음주운전 규제 • 음주문제 예방사업 등 운동 • 한국인 신체활동 지침개발 보급 • 지역사회 간 건강정보 제공 • 맞춤형 신체 활동, 건강교육 프로그램 개발 및 확산

(3) 측정 가능성

목표는 활동의 평가 기준이므로 산술적으로 정량화할 수 있도록 목표가 설정되었을 때 활동수준의 측정이 용이해진다. 만약 목표가 정량화되어 있지 않으면, 목표가 추상적 · 이상적인 개념으로 변하여 조직관리가 어려워지고, 조직 활동이 객관적 기준에 의해 평가되기가 어려워, 실적 중심의 공정한 인사관리가 어렵다.

(4) 수용성

소중한 보물이어도 소비자가 원하지 않고, 찾지 않으면 무용지물이 되는 것처럼,

기획이 수용될 수 있는 분위기가 형성되었을 때 기획의 의의를 찾을 수 있다.

현재의 보건의료 현상을 해결하는 데 기여할 수 있고, 사회안전을 위해 요구되는 기획이이어도, 언론 등에서 긍정적인 평가를 받지 못하거나 사회적 · 정치적으로 기획을 수용할 수 있는 분위기가 형성되지 못하면, 기획은 사회적 저항에 직면할 수 있음은 우리나라를 비롯, 미국 등의 보건사(史)에서 확인할 수 있다.

(5) 타당성

모든 행정행위는 타당성을 전제하므로 목표는 타당성을 유지해야 한다. 목표달성을 위한 활동을 반복해서 검증 및 분석하여 거의 동일한 목표가 설정되어야 목표의 타당성이 유지된다. 만약 검증 때마다 다른 목표설정이 가능하다면, 목표에 대한 타당성이 결여되어 결국 기획의 신뢰도를 상실할 수 있다.

3) 정보수집 및 분석

목표설정이 종료되고, 대안선택에 앞서 활용될 수 있는 정보 및 자료 등을 가능하면 빠짐없이 수집하여 이를 분석하는 과정이 필요하다. 정보 및 자료는 과거의 반복된 실행에서 얻은 경험주의와 현재의 상황에서 얻은 사실주의를 기초로 수집되어야 하며, 만약 이러한 원칙이 준수되지 않는다면 현실성을 외면한 대안선택이 된다.

4) 기획 전제

미래는 불확실하므로 미래의 활동을 제시하는 기획과정에서 활동에 영향을 미칠 수 있는 전제(premise) 설정이 필요하다. 야유회를 대비해 행사를 기획할 때, 비가 올 확률을 염두에 두는 것처럼 각 분야별로 예상했던 활동에 변화를 초래할 수 있는 변수들을 예측하는 것은 기획의 전제로서 매우 중요하다. 예를 들어, 현재 광고흡연을 규제하는 법개정의 추진과정에서 흡연을 줄이기 위한 하나의 대안으로서 대중매체 광고에서 흡연하는 모습의 제한을 선택했다고 가정하면, 앞으로 법 개정이 이루어지지 않을 가능성이 법 개정의 전제가 된다.

5) 대안탐색 및 선택

대안은 목표를 달성하기 위한 수단이며 활동이라는 점에서 대안탐색 및 선택은 기획의 가장 핵심단계이다. 목표달성을 위한 여러 대안을 제시하고, 이들 중 탐색 및 선택과정을 통해 가장 적절한 하나 또는 다수의 대안을 선택한다.

(1) 탐색

목표달성을 위해 하나의 대안이 제시되는 경우도 있지만, 대체로 여러 대안이 제시되므로 대안을 비교 평가할 수 있는 요소 및 방법을 살펴보는 것이 중요하다.

◆ 비교 평가요소

각 대안들을 비교 평가하는 과정에서 많은 평가요소가 활용된다. 보건기획에서 대안을 비교 평가하는 데 고려될 수 있는 요소들로는 인적 · 물적 자원의 조달에 소요되는 투입비용, 산출, 노동 그리고 목표를 달성하는 데 소요되는 시간 및 추가비용 등이 있다.

이들 요소 모두를 비교 평가하면 가장 바람직하지만, 상황에 따라서는 선별적인 비교가 이루어지기도 한다. 예를 들어, 특히 인적 자원이 부족한 경우에는 인적 자원에 소요되는 비용만을 선별하여 이를 집중적으로 비교 평가의 대상으로 삼는다. 또한 모든 요소를 비교 평가하기란 현실적으로 어렵기 때문에 각 대안에서 공통된 요소는 제외하고 차이점만 선별하여 이를 비교 평가의 대상으로 삼는 경우가 있는데 이는 비교 평가를 단순화해서 이에 소요되는 비용이나 노력을 절감하기 위함이다.

비교 평가 대상에는 수량화할 수 없는 추상적인 것이 있다. 예를 들면, 금연에 대한 홍보 효과 및 예방 효과의 중요성 인식, 운동 실천으로 인한 건강 인식의 변화 등은 수치로 산정할 수 없어 계량적 방법의 고안이 비교 평가의 핵심 연구이다.

◆ 비교 평가방법

보건기획의 경우, 보건정책의 경우처럼 비용편익분석(Cost-Benefit Analysis)을 주로 활용하고 있으며, 편익 산정이 추상적이거나 수치화하기 곤란할 경우에는 편익 대신 효과를 측정하는 비용효과분석(Cost−Effect Analysis)을 활용하고 있음은 보건정책의 경우와 같다.

(2) 선택

요소별 비교 평가에 의해서 탐색이 종료되면, 탐색 결과를 기초로 적절한 대안이 선택된다.

하지만 탐색 과정에서 아무리 적절한 대안을 찾았다 해도 그 대안을 기획결정자가 선택하지 않으면, 원점에서 다시 대안의 선택과정이 진행되므로 시간과 경제적인 손실이 초래된다. 따라서 기획결정자는 대안의 선택에 앞서 다음과 같은 점에 유의해야 한다.

첫 번째, 대안을 탐색하는 데 활용되었던 자료나 정보의 수집이 사실에 기초했는지, 또는 비교 분석이 신뢰할 수 있는 기관에 의해서 수행되었는지의 여부를 확인한다.

두 번째, 만약 불완전한 자료나 정보를 찾았다면, 완전한 자료나 정보를 찾아 이를 기초로 비교평가분석이 끝날 때까지 최종선택을 보류해야 하는데 이럴 경우, 기획의 집행에 차질을 가져올 수 있어 보류 유 · 무에 신중을 기해야 한다.

세 번째, 신뢰할 수 있는 자료나 정보 그리고 과학적인 합리적 비교평가분석을 통해 탐색된 대안이라 해도, 그 대안이 실질적으로 목표와 부합되지 않는 경우가 발생할 수 있어 부합 여부를 판단해야 한다.

네 번째, 최적의 대안이 탐색되었어도 실현 가능성이 없다면, 무용지물에 불과하므로 현실적으로 실천 가능한지의 유 · 무를 판단하는 것은 매우 중요하다.

다섯 번째, 기획결정자는 최적의 기준에 의해서 대안을 선택할 것이 아니라, 만족할 만한 기준에 의한 대안선택이 바람직하다. 대안선택을 위한 최적의 기준을 찾기 위해서는 가용될 수 있는 충분한 다양한 자료 및 정보 등 많은 자원의 조달이 필수적인데 이를 적시에 조달하기란 어렵고, 또한 한정된 시간 내에 비교 분석할 수 있는 분석능력은 한계가 있어 최적의 기준은 현실적으로 어렵다.

7. 보건기획 집행

1) 기획집행이란?

1950년대 전까지 정책의 지류(支流)로 간주되었던 기획은 그 집행 또한 학문적 연구대상이 아니었으나, 1960년대 접어들면서 미국의 행정부에 의해 보건기획이 활발하게 이루어짐에 따라 기획집행이 정치적 · 학문적 관심의 대상이 되었다.

초기에는 집행을 단순히 기획을 실천하는 활동쯤으로 대부분의 학자들이 규정하였고, 기획집행자는 기획결정자의 의도에 따라서 기획을 기계적으로 수행하는 자로 간주하였다. 하지만 1960년대 이후, 기획이 행정 전반에 걸쳐 활용되었고, 따라서 그 중요성이 점차 부각되면서 기획집행자를 기획결정권자와 분리하여 독자적인 위치에서 평가하게 되었다.

기획결정권자가 기획 전반에 걸쳐 막강한 영향력을 행사하던 것을 이제는 기획집행자가 이를 상당부분 대행하게 됨으로써 집행이 단순히 기획을 기계적으로 실행하는 것이 아니라, 기획을 현장에 적응시키는 과정으로 이해하고 있는 추세가 되면서 집행의 기능도 변하고 있다. 위와 같은 추세를 반영하여 본 도서는 기획집행을 "기획을 구체적으로 실현하는 의사결정과정"으로 규정하고자 한다.

2) 기획집행에 영향을 미치는 요인

기획집행의 결과에 따라 목표달성이 결정되므로 집행은 실무집행자를 비롯해서 기획에 참여했던 모든 자들의 관심의 대상이므로 집행에 영향을 미치는 요인을 살펴보는 것은 중요하다.

(1) 집행 절차

집행이 사전에 정해진 매뉴얼에 따라 절차대로 수행된다면, 업무수행의 착오를 줄이고 일의 능률을 향상시킨다. 기획수립과정에서는 업무처리 매뉴얼이 구체적으로 제시되지 않기 때문에 실무집행자는 집행단계에 앞서 미리 기획의 특성에 적합한 공정하고 합리적인 업무처리 지침 및 매뉴얼을 확인하고, 만약 없으면 신속히 이를 개발하여 합리적인 업무과정 및 처리에 대비해야 한다.

(2) 문화적 특성

종교적 신념과 전통적인 믿음 등에 의해서 현대의술의 가치나 수용 여부가 결정되는 경우가 있다. 우리 사회가 현대화되기 이전에 무속신앙 등이 특정 지역사회를 지배하면서 현대의술을 거부하거나 그 역량을 폄하한 적이 있었다. 만약 보건기획이 문화적 특성 등으로 인해서 특정 지역에서 수용될 수 없는 경우에는 그 집행의 어려움이 예상되므로 집행 전에 문화적 특성 등에 대한 연구가 사전에 이루어져야 한다.

(3) 지역 편차

지역 간 경제적인 차이 또는 보건의료시설 및 장비동원 가능성의 편차 등이 집행에 영향을 미치고, 학력이나 건강인식 등의 지역 간 편차도 집행에 민감하게 영향을 미친다. 지역 간 편차 이외에도 지역의 지리적 특성이 집행에 영향을 미치는데 예를 들어, 도시와 농어촌지역, 공업지역과 비 공업지역, 관광지역 등에 따라서 집행은 민감한 영향을 받기 때문에 지역별 맞춤형 집행이 필요하다.

(4) 인구구성

노령, 영유아 그리고 생산연령 층의 인구 비에 따라 보건의료욕구의 수준과 형태가 모두 다르므로 집행의 우선순위가 달라진다. 예로서, 노령 층의 인구가 많은 지역에서는 만성질환의 의료욕구가 높아 만성질환 위주의 집행이 우선 강조된다. 반면, 영유아 계층이 높은 인구구조는 전체 인구의 사망비율이 높다는 것을 의미하므로 유행성 질환 등의 예방사업 강화 등과 관련된 집행이 우선 강조된다.

8. 보건기획 평가

본 도서의 3장 보건정책의 보건정책평가 편에서 평가의 유형 및 중요성 등이 언급되므로 보건정책과 중복되지 않는 범위 내에서 기획 평가를 기술하고자 한다.

1) 기획 평가란?

기획 평가란, 기획의 집행 및 효과 등을 평가, 사정하는 과정을 말하는데 보건의료 분야에서 기획 평가란 기획이 집행된 후, 그 효과를 측정하고 사정하는 의미로 규정할 수 있으며, 기획 평가에서 얻은 자료와 정보 그리고 개선책 등은 환류과정을 통해 새로운 기획수립에 활용된다.

2) 기획 평가의 유형

기획 평가가 집행이 종료된 후에만 수행되는 것이 아니라, 집행의 진행단계에 따라 다음과 같은 3가지 측면에 걸쳐 수행된다.

첫 번째, 집행 전에 이루어지는 사전평가(Prior Evaluation)로서 기획이 공익성 등을 내포하고 있는지의 유 · 무 등이 사전평가의 대상이다.

두 번째, 기획집행이 적법한 절차 및 과정에 의해서 수행되고 있는지의 여부 등을 평가하는 과정평가(Process Evaluation)이다(그림 2-2).

세 번째, 기획집행이 종료된 후, 집행으로 인한 효과를 평가하는 영향평가(Impact Evaluation)이다(그림 2-3).

이 책에서는 보건기획의 주된 평가를 집행이 종료된 후에 목표의 달성도를 측정하고, 이후 목표의 달성이 집단 및 기획대상자의 행위변화에 미친 효과를 평가하는 영향평가라고 본다. 보건기획의 영향평가에서는 주로 다음과 같은 4가지 측면이 평가된다.

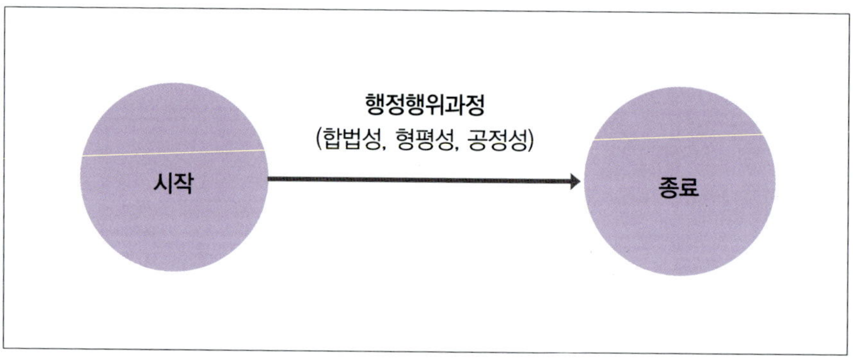

그림 2-2 | 과정평가

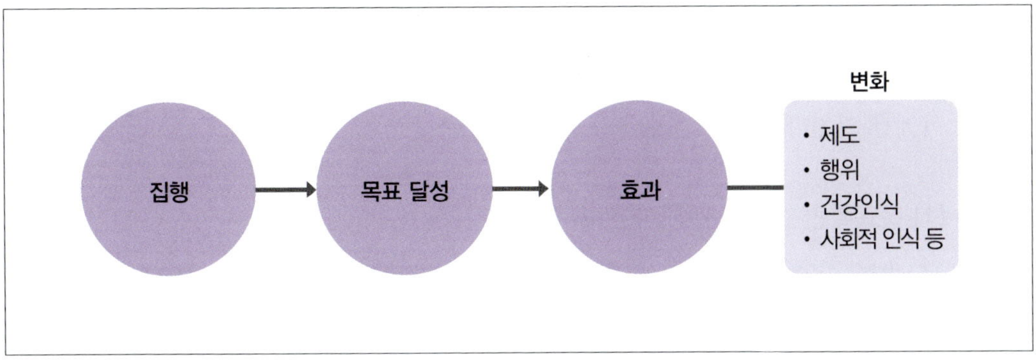

그림 2-3 | 영향평가

첫 번째, 효과성 측면으로서 효과성은 목표 달성치를 말한다. 집행의 결과, 목표달성의 수준을 어느 정도까지 정할 것인가는 기획의 연속성과 깊은 관련이 있는데 예를 들어, 성인 흡연율 30% 달성이 목표였는데 평가 결과가 25~28% 이상 나오면 대체로 목표는 달성된 상태로 파악하고 기획의 순환과정을 거친다.

두 번째, 효율성 측면으로 투입과 산출의 비를 말하는데 이는 자원 및 노력 등의 투입에 비해 얼만 큼의 결과물이 산출되었는지에 관한 경제적 개념으로서 적은 자원과 노력이 투입되었음에도 불구하고, 기대 이상의 결과물이 산출되었을 때 기획집행은 성공적으로 평가된다.

세 번째, 가치배분 측면이다. 보건기획은 공익성을 지니므로 사회적 가치배분이 중요하다. 보건기획을 통해 함축적인 사회적 가치가 대상자에게 형평성 있게 분배되었는지의 유 · 무 및 수준을 평가하는 것은 보건기획의 의의를 확인하는 계기가 된다.

네 번째, 지속성 측면으로서 기획이 효과성, 효율성, 가치배분 등을 모두 만족시킨다 해도, 현재 시점에서 과연 기획이 대상자의 욕구만족을 위해서 또는 사회적으로 지속할만한 가치 및 의의가 존재하는지의 여부를 평가하는 것은 기획의 지속성을 위해 중요하다.

3) 기획 평가의 단계

보건정책과 보건기획에 공통으로 적용되는 평가단계는 3장 보건정책 편에서 생략

했으므로 여기서 소개하고자 하는데 평가단계는 평가유형, 평가자 및 평가의뢰자의 주관, 기획의 내용 및 특성 등에 따라 다소 차이가 있으나, 대체로 아래와 같은 단계를 거친다.

(1) 목표확인

기획 평가의 첫 단계로 먼저 목표설정의 원칙에 따라 목표가 명확하게 설정되었는지의 여부를 확인한다. 다음으로 대안 등이 정확한 자료나 정보 등에 의해서 분석되었는지의 유 · 무를 확인하고, 이어 객관적인 입장에서 기획결정권자가 대안을 최종 선택했는지의 여부를 확인한다.

(2) 평가 기준

목표 확인에 이어 평가 기준이 설정된다. 앞서 지적한 것처럼 보건의료의 경우, 영향평가가 일반적이지만, 상황에 따라서는 과정평가가 이루어질 때도 있는데 영향평가와 과정평가는 평가 기준의 요소가 다르다.

영향평가일 경우, 위에서 지적한 효과성, 효율성, 가치배분 등이 평가 기준의 요소이다. 예를 들어, 효과성을 선택한다면, 목표달성치가 평가 기준이 되고, 달성치를 측정할 수 있는 평가기법이 개발된다. 만약, 효율성이 선택된다면, 단위당 생산비용을 계산하여 산출의 비율을 평가한다. 공장에서 공산품을 생산하는 경우에는 단위당 생산비용과 산출의 비율을 용이하게 산정할 수 있지만, 보건의료의 경우는 용이하지 못한 경우가 있다. 의사와 간호사가 재택 방문하여 노인건강을 상담했을 경우, 투입비용은 노동 가치로 환산할 수 있지만, 산출은 추상적 상태인 노인의 건강상태 및 인식이 기준이 되므로 산출의 양을 수량화하여 투입과 산출의 비율을 산정하는 것은 어려울 수 있다.

반면에 과정평가일 경우, 평가 기준의 요소는 집행의 합법성, 형평성, 경제성, 공정성 등이 평가 기준의 요소이므로 합리적 평가를 위해서는 사회적 윤리의식, 사회 상규상 허용될 수 있는 가치관, 법률지식 등이 기본적으로 요구된다.

(3) 평가방법

평가방법의 선택은 3번째 단계로 과정평가일 경우의 평가방법은 모니터링이 대표적이다. 모니터링의 대상은 집행이 목표와 일치하고 있는가?, 집행이 처음 기획결정권자가 의도한대로 제대로 운영되고 있는가?, 집행이 기획대상자를 차별하지 않고 형평성 원칙에 따라 제대로 수행되고 있는가?, 집행이 절차상의 잘못 없이 합법적으로 운영되고 있는가?, 예산이 불필요한 곳에 낭비되지 않고 제대로 집행되고 있는가? 등이다. 회계감사, 주기적인 인력관리 체크, 직접 방문, 면담, 서류 제출 등에 의한 주기적인 진행 상황 체크 등이 모니터링의 수단으로 활용된다.

영향평가일 경우는 과정평가일 경우보다 다소 복잡하다. 목표의 달성치가 대상자의 행위변화에 어떤 영향을 미쳤는지를 평가할 때 인과관계를 위한 역학조사가 필요하다. 예를 들어, A라는 사실이 B라는 식습관의 변화를 가져왔다고 가정할 때, A와 B의 인과관계를 밝히는 것이 중요한데 식습관의 변화가 반드시 A라는 사실과 연관성이 없을 가능성도 존재한다. 개인의 심리적 변화, 사회 환경적 변화가 식습관의 변화를 가져오는 주된 요인이 될 수 있으므로 사실과 원인관계를 입증할 수 있는 역학 및 보건통계의 분석기법 등이 필요하다.

(4) 자료수집

평가단계의 마지막으로 가용할 수 있는 모든 자료 및 정보를 빠짐없이 수집하여 이를 분석함으로써 평가에 활용한다. 기획대상자와의 면접, 서면제출, 직접 방문 조사, 기존자료 등을 통해 자료 및 정보 등을 수집할 수 있으며, 상황에 따라서 이들 중 하나를 선택하거나 둘 이상의 방법을 선별하여 병행한다.

CHAPTER 3

보건정책

I. 보건정책의 본질

1. 보건정책의 등장배경

행정학에 이어 나타난 정책학의 출발에 대해서 논란의 여지는 있으나 1960년대라고 할 수 있다. 1960년대는 월남전에 반대하는 수많은 미국 시민의 반전 데모가 심각한 정치적인 문제로 대두되었고, 또한 흑인 인권을 요구하는 인종 문제가 심각한 사회문제로 부각되었으며 그리고 사회적 · 경제적 약자에 대한 각종 문제가 사회적 · 정치적인 뜨거운 이슈가 되면서 이들의 해결을 위한 정부의 역할이 절실히 요구되었다. 따라서 이러한 각종 문제를 합리적으로 해결하기 위한 학문적 연구가 요구되면서 Lassel 등에 의해서 정책학(Policy Science)이 처음 소개되었다. 정책과 관련해서 1960년대 'Jonson 대통령의 위대한 사회건설(Johnson's Great Society)'을 지적하지 않을 수 없다.

Johnson은 흑인, 고령자 등 사회적 약자 및 저소득계층을 대상으로 사회보장정책을 대폭 확대함으로써 당시 만연되었던 각종 사회문제 해결을 시도하려 했고, 이를 통해 위대한 사회를 건설하고자 했다. 특히 Johnson의 정책은 보건의료와 밀접한 관련을 가지고 있다. 1960년대는 1차 세계대전에 참전했던 사람들이 점진적으로 노령의 단계에 접어들었고, 1 · 2차 세계대전에서 비롯된 수많은 미망인 · 고아 등 사회적 약자에 대한 제도적 배려가 절실히 요구되었다.

Johnson행정부는 즉시 이들의 욕구를 해결할 수 있는 보건정책연구에 박차를 가했고, 이어 집권한 Kennedy행정부에 의해서 메디케어(Medicare)와 메디케이드(Medicaid) 등이 개발되어 오늘날 모범적인 보건정책의 전형으로서 각국의 벤치마킹 대상이 되고 있다. Johnson은 위대한 사회건설을 위해 의료공급의 증가에 노력했고, 암, 심혈관질환 등 보건의료의 연구사업과 교육을 대폭 강화했다. 결국 전쟁의 후유증으로 인한 사회적 문제의 야기가 미국 보건정책의 본격적인 시작의 계기가 되었다.

1960년에 이어 1970년대는 각종 환경 문제, 공해 문제, 도시교통 문제, 보건의료 문제 등이 미국의 심각한 사회적 · 정치적 문제로 크게 제기되면서 시대상황의 변화에 걸맞는 정책학의 변화와 발전이 급속히 이루어지는 계기를 맞게 되었다(**표 3-1**).

표 3-1 시대별 주요 보건정책

연도 \ 국가	미국	한국
1960~1970	• 공공 의료보장정책 실시 (Medicare, Medicade 등) • 의료인력 지원정책 확대 (의과대 연구지원 등)	• 의료보장 탐색 및 준비
1970~1980	• 의료보장관리정책 (HMO, PPO 등) • 공공보험 정책시도	
1980~1990	• 의료보장 축소정책 (의과대 연구비 지원 축소, 공공 의료보장 주 정부로 이관 등) • 의료비 억제 정책	• 사회보장정책 확대 (노인복지법, 아동복지법, 심신장애우 복지법, 청소년 보호법 등 제정) • 사회보험정책 실시 (전국민 의료보험 실시 등)
1990~2010	• 사회보험정책 시도	• 노인보건정책 실시 (요양보험 실시 등)
2010~2020	• 사회보험 정책 실시 (오바마케어 실시) • 의료보장규제 정책 (트럼프케어 실시)	• 사회보장확대정책 (노령인구 등 사회적 약자의 경제지원 확대) • 건강보험 보장성 강화정책

2. 보건정책이란?

우리는 일상생활을 하면서 정책이란 용어를 흔히 접하게 된다. 보건정책, 주택정책, 국방정책, 교육정책, 안보정책, 경제정책 등 우리의 생활과 접할 수 있는 모든 측면이 정책이란 용어로 표현될 정도로 정책은 우리의 일상과 매우 긴밀한 관계에 있다.

1970년대를 기점으로 많은 학자들이 정책에 큰 관심을 가지면서 다양한 측면에서 그 정의를 규정하고 있다. 먼저, 정책학을 처음 정착시킨 H.D. Lassel은 정책을 "정부가 해결해야 할 가장 중요한 선택"이라고 규정하였다. 그의 주장은 정책의 분석적 방법을 강조하고 있으나, 선택은 각자의 주관적 가치와 신념, 배경 등에 따라 영향을 받기 때문에 정책구성의 객관화가 어렵다. Easton은 정책을 정부가 내린 "권위 있는 정치적 결정"이라고 규정하였는데 이는 정책의 정치적 측면을 강조한 것이다.

이들의 주장과는 달리 Dror는 좀 더 구체적으로 정책을 규정했다. 그는 정책을 "동태적인 과정을 통해 정부가 결정한 미래지향적인 행동지침이며, 동시에 목적을 달성하기 위한 수단이다."라고 규정했다.

지금까지 정책학자들에 의해서 주장된 정책에 대한 정의를 요약하여 분석하면 다음과 같다.

첫 번째, 정책은 미래지향적이다. 현재의 상황을 과거, 현재와는 격리된 미래의 가장 바람직한 상태로 전환시키기 위한 수단이다.

두 번째, 정책은 정부의 개입을 전제한다. 문제해결을 위해서 동원될 수 있는 핵심세력이 정부이다. 정부는 공공기관을 의미하므로 공적 기능을 수행하는 모든 기관을 말한다.

세 번째, 정책은 권위의 상징이다. 공공기관에 의한 행위이므로 공익성을 갖게 되고 권위라는 속성을 지닌다. 정책의 권위는 정책의 대상을 합법적으로 순응하게 하는 기능을 갖는다.

네 번째, 정책의 대상은 일반적으로 개인을 포함한 단체이다. 경우에 따라서는 정책집행으로 인한 이익과 손실을 기준으로 단체는 승자와 패자로 분류된다. 예를 들어, 특정 지역을 대상으로 지역주민의 건강을 보장하기 위한 폐수처리와 같은 환경규제정책을 집행할 경우, 승자로서 지역주민(winer)과 패자로서 폐수관련 산업체(loser)가 발생한다.

위에서 지적한 4가지, 즉 미래지향성, 정부의 행위, 정책의 권위 그리고 정책의 대상은 정책의 본질을 이해하는 필수적인 요소로서 학자들에 따라서는 정책의 구성요소라고도 한다.

보건정책은 기본적으로 정책의 본질이 반영된다는 점에서 정책의 정의를 기초로 보건정책의 정의를 주장하는 다수의 학자들이 있는데 대표적으로 T.J. Litman을 들 수 있다. 그는 그의 저서인 『보건정치와 정책(Health Politics & Policy)』에서 "모든 보건문제를 해결하기 위해서는 정부의 지원 없이 저절로 해결되는 경우는 없으며, 일정한 행동이 요구 된다."라고 주장하였는데, 여기서 일정한 행동이란 바로 공공기관의 공공행위로서의 보건정책을 말한다. 이 책에서는 위에서 Dror가 지적한 정책의 정의를 기초로 보건정책이란 "보건의료 문제를 공공기관에 의해서 해결하기 위한 미래지향적인 행위로서의 의사결정과정"이라고 규정하고자 한다.

3. 보건정책의 특징 및 유형

1) 보건정책의 특징

축적이 불가능한 보건의료는 다양한 전문 인력에 의한 협업(協業)에 의해서 생산되는 무형의 재화로서 일반재화와는 여러 측면에서 차이점이 있는데, 이러한 보건의료의 특성을 내용으로 하는 보건정책은 아래와 같은 특징을 지닌다.

(1) 학제 간 교류

보건정책에는 여러 학문 분야가 적용된다. 정책의 수립과정에서 지역사회보건학, 정치학, 통계학 등이 적용되고, 정책집행을 위해서는 재정지출이 필요하므로 경제학, 재정학 등이 적용되고, 인력자원의 적절한 활용을 위해서는 인사관리를 포함한 행정학, 경영학 등이 적용된다.

또한 집행과정에서 발생할 수 있는 법률분쟁을 조정하기 위한 사건사례 및 법률이론이 적용되고, 의학, 간호학, 역학 등의 다양한 학제 간 교류가 필요하다.

(2) 미래지향성

과거나 현실에 집착하면, 결코 현실의 상황을 전환시킬 수 없다. 현재를 미래의 가장 바람직한 상태로 만들기 위한 가교(架橋)로서의 역할을 보건정책은 수행한다. 보건정책은 미래지향적이기 때문에 현재에 나타난 또는 나타날 수 있는 다양한 잠재적인 보건의료 욕구를 찾아 사전에 이를 충족시켜 나갈 수 있다.

(3) 가치관

정책은 개인의 문제가 아니라, 사회문제 등을 해결하는 수단이므로 사회적 합의에 의해서 생성된 가치관을 반영한다. 정책은 가치관의 반영을 통해서 사회적 지지와 정당성을 획득할 수 있고 집행과정을 통해 가치관을 배분한다.

(4) 문제해결 중심

보건정책은 단순히 보건의료 문제를 찾아 이를 인식하고 배열하는 과정이 아니라, 문제를 사전에 해결하기 위한 경제적이고, 합리적인 방안을 찾아 이를 제시함으로써 건강증진에 이바지할 수 있는 문제해결 중심의 기능을 갖는다.

(5) 분석적임

정책은 광범위한 영역에 걸쳐 수행되므로 그 파급효과가 매우 크다. 따라서 분석적인 방법을 통해서 정책의 의사결정이 이루어져야 한다. OR(Operational Research), 비용편익분석(Cost-Benefit Analysis), 제로게임(Zero Game) 등이 정책분석에 대체로 활용되고 있으며, 정책의 특성에 따라서 정책의 의제설정 및 정책 결정이 합리적인 분석적 모델개발을 통해 실제로 이루어지고 있다.

(6) 사회안전의 유지

보건정책은 사회안전과 질서에 민감하게 영향을 미친다. 만일 전염성 질환을 관리하고 예방하는 정책을 소홀히 한다면, 특정지역은 물론 전 지역에까지 심각하고 다양한 유형의 폐해를 입혀 사회안전과 질서를 크게 위협하는 결과를 초래한다.

(7) 정치성

영국의 사회역사 학자인 T.H. Marshall은 "국민의 건강에 대한 책임을 도외시할 수 있는 정부는 없다."라고 지적했다. 그의 지적은 본질적으로 정부는 정책개발을 통해서 국민의 건강을 유지 · 증진시켜야 할 정치적인 책임이 있음을 강조한 것이다.

민주주의에서 시민의 욕구를 정치에 반영하는 수단이 필요한데 바로 정책을 통해 시민의 욕구가 반영될 수 있고, 이로써 시민으로부터 정치적인 지지를 획득할 수 있다. 만약, 정책 부재로 인해서 시민의 욕구를 비롯한 사회문제 등이 정책에 반영되지 못한다면, 정권이 유지될 수 없음은 자명하다. 여당인 정부는 의회 등과 함께 다양한 정치적 수완을 발휘하여 정책을 개발하는 것이 정권유지의 관건이라 할 수 있다.

2) 보건정책의 유형

정책의 분류를 통해서 정책의 본질을 보다 잘 이해할 수 있는데 대표적으로 정책을 분류한 학자는 Lowi이다. 그는 정책을 규제, 분배, 재분배 그리고 구성으로 구분하였는데, 그의 분류를 보건의료에 적용하면 규제, 분배가 적용된다.

(1) 규제정책

규제정책은 개인이나 집단의 재산권, 권리, 행위 등에 공권력을 적용하여 규제하는 행정행위이다. 현대사회는 사회의 안전유지와 공익성 확보를 위해서 규제정책을 강조한다. 보건의료의 특성 중 하나가 사회안전과 공익성이므로 보건정책은 규제정책에 해당된다. 규제는 강제적용과 처벌 등이 수반되므로 규제대상의 인권과 직결되어 있으므로, 집행과정에서의 신중함이 요구되는데 보건의료법규 등이 대표적인 규제정책에 해당된다.

(2) 분배정책

분배정책은 공공기관이 정책대상자에게 특정한 권리나 경제적인 지원 및 편의 등을 제공하는 행정행위로서 집행과정에서 강제성이 없어 정책 대상자로부터 긍정적인 지지와 평가를 받을 수 있다.

최근, 사회복지 욕구의 증가와 함께 공공 의료부조프로그램, 사회보험 등의 중요성이 부각되면서 분배정책에 대한 사회적 · 정치적인 관심도 증가하고 있다.

II. 보건의제채택

1. 의제채택이란?

보건의료 문제 중에서 우선 해결해야 할 선별된 문제를 의제라고 하며, 정책결정자가 공식적으로 의제로 수용했을 때 이를 의제채택이라 한다. 아무리 효율적인 보건체계를 갖추었어도 경제적 · 기술적인 한계로 인해서 모든 보건의료 문제를 한 번에 동시다발적으로 해결할 수는 없기 때문에 현재 사회의 안전을 심각하게 위협하고 있거나 또는 위협할 가능성이 있는 문제를 우선 선별하여 의제로 채택한다.

의제채택은 보건정책형성 과정의 첫 단계로 공공기관에 의해서 채택되었다는 점에서 그 의의가 있다. 의제채택은 특정 문제를 해결하겠다는 공식적인 정치적 의지의 표현이고 결정이므로 의사결정이 아닌 정치적 요구나 정치적인 협상과는 본질적으로 다르다.

의제채택은 정책의 내용에 따라서 국정의 최고 통치권자인 대통령, 입법부, 행정부에 의해서 결정되지만, 대체로 대통령의 정치적 의지가 상당 부분 반영되는 사례가 흔하므로 신중한 접근과 이해가 요구된다.

가변성(可變性)이 큰 보건의료는 그 문제의 양상 및 파급효과가 다양하므로 채택되지 않은 문제를 배제하고, 특정 문제를 부각시켜 의제로 채택한다는 자체가 자칫 위험할 수 있다. 예를 들어, 전염성 질환의 발생가능성이 높아 이를 예방하는 정책수립이 필요함에도 불구하고, 노령인구의 증가로 인한 질환의 심각성이 사회적 문제를 더 야기한다고 판단하여, 노령계층을 위한 의료보장 확충을 의제로 먼저 채택했다면, 전염성 질환의 예방, 관리정책이 부재하여 사회경제적인 심각한 폐해를 가져올 수 있다.

의학지식의 진보 및 기술의 발전과 시민들의 건강인식의 변화에도 불구하고, 2000년을 전후로 유행성 질환이 창궐하면서 개인의 건강은 물론 심각한 사회경제적인 문제를 야기하고 있는 환경 속에서 우리는 생활하고 있다. 따라서 의제채택에서 현재 보건의료분야에서 어떤 문제가 우선순위인지 세심한 관찰과 안목을 가지고 문제의 본질을 파악하고 이해하는 분석적 자세가 보다 요구된다.

2. 의제채택에 영향을 미치는 요인

의제가 정책결정자의 주관적 가치에 의해서 채택되기도 하지만, 일반적으로 여러 환경적 요인이 의제채택의 변수가 되는데 여기서는 중요한 4가지 요인만을 설명하고자 한다.

1) 대중 의견

시민들이 건강을 유지하면서 안전하게 생활하기 위해서는 어떤 보건의료 문제가 우선순위이고, 그 문제를 해결하기 위한 어떠한 정책대안이 필요한가에 대한 국민의 의견이나 생각이 의제채택의 핵심변수이다.

Gallup, Harris 등의 여론조사 연구기관은 주기적으로 미국 시민의 보건문제에 관한 의견을 조사하여 이를 공표함으로써 의제채택에 영향을 미치고 있는데 연구기관의 공표는 시민이나 정책결정자에게 보건문제의 본질을 이해시키고, 사회정치적인 반응을 불러일으켜 특정 문제를 정치 쟁점화시킨다. 예를 들어, 1980년대 의료비 절감과 의료 질 사이의 관계를 조사한 다수의 연구결과가 지속적으로 공표되었으며, 이러한 공표는 결국 의료체계의 축소라는 1980년대 미국 정부의 보건정책으로 이어졌다.

의제채택과정에서 대중의 의견반영은 민주주의 수준에 의해서 결정된다. 민주주의가 성숙된 국가일수록 민의(民意)를 중시하는 정체(政體)를 지녔기 때문에 대중의 의견이 공표될 수 있는 환경조성이 용이하여 특정 문제가 사회정치적으로 이슈화될 수 있는 가능성이 높아 대중의 의견이 의제채택에 민감하게 영향을 미친다.

민의와 관련된 의제채택을 좀 더 이해하기 위해서 의제의 유형을 살펴보기로 한다. Cobb는 의제의 유형을 크게 공중의제와 공식의제로 분류한다. 민의가 반영된 공중의제는 대중의 관심을 받을 만한 가치 및 의의가 있어 정부가 해결해야 할 당위성을 갖는 의제를 말하고, 공식의제는 민의를 반영한 결과가 아니라 공공기관 자체에 의해서 채택된 의제를 말한다.

대중의 의견과 공표로 인해 채택된 의제인 공중의제는 성숙된 민주주의가 전제된다. 반면, 공식의제는 간혹 민주주의가 발달한 국가에서 여론의 향배를 측정하는 수단으로 활용되기도 하지만, 대체로 여론이 억압되어 대중의 의견표출이 어려운 민주주의가 덜 성숙된 저개발국가 등지에서 일방적으로 최고 지도자의 통치이념 및 최고정책결정자의 주관에 맞게 의제가 채택되는 유형이다.

긴급한 상황을 요하는 보건의료와 관련된 의제채택의 경우, 민주주의 수준과 관계없이 시간적인 한계 등으로 인해서 공식의제를 우선 활용하는 경우가 있다.

2) 사건 발생

보건의료 문제가 실제로 사회안전 등을 크게 위협하는 사건으로 이어졌을 경우, 의제로 수용될 가능성이 높아진다. 만약 보건의료 문제가 심각한 사회적인 사건이 되어, 국민의 지대한 관심과 여론의 집중적인 조명을 받고 있음에도 불구하고, 문제를 정책화하지 않는다면, 정부는 비난 여론과 함께 사회정치적으로 힘든 딜레마에 빠질 수 있다.

선진국가들은 보건의료 문제가 위험한 사건으로 진전되기 전에 미리 신속한 의제채택과 함께 보건정책을 추진하는 경향이 있고, 반면에 저개발 국가는 특정 보건의료가 사건을 통해 문제로 부각되었을 때 비로소 제기된 사건을 해결하기 위한 사후적 보건정책을 추진한다.

우리나라는 예방적 차원의 보건정책을 강조하고는 있지만, 아직은 보건의료가 사건으로 이어졌을 때 정책형성에 관심을 기울이는 경향이 있다. 2014년, 서울의 모 병원에서 발생한 메르스(MERS) 사태의 경우가 대표적인 사례이다. 당시, 입원환자를 방문한 친지 등 방문객에 대한 위생점검이 제대로 이루어지지 않아, 의료기관 내에 잠복해 있던 전염성 세균이 순식간에 방문객을 통해 전역으로 확산되자, 뒤늦게 환자의 케어와 의료기관의 위생관리가 커다란 사회적 문제로 부각되었고, 급기야 정부는 이를 긴급의제로 채택하여 정책화할 수밖에 없었는데 사회의 압력과 비난 여론을 감안하여 환자의 '간호간병통합서비스 체계'를 구축하는 정책을 추진했다.

사실, 정부가 의료선진국의 사례를 참조로 의료기관 내의 환자 및 방문객의 위생관리에 사전에 조금만 관심을 가졌더라면, 미리 문제를 예방할 수 있었다는 점에서 보건의료에 관한 정책적 위기관리 능력의 부재를 엿볼 수 있었던 사례이다.

3) 물리적 행사

보건의료 문제가 의도대로 해결되지 않으면 정부와의 대화가 단절되고, 그로 인해 협상의 여지가 사라질 경우, 데모 · 시위 · 폭력 · 감금 등과 같은 물리적인 행사가 발생한다.

사회질서를 해치는 물리적인 행사는 자극적인 특성이 있어 특정문제를 신속하게 의제로 채택하게 한다. 의료비 증가가 국민의 경제적 부담을 가중시킨다면, 정부는 합리적인 의료수가체계와 관련된 의제를 채택하여 정책형성을 서둘러야 한다. 만약 이를 소홀히 한다면, 경우에 따라서는 국민과 의료보험자는 물론 의료공급자까지도 물리적인 행사를 감행할 것이고, 이는 곧 정부의 대처능력 부재와 무능력을 의미하게 된다.

의료공급자는 국민의 생명과 직결된 보건의료를 담보로 물리적인 시도를 감행하기 때문에 정부는 일방적으로 의료공급자의 협상에 응하는 경우가 흔하다.

이런 점을 이용하여 의료공급자단체는 정부와의 협상에 앞서 정책결정 과정에서 유리한 입장을 선점할 목적으로 사전에 우선 시위를 하고, 정부의 반응을 보면서 대응하는 선(先)시위, 후(後)협상의 순차적 전략을 취하기도 한다.

4) 언론보도

정책은 한 개인의 이해관계가 아니라, 다수 인의 이해 관계를 다룬다는 점에서 모든 대상자에게 문제의 본질을 이해시키고 알릴 수 있는 수단이 필요하다. 언론은 편리성, 신속성, 접근성을 바탕으로 문제의 본질을 신속하게 다수에게 전달할 수 있는 효율적인 수단인 동시에 보도과정에서 전달된 문제가 의제로 채택될 수 있도록 호의적인 여론을 조성하여 의제채택에 민감하게 영향을 미친다.

1960년대, Kennedy 행정부가 공공 의료부조프로그램 등 노령 및 저소득계층의 보건정책을 추진하는 과정에서 언론을 가장 잘 활용하고 이용했던 것으로 알려져 있다. 정부가 언론에 특정 내용을 먼저 흘리고, 이것을 언론이 보도를 하면, 그 이후 시민과 의회의 정치적인 반응을 감지하면서 정책을 추진했던 것으로 알려져 있다.

언론의 보도출처는 크게 2가지 유형으로 나뉜다. 하나는 직접 언론이 보건문제를 찾아 이를 보도하는 것으로 가장 일반적인 유형이다. 다른 하나는 정부 또는 제3자가 의도적으로 언론에 보건문제를 제공하여, 이를 이슈화하려는 의도된 유형이다. 정부가 이미 공식의제로 채택했음에도 불구하고, 정부가 의제와 관련된 자료를 의도적으로 언론에 슬쩍 흘리거나 제공하여 이를 보도하게 하는 것은 언론을 이용해서 정책에 대한 사회적 반응을 파악하면서 정책을 추진하겠다는 의도일 뿐 아니라, 정부의 역할을 홍보하려는 정부의 의도된 언론게임이라고 할 수 있다.

3. 의제채택의 참여자

의제채택과정에서 문제해결을 위한 중지(衆智)를 모으기 위해서 다수가 참여한다. 정책의 내용, 범위, 특성 등에 따라서 참여자의 범위가 달라지지만 대체로 이익집단, 정당, 행정기관 그리고 지역사회 등이며 이들은 의제채택뿐 아니라, 정책결정 등 정책형성 전반에 걸쳐 참여하게 된다.

1) 이익집단

이익집단이란 동종의 직업을 수행하는 개인들이 모여 그들의 이익을 대변하기 위해 형성한 비공식적 집단을 말하는데 이러한 이익집단이 정책형성 전반에 영향을 미친다.

미국은 1960년대를 기점으로 각종 이익집단이 형성되어 정치적인 로비 등을 통해 추구하는 이익이 정책에 반영되도록 노력하고 있다. 특히 가장 규모가 크고 정치적 이해관계가 첨예한 보건의료와 관련된 이익집단이 왕성하게 활동하고 있는데 대표적인 보건의료 관련 이익집단은 미국의사협회(American Medical Association, AMA), 미국병원협회(American Hospital Association, AHA) 등으로 의제채택에서부터 정책결정, 평가에 이르기까지 막강한 영향력을 행사한다. 이들은 조직적이고 체계적인 공식적 · 비공식적인 활동을 통해 특정 보건의료를 사회적 · 정치적으로 이슈화시키면서 협상과 같은 평화적 수단이 활용되지 않을 경우, 폭력행사 등 물리적인 힘을 동원하여 정책형성에 깊게 영향을 미친다.

2) 정당

정당은 민주주의를 구체적으로 실현하기 위한 정치적 결사체를 말한다. 동일한 정치적인 신념과 이념을 가진 사람들이 그들의 정치적인 이상을 실현할 목적으로 정당을 구성한다. 민주주의는 여러 가치와 이념의 수용을 전제로 하기 때문에 정당은 여러 형태로 구성된다. 보수적 가치를 지향하는 정당이 있는가 하면, 진보적, 또는 중도적 이념 및 가치노선의 정당이 있다. 미국은 보수와 진보로 분류된 양정당의 역사 속에서 보수와 진보성향의 보건정책이 교차적으로 전개되어 왔다.

우리나라는 미국의 경우처럼, 정당의 정책적 성향이 보건정책 형성과정에 영향을 미쳤는데 2000년 전후의 국민의 정부 그리고 이어 등장한 참여정부는 모두 저소득계층을 위한 진보정당으로서 보건의료의 공공재 성격을 특히 강조함으로써 보건의료의 사회화 현상을 가속화시켰다는 평가를 받는다. 이처럼 정당은 정치적 지지 세력을 위한 정책적 배려를 통해 집권 가능성과 정당의 정체성을 확인한다.

3) 행정기관

사회현상이 다변화되고 다기능화되면서 정책형성과정에서 행정기관의 역할은 매우 중요하다. 입법부는 전문성의 부족과 함께 보건의료분야에서 현장경험이 부족하여 보건의료의 본질을 이해하고 해결할 수 있는 대응능력이 부족한 반면, 행정부는 분야별로 많은 보건의료 전문 인력을 보유하고 있으며, 이들을 효율적으로 훈련하고 관리할 수 있는 체계를 갖추고 있으므로 사안에 따라서는 입법부보다 정책형성에 더 많은 영향을 미치기도 한다.

더욱이 행정부는 보건정책을 집행하고 평가하는 위치에 있기 때문에 현장에서의 경험과 정보의 습득이 용이하여 의제채택은 물론 정책형성 전 과정에 깊게 영향을 미친다. 이와 같은 점을 감안하여 의회는 행정부에 정책형성기능을 위임하는 추세여서 앞으로 정책형성에 행정기관의 주도적 역할이 보다 기대된다.

4) 지역사회

Elling은 지역과 보건의료기관과의 관계 및 영향을 설명하면서 보건정책형성 과정에서 지역의 참여와 역할이 매우 중요함을 지적하였다. 보건정책은 지역사회를 기초로 수립되기 때문에 정책은 지역과 분리해서 생각할 수 없으며 하나의 연결고리로 이해해야 한다. 보건정책의 형성과정에서 지역주민의 건강상태, 지역의 보건의료자원분포 및 보건의료자원체계 그리고 연령 및 소득분포 등 보건정책을 결정짓는 다양한 요인들을 파악하여 이를 정보화하는 작업이 우선인데 이를 위해서는 지역의 참여와 협조가 필수적이다.

III. 보건정책결정

1. 정책결정이란?

의제가 채택이 되면, 그 의제가 곧 바로 정책이 되는 것이 아니라 일정한 과정을 거친다. 의제가 먼저 최고정책결정자에 의해서 수용된 후, 현 상황의 인식, 정보 수집 및 분석, 대안탐색 및 선택 등의 의시결정과정을 거치는데 이를 정책결정과정이라 하며 정책형성과정에서 핵심단계에 해당된다. 의사결정과 정책결정을 동일시해서는 안 된다. 의사결정이 서로 다른 의견을 조정, 조율하고 이를 결정짓는 과정이라는 점에서는 정책결정과 동일하나 의사결정은 정책결정의 수단이며 구성요소이므로 본질적인 차이가 있다.

2. 정책결정 참여자

정책결정은 의제채택의 수용을 의미하므로 앞서 지적한 의제채택의 참여자인 이익집단, 정당, 행정기관 그리고 지역사회 등이 특별한 변동이 없으면 정책결정에도 그대로 참여한다. 이외에도 정책결정 과정에서 요구되는 대통령, 입법부의 참여를 설명하고자 한다(**그림 3-1**).

1) 대통령

대통령은 행정부를 이끄는 최고통치권자로서 보건정책을 결정하는 데 깊은 영향력

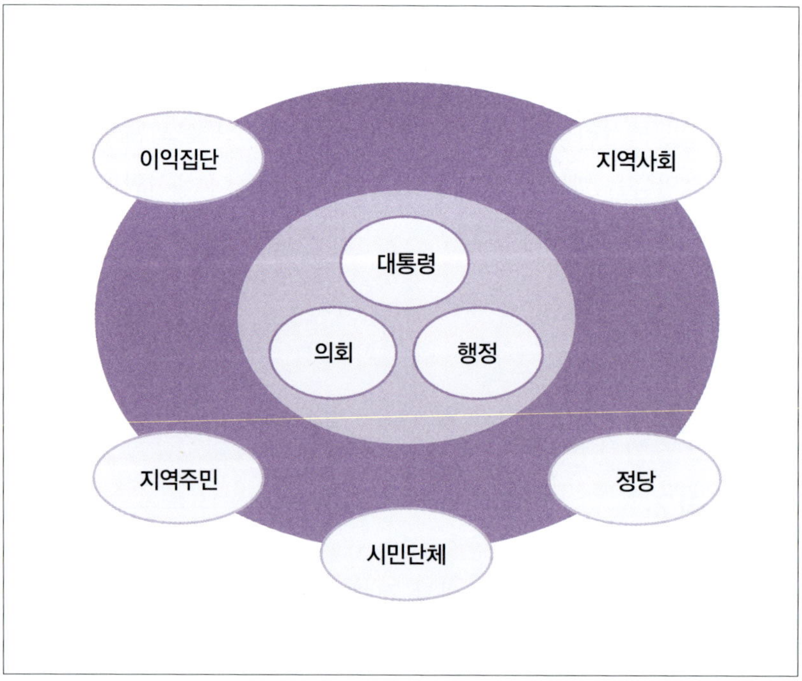

그림 3-1 | 보건정책 결정의 참여자

을 행사한다. 보건정책의 성패 여부가 행정부와 집권 여당의 정치적 공과(功過)를 평가하는 기준이 되므로 대통령의 정책결정 기능은 매우 중요하다.

지난 한 세기 동안, 미국의 대통령은 보건정책 형성에 절대적인 영향력을 행사해 왔는데 아래와 같은 3가지 측면에서 대통령의 영향력이 크게 미쳤다.

(1) 보건의료의 이슈화

대통령은 각종 언론을 동원하여 또는 대중연설을 통해 보건의료를 사회적·정치적으로 이슈화시킴으로써 정책형성에 기여한다. 1960년대 초 Kennedy 대통령은 대중연설과 언론매체를 이용하여, 노인보건의료를 이슈로 크게 부각시키는 데 성공함으로써 노인의료보장정책을 성공적으로 추진했음은 좋은 사례라고 할 수 있다.

(2) 의회와의 협상

대통령은 집권 여당을 대표하거나 또는 상징하기도 하므로 대통령은 정책결정에 있어 의회의 중요한 정치적 협상파트너이다. 여당이 추진하는 보건정책을 야당이 반대하는 경우, 어렵게 의제채택에 성공했어도 이를 정책으로 결정짓지 못하고 표류하는 사례가 흔하다. 이럴 경우, 대통령은 야당에게 사안별 이익을 제공하여 야당의 정치적 지지와 협조를 구함으로써 정책결정을 이루어낼 수 있다. 2002년에 미국의 사회보험을 Obama 대통령이 실현시킬 수 있었던 이유는 사회보험을 100여 년 동안 부정해 왔던 공화당의 집요한 반대를 정치적으로 설득할 수 있었기 때문인데 이는 대통령과 의회와의 정치적인 협상관계를 적절히 보여주는 사례이다.

(3) 이익집단의 설득

보건의료와 관련된 이익집단은 사적 이익을 관철시키기 위한 정치적 성향을 지니고 있으므로 정책결정에 있어 이익집단을 설득하고 회유하기 위한 정치력이 요구된다.

예컨대, 의료인에게 현재보다 불리하게 진료수가를 적용하는 정책을 결정할 때, 이익집단의 거센 반발에 봉착할 수 있는데 이때 대통령은 이익집단을 설득하여 우호적인 분위기를 조성할 수 있는 유리한 위치에 있다. 권력을 기반으로 월등한 우위의 입장에서 당근인 대화, 채찍인 공권력 등을 교차로 이용하면서 이익집단을 설득하기도 하고 압박하기도 하면서 정책을 추친해 나갈 수 있다.

2) 입법부

입법부는 정책결정의 핵심세력으로서 의제채택이 정책결정으로 종료되면, 입법부로 넘어가 일정한 심의과정을 거쳐 정책으로 확정된다. 우리나라의 경우, 의회구성이 단원제이므로 보건복지소위원회에서 토론 및 심의를 거쳐 본회의에 상정하여 최종 정책으로 확정된다. 특히, 분배정책일 경우 토론 및 심의과정에서 시민단체 및 특정 이익집단의 집요한 정치적 로비가 소위원회를 대상으로 이루어지므로 심의 중인 의제가 정치적으로 다시 쟁점화되는 사례가 있어 의회에서의 이해관계 조정이 매우 중요하다.

미국은 헌법 1조 1항에 중요한 정책의 심의 및 결정을 위해 위원회를 두도록 규정하고 있다. 우리와 같이 의회에 보건정책만을 전문적으로 다루는 위원회가 설치되어 있는 것이 아니라, 하원의 3개 위원회와 상원의 3개 위원회로 총 6개 위원회에서 보건의료를 다룬다. 보건정책이 인력 및 시설동원 등 여러 자원의 활용과 연관성을 지니고 있으므로 노동 및 인적 자원관리위원회, 재정관리 위원회 등에서 보건정책을 심의 및 의결하는 역할을 수행한다.

미국의 입법부는 양원제이므로 하원에서 심의되고 의결된 정책은 다시 상원으로 보내져 재심의 과정을 거치고, 마지막으로 대통령의 재가를 거쳐 최종 정책으로 확정된다는 점에서 단원제인 우리의 경우와 정책결정 과정이 다르다.

3. 정책분석 기법

정책분석은 정책형성과정 전반에 걸쳐 필요하지만, 대체로 정책분석이라 함은 정책결정과정에서 가장 중요한 대안의 탐색 및 선택을 위해 적용되는 분석적 기법을 말하는데 많은 대안들 중에서 정책분석을 통해 목표를 가장 합리적 · 경제적으로 달성할 수 있는 대안이 선택된다.

정책분석가들은 시간, 정보, 지식, 인력 그리고 자금 등의 부족으로 인하여 대안 모두를 선택하여 정책결정자에게 제공할 수 없으며, 의제채택과 관련된 각종 자료, 과거의 경험 및 교훈 등을 수집하여 이를 합리적으로 분석할 수 있는 기법을 통해 대안 중에서 최적의 대안을 선택하고 이를 정책결정자에게 제시한다.

그동안 많은 분석적 기법들이 개발, 발전 그리고 수정되어 합리적 대안선택에 적용되어 왔으나, 여기서는 비용편익분석(Cost–Benefit Analysis)을 중점적으로 소개함으로써 정책결정과정에서 분석적 기법의 중요성을 이해하고자 한다.

1) 비용편익분석

(1) 정의

대안을 선택할 때 각 대안마다 비용이 어느 정도 소요되고, 그 결과 나타나는 편익은 어느 정도인지가 중요한 분석대상이 된다. 20세기 초, 미국의 재무성에서 수송정책개발에 이 기법을 적용한 이래, 그 효율성이 입증되어 환경정책, 국방정책, 농업정책 등 거의 모든 정책에 적용되고 있다. 비용편익분석에 의해 적은 비용을 투입해서 많은 편익이 발생하는 대안이 선택된다면, 정책의 효율성이 보장된다.

분석대상이 되는 요소들이 현재 화폐 가치로 측정, 환산될 수 있어야 하지만, 정책의 내용에 따라서 비용과 편익을 화폐가치로 측정하기 곤란한 경우가 있다. 이럴 경우, 비용효과분석(Cost–Effect Analysis)이 있다. 투입되는 비용이 거의 동일하여 효과측정만으로도 정책결정이 가능하다고 판단될 경우 또는 효과가 거의 동일하여 비용만 비교해도 괜찮다고 판단될 경우에 이를 활용한다.

(2) 적용절차

◆ **대안의 분류**

설정한 목표를 달성하기 위한 모든 대안을 열거하고, 이를 기초로 각 영역별로 대안을 분류한다. 경제성, 실현 가능성 등과 관계없이 동원 가능한 모든 대안을 일단 제시한다.

◆ **비용편익의 산정**

대안이 분류되고 나면, 각 대안마다 소요되는 비용과 편익을 산정한다. 예를 들면, 특정 지역에 유행성 질환의 발생을 차단하기 위해서 예방접종사업, 보건교육실시, 위생청결사업 등에 소요되는 각각의 비용 산정과 예방에서 비롯되는 각각의 편익을 산정할 수 있다. 주의할 점은 정책집행의 결과 산정하기 어려운 편익이 존재하는데, 이를 어떻게 처리하느냐?이다. 예를 들어, 특정지역의 유행성 질환이 발병하여 일시적으로 이 지역에 외부인의 출입이 통제되면서 외지의 부정적인 편견으로 인해 이 지역에서 발생될 수 있는 손실 등을 산술적으로 처리해야 하는데 현실적으로 이를 산정하기가 어렵기 때문에 이에 대한 산정처리에 대한 연구가 필요하다.

◆ **할인율의 적용**

미래의 화폐 가치는 현재의 가치와 다를 수 있어 할인율의 적용이 필요한데 편익분석도 미래에 나타날 수 있는 경제적 가치를 현재 기준으로 환산하는 것이므로 할인율의 적용을 통해 가치를 조정한다. 할인율을 낮게 적용하면 정책효과가 크게 부각되고, 높게 적용하면 정책 효과는 낮게 나타날 수 있으므로 할인율의 적용에서 이해당사자 간의 분쟁의 소지가 있다. 따라서 할인율을 정함에 있어 객관적인 기준을 설정할 수 있는 수리모형의 연구가 필요하다.

◆ **선택**

할인율의 적용이 종료되면, 이어 각 대안마다 산정된 비용과 편익의 값을 상호 비교분석하여 최적의 분석결과가 도출된 대안을 최종적으로 선택하고, 이를 정책결정자에게 제공함으로써 대안탐색 및 선택은 종료된다.

(3) 한계

보건정책결정 과정에 비용편익분석을 적용하면, 그 특성상 일반 정책과는 달리 아래와 같은 한계를 지적할 수 있다.

◆ **공공재**

보건의료는 공공재이므로 경제적인 측면에서 비용편익을 산술적으로 계산하는 것이 상황에 따라서는 무의미할 수 있다.

◆ **인건비**

투입요소인 의료인력, 특히 의사의 인건비 등을 의료현장의 현실에 맞게 금전적으로 환산하기가 어려운 경우가 있다.

◆ **역학관계**

보건의료는 인과관계 입증이 어려운 사례가 많다. 예를 들어, 의료인력의 투입으로 환자의 건강이 호전된 경우, 의료인의 도움이 아니라 환자의 생리적인 변화에 의해서 건강이 호전되었을 가능성이 있으므로 임상적인 인과관계의 입증이 어려워 편익을 객관적으로 산정하기 어렵다. 분석대상이 단체인 지역주민의 경우에는 인과관계의 입증이 보다 더 어려워져 편익산정의 복잡성이 수반된다.

◆ **미래의 불확실성**

보건의료에 미래의 불확실성이 적용된다. 예를 들어, 특정 질환을 예방하기 위해 중장기 정책을 수립했으나 면역력의 자연 증가현상 등으로 인해 질환이 자연스럽게 소멸되는 경우 또는 신종바이러스의 진화로 인해 질환의 심각성이 처음 예상과는 달리 보다 심각한 경우, 미래예측에 의한 비용편익분석은 무의미하다.

2) 기타

대안의 탐색 및 선택과정에 적용되는 관리과학은 OR(Operation Research), 계량분석(Quantitative Analysis)등의 명칭으로도 사용되고 있다. 관리과학은 수학적 · 계량적인 응용 방법을 통해 최적의 대안을 선택하는 데 그 목적이 있으므로 서술적 · 규범적 측면의 접근과는 본질적으로 다르다.

관리과학은 2차 세계대전 동안, 군사물품관리의 효율적 관리기법으로 개발된 이후, 1960년대 산업기관의 품질관리기법으로 응용되었고, 후에 정부의 정책결정에 응용되기 시작하였다. 아직 우리나라는 관리과학에 대한 연구가 미흡하고 정책결정에 응용되는 사례가 드물다.

보건의료에 적용될 경우, 다음과 같은 결점이 있으므로 관리과학의 적용에 신중을 기해야 한다.

하나는, 관리과학은 분석의 결과인 양을 강조하기 때문에 보건정책에서 중시하는 질적인 측면이 간과될 수 있다. 다른 하나는, 보건정책은 기업의 정책과는 본질적으로 다르다. 기업은 이익을 추구하므로 이를 달성하기 위한 대안의 계량화가 용이하지만, 보건정책은 대안의 분석결과를 양적으로 계량화하기가 어렵다. 예를 들어, 눈에 보이는 물품 즉 주사기, 예방접종에 소요되는 백신 등은 투입비용을 쉽게 계산할 수 있어 계량화가 용이하지만, 보이지 않는 전문적인 의료행위를 단위당 계량화하여 이를 측정한다는 것은 현실적으로 어렵다. 따라서 관리과학의 구조화된 계량화 작업을 통해 대안을 탐색하고 선택하는 과정은 현실적으로 불가능한 것일 수 있다.

IV. 보건정책집행

1. 정책집행이란?

정책결정이 종료되면 정책의 내용을 구체화하여 이를 실현하기 위한 집행단계로 접어든다. 집행의 성패여부가 정책 목표달성의 중요한 변수이고, 행정부의 신뢰도를 결정한다는 점에서 정책집행은 중요하다. 의제채택에 이어 정책결정이 성공적으로 이루어졌으나 정책집행에 실패한다면, 의제채택과 정책결정은 무의미해지고 정부의 신뢰도는 손상된다.

정책집행은 “정책목표를 달성하기 위한 권위있는 정부의 활동”을 말하는데 정책집행을 공공기관에 의한 활동으로 규정한다면, 행정수행과의 혼란을 야기할 수 있다. 행정수행은 일상적인 경험에 의해서 지속적으로 반복되는 공공기관의 활동을 의미하지만, 정책집행은 누적된 행정 활동이 아니라 현재의 상황을 전환시키기 위한 새로운 과업의 이행이다. 하지만 정책은 순환과정이므로 정책집행이 성공하여 피드백을 통해 정책이 순환된다면 결국 정책집행은 행정수행의 성격을 띠게 된다.

2. 정책집행의 기능

행정기능은 정치행정이원론과 정치행정일원론의 관점에 따라서 그 기능이 확대 및 축소 해석되므로 두 이론의 관점에서 실무집행자의 정치적 행위까지 보장되는지의 유·무를 통해 보건정책집행의 기능을 살펴볼 수 있다.

Wilson 등에 의해 주장된 정치행정이원론에 의하면, 정치와 행정의 기능이 분리되어 있으므로 행정에 의한 정책결정은 바람직하지 못하며, 실무집행자는 기술적·절차적 차원에서 정책을 단지 기술적으로 실행하는 사람일 뿐 정책의 모호한 목표 및 내용을 집행자의 주관적 관점에서 해석·수정하는 등의 정치적 기능은 용인될 수 없다. 따라서 현장에서 보건정책을 집행하는 과정에서 나타나는 부정적 현상 등에 대응하기 위한 집행자의 자유재량은 원칙적으로 인정되지 않으며 필요한 경우, 극히 제한적으로 정책 변경의 필요성을 정책결정권자에게 건의 및 제안할 수는 있다.

반면, 정책결정과 집행은 연속선상에 있으므로 행정행위에 의한 정책결정이 가능하다는 정치행정일원론이 Dimock와 Appleby 등에 의해 제기되면서 보건정책집행에 대한 기능의 변화가 나타났다. 행정의 전문성 증가와 함께 정책을 심의·의결하는 의회의 기능이 축소되면서 정책형성에 개입할 수 있는 행정부의 자유재량의 필요성이 제기되었고, 이는 정치행정일원론을 주장한 근거가 되었는데 이 관점을 보건의료 분야에 적용하면, 다음과 같은 보건정책집행의 특징을 살펴볼 수 있다.

하나는, 실무집행자는 현지 상황에 맞도록 유연하게 정책의 수정 및 보완을 할 수 있는 정치적 기능을 수행할 수 있는데 이럴 경우, 집행자가 일방적으로 그 기능을 행사하는 것이 아니라, 정책결정자와 유기적인 토론 및 협상을 통해 가능하다.

다른 하나는, 집행과정에서 정책의 내용 및 절차가 모호한 경우가 있다면, 실무책임자는 그의 지식, 경험, 윤리적인 양심 등을 기준으로 모호한 절차 및 내용을 해석하여 차질 없이 집행할 수 있는 자유재량을 갖는다.

실제 보건정책이 현지에 적용될 때 보건의료의 특성상 그 목적이나 내용이 모호한 경우가 많고, 현지에서 다양한 변수가 발생할 가능성이 높아 집행에 대한 기술적 한계를 가지고 있는데 이러한 한계는 실무집행자에게 자유재량을 갖도록 하는 합리적인 근거가 된다.

최근, 보건정책은 고도의 전문성을 요구하므로 미국을 중심으로 실무집행자의 광범위한 자유재량을 인정하는 추세인데 집행자가 행위수단 등을 변경하는 차원을 벗어나 심지어는 정책의 목적까지도 결정하는 정치적 행위로서의 자유재량을 보여주고 있다.

실무집행자의 이러한 정치적 행위가 보장되는 것은 현지에서 활동하면서 정책과 관련된 다양한 정보 및 자료 등을 수집하여 이를 활용할 수 있는 기술적 전문성을 지니고 있으면서 동시에 지역의 인적 자원의 발굴과 활용 등에 대한 동원능력 때문이다.

Lindblom은 정책집행에서 언제라도 상황의 변화에 따라 정책의 변경이 가능함을 주장할 정도로 집행의 정치적 기능을 강조한 바 있다. 정책결정과 집행사이에는 시간차가 존재하므로 목표달성에 방해가 될 수 있는 예기치 않은 변수가 발생할 수 있어 이에 신속하게 대응할 수 있는 조치로서 집행단계에서 정책의 수정 및 보완의 필요성이 제기됨은 현실을 반영한 결과라고 주장하였는데, 그의 주장을 보건의료 현장에 적용하면 집행과 정치적 기능과의 관계를 이해하는 데 도움이 된다.

3. 정책집행에 영향을 미치는 요인

정책집행은 건강증진의 달성과 삶의 질 향상을 결정짓는 데 매우 중요하므로 정책형성과정에 참여한 자 또는 지역사회 및 지역주민 모두가 정책이 성공적으로 집행되기를 희망한다. 하지만 집행에 영향을 미치는 요인들이 존재하므로 집행에 차질을 빚는 사례가 흔하다. 따라서 아래에서 지적하고 있는 요인들에 관심을 갖는다면, 성공적인 집행을 위해 도움이 될 것이다.

1) 목표설정

정책집행의 목적은 목표를 달성하는 것이므로 목표가 명확하게 설정되어야 한다. 목표가 명확하지 않다면, 실무집행자는 무엇을 어떻게 할지 방향을 잡지 못하여 일사분란하게 집행을 수행할 수 없다. 예를 들어, 건강한 삶의 보장을 목표로 설정한다면, 명확한 목표설정으로 보일지 모르지만, 목표는 계량화되어야 한다는 점에서 목표가 모호하고 추상적이므로 집행자는 목표를 향해 이행할 뚜렷한 방향과 행위를 찾지 못하여 정책집행은 결국 실패로 종결될 수도 있다.

2) 의사전달

집행에는 다수의 사람이 참여하므로 정책의 내용, 목표 그리고 가치 등을 함께 나누고 공유할 수 있는 효율적인 수단이 필요한데 그것이 바로 의사전달이다. 상하간 또는 횡적인 의사전달이 민주적이냐 또는 강압적이냐에 따라서 집행자의 상사 및 동료 간의 관계가 우호적 · 비우호적으로 결정되어 집행에 대한 동기부여에 민감하게 영향을 미친다.

3) 언론 지지

성공적으로 정책이 집행되기 위해서는 언론매체로부터 긍정적인 지지가 필요하다. 언론 등으로부터 지지와 성원을 받지 못하면, 집행에 대한 부정적인 여론이 순식간에 형성되어 정책을 변경하거나 집행 자체가 중단되는 사례가 있다.

우리나라는 문민정부와 함께 언론의 자유가 보장되면서 정책에 대한 여론형성을 사실상 언론이 주도하고 있다. 최근에는 의료보장 정책에 대한 비난과 평가가 연일 공표되면서, 정책집행의 성패를 결정하는 추세여서 언론의 추이를 주시하면서 집행을 조정할 정도로 언론의 중요성이 크게 부각되고 있다.

4) 자원

정책집행을 위해서는 인적 · 물적 자원, 정보, 권위 그리고 시스템 등의 활용이 필요하다, 물적 자원을 예로 들자면, 물적 자원은 정책결정단계에서 먼저 마련되지만, 실제 현장에서 차질 없이 조달되어 집행될 수 있도록 절차적 노력과 점검이 필요하다. 예산이 정책결정단계에서 책정되었는데 적시에 약속한 예산이 제공되지 못하거나 부족하다면, 정상적인 집행에 차질을 초래하여 혼선을 야기할 수 있다.

5) 정치적인 지원

보건정책은 가시적인 효과가 명확하지 않은 경우가 있고, 집행을 하는 데 중장기적인 시간이 소요되므로 지속적인 정치적 지지와 성원이 필요하다. 정치권의 지지는 여론지지와 함께 정책에 대한 여론을 우호적으로 형성하여 정책의 필요성을 사회적 · 정치적으로 일깨우는 가시적 효과가 있어 집행의 효율성을 증가시킨다.

6) 환경의 변화

사회적 · 경제적 · 정치적인 변화는 정책집행에 민감하게 영향을 미친다. 의제 설정, 정책결정단계 때까지만 해도 정책형성의 분위기가 긍정적이었는데 집행단계에서 그렇지 못하다면, 집행의 수정 및 보완이 이루어지고 최악의 경우에는 집행 자체가 종료되는 경우도 있다.

분배정책의 경우, 경제적인 불황 등 상황의 변화에 따라서 정책의 축소, 수정이 불가피하여 정책 대상자의 불만이 증폭될 수 있어 정부는 정치적인 부담을 가질 수 있다. 또한 정권의 변화에 따라서 정책집행은 영향을 받는다. 진보성향의 정권에서 수립되었던 정책이 보수 정권이 집권하면, 수정되거나 조기 종료가 될 수 있음은 우리나라를 비롯해서 미국을 포함한 다수 국가의 사례에서 확인할 수 있다.

7) 이익충돌

정책집행으로 인해 이익을 보는 집단과 손실을 보는 집단이 발생할 수 있어 집행에 영향을 미친다. 의료인집단을 규제하는 정책을 수립하는 과정에서 정부의 중재로 의료인집단, 시민단체 등이 의제설정, 정책결정단계에서 적절한 합의 과정을 거쳤지만, 이후 정책집행단계에서 뜻하지 않은 돌발적인 변수가 발생하여 의료인집단에게 처음과는 달리 불리한 측면이 부각될 경우, 의료인집단은 처음 합의 과정을 외면한 채 강한 반발을 보일 것이고, 시민단체와의 재협상이 성사되지 못하면 집행의 수정이 불가피한 사례가 있다.

8) 실무집행자

실무집행자의 역할이 사실상 정책집행의 성패를 결정지을 정도로 집행에 영향을 끼침은 재론의 여지가 없는데 2측면에서 실무집행자의 집행에 대한 영향을 엿 볼 수 있다. 하나는, 집행자가 정책에 대해 순응하면서 봉사정신을 가지고 열정적 · 진취적으로 정책을 집행한다면, 집행의 효율성은 극대화된다. 만약, 순응하지 않는다면, 집행에 대한 열정은 사라지고 의도된 집행의 목적을 달성할 수 없다.

다른 하나는, 집행자가 민주 의식과 합법적인 절차에 의해 집행을 이행한다면, 성공리에 정책은 종결된다. 민주 의식의 결여와 함께 집행이 정해진 절차에 의하지 않고, 집행자의 자의적인 판단에 의한다면, 법적인 문제를 야기할 뿐만 아니라 정책의 실효성에 대한 의문 제기와 함께 정책대상자와의 갈등을 야기한다.

4. 정책집행의 단계

업무를 효율적으로 수행하기 위해서는 업무의 특성에 맞게 먼저 작업 순서를 정하는 것이 중요하므로 정책집행을 함에 있어서도 아래와 같은 사전에 정해 놓은 순서대로 업무를 진행하는 것이 효율적인 집행을 위해 도움이 된다.

1) 지침서

집행을 함에 있어 정책대상자와의 오해 및 불신을 사전에 차단하기 위해 집행자가 지켜야 할 사항, 집행에 대한 방향, 대민처리의 기본 방침 등을 세부적으로 기술하여 이를 매뉴얼로 작성한 것이 지침서이다.

미국의 경우, 지역사회에서 의료사업을 수행할 때 집행에 참여하는 자들을 위해 지침서에 구체적인 활동이 제시된다. 예를 들어, 지역주민 또는 지역보건시설기관과의 접촉 방법 그리고 의사소통 등 전반적인 의료사업 활동에 요구되는 기본적인 사항이 지침서에 상세히 기술되며, 집행이 지침서를 기초로 객관성과 공정성을 유지하면서 제대로 이행되고 있는지의 유 · 무를 주기적으로 점검 · 평가한다.

지침서는 반드시 문서로 작성될 필요는 없는데 정신질환 등 개인의 사생활 등에 관한 보안이 요구되는 의료사업일 경우는 문서보다는 구두에 의한 지시를 선호한다.

2) 준비 및 점검

집행에 소요되는 예산, 물품 등을 사전에 점검을 통해 준비해야 한다. 가임여성의 보건교육을 강화할 목적으로 특정 지역에서 의료사업을 실천할 경우, 실무집행자는 체류비용을 비롯해서 육아건강과 관련된 교재 및 교육 도구 등을 사전에 준비해야 한다. 특히, 유행성 질환을 관리할 목적으로 지역사회에서 보건의료사업을 수행할 경우에는 예방접종을 위한 백신 등을 사전에 예상치보다 많이 확보하는 것이 중요한데 최근 우리나라의 경우, 백신 부족으로 인해 특정 유행성 질환 관리가 중단되는 사례가 종종 발생하여 자원 확보 및 점검의 중요성이 크게 부각되고 있다.

5. 정책집행의 불응

정책이 집행이 되면, 뜻하지 않은 정책대상자들의 정책에 대한 반발이 발생하여 집행이 어려워지는 사례가 발생하므로 집행에 대한 정책대상자의 불응원인과 그 대응을 살펴보고자 한다.

1) 원인

정책집행의 성패는 정책대상자의 집행에 대한 긍정적인 반응에 달려 있다. 의제설정 및 정책결정이 이해관계자의 참여에 의해 이루어지므로 정책집행에 대한 정책대상자의 긍정적인 반응이 기대되기는 하지만, 실제 집행에서 정책대상자가 정책에 대해 불응하는 사례가 있다.

불응의 대표적인 원인으로는 집행으로 인해서 경제적인 손실이 예상보다 크게 발생하거나, 정책의 목표가 모호하거나 명료하지 못한 경우에 집행에 불응하게 된다. 예를 들어, 정부가 환경보건을 보장하기 위해 제조공장의 폐수정화를 대폭 강화할 경우, 처음 예상보다 정화비용이 많이 소요되어, 생산 활동의 위축을 염려한 제조공장이 경제 관련 단체 등을 동원하여 집행에 이의를 제기하거나 규제에 대한 완화를 요구할 수 있고, 최악의 경우에는 집행에 불응할 수도 있다.

2) 대응

집행에 불응할 경우, 정책집행을 변경하거나 종료하는 것은 정부의 권위가 상실될 수 있고, 통치행위에 부정적인 결과를 초래하므로 정책대상자의 욕구를 충족시켜줌으로써 집행을 수용할 수 있는 다음과 같은 방안을 마련해야 한다.

(1) 보상 및 유인

정책대상자가 정책수용을 통해 발생할 수 있는 기회비용 및 손실비용 등을 정부가 보존해 줄 수 있는 방안을 마련한다. 앞서 예시된 제조공장의 정화사업에 대해 세제 감면혜택과 같은 유인책을 사용하거나 정부가 직접 폐수처리에 소요되는 경비를 제공한다. 의료인집단은 정책집행에 대해 정치적 · 경제적으로 다른 집단에 비해 민감하게 반응하기 때문에 정책수용을 위한 보상 및 유인책을 적절히 개발하여 활용하는 것이 중요한데 최근 일반적인 유인책으로서는 의료수가 인상, 비급여 유지 등을 들 수 있다.

(2) 강제

정책대상자가 집행을 수용하지 않을 경우, 법규 및 내규 등을 적용하여 수용하도록 강제할 수 있다. 특히, 보건정책은 그 자체로서 공익성에 의한 권위를 내포하므로 집행의 불응은 곧 공권력에 대한 도전을 의미하는데 이는 곧 집행을 강제하는 합법적인 근거가 된다.

하지만 이런 강제성은 대상자에 대한 기본권 침해 및 인권유린의 문제가 제기될 수 있어, 민주적인 해결방안으로는 부적절하다. 우리나라는 문민정부 이전에는 보건의료 현장에 강제적용이 일부 용인되는 경우도 간헐적으로 있었지만, 최근에는 대화와 타협을 강조하면서 강제적용에 신중을 기하는 추세이다.

(3) 설득

설득은 정책대상자의 의사를 존중하고 배려하면서 동시에 긍정적인 행위를 유인할 수 있는 민주적인 방안이다. 하지만 민주 의식이 보장되지 않으면, 설득을 통해 정책을 수용하게 하는 것이 현실적으로 어렵다. 설득의 전제는 대화 내용을 이해할 수 있는 대상자의 민주 의식의 수준이다.

미국은 정책형성에서 설득을 적절히 활용한다. 성숙된 민주주의 사회에서 교육받고 성장한 미국의 의료인은 사적 이익을 추구하는 집단의식도 매우 강하지만, 반면에 민주 의식도 매우 강하다. 보건정책은 소수의 희생을 통해 다수가 혜택을 받는 정부의 공익적 활동임을 윤리적 차원에서 설득하면, 그동안 미국의 의료인집단은 이를 대부분 수용해왔는데 이는 민주 의식에서 비롯되었다.

V. 보건정책평가

1. 정책평가의 본질

1) 정책평가란?

정책형성의 각 단계마다 평가를 수행하여 평가된 정보를 환류시킴으로써 재차 정책이 수립되고 집행됨으로써 행정의 지속성이 유지된다(그림 3-2).

의제설정에서는 현 보건의료 상황을 분석하여 의제로서의 가치가 있는 의제가 채택되었는지의 여부와 채택된 의제를 결정권자가 객관적인 관점에서 공정하게 수용했는지의 여부를 검증하는 평가가 이루어지고, 정책결정에서는 결정과정에서의 절차상의 문제점 또는 합리적인 가지판단의 적용에 의한 대안의 탐색 및 선택의 여부를 평가한다.

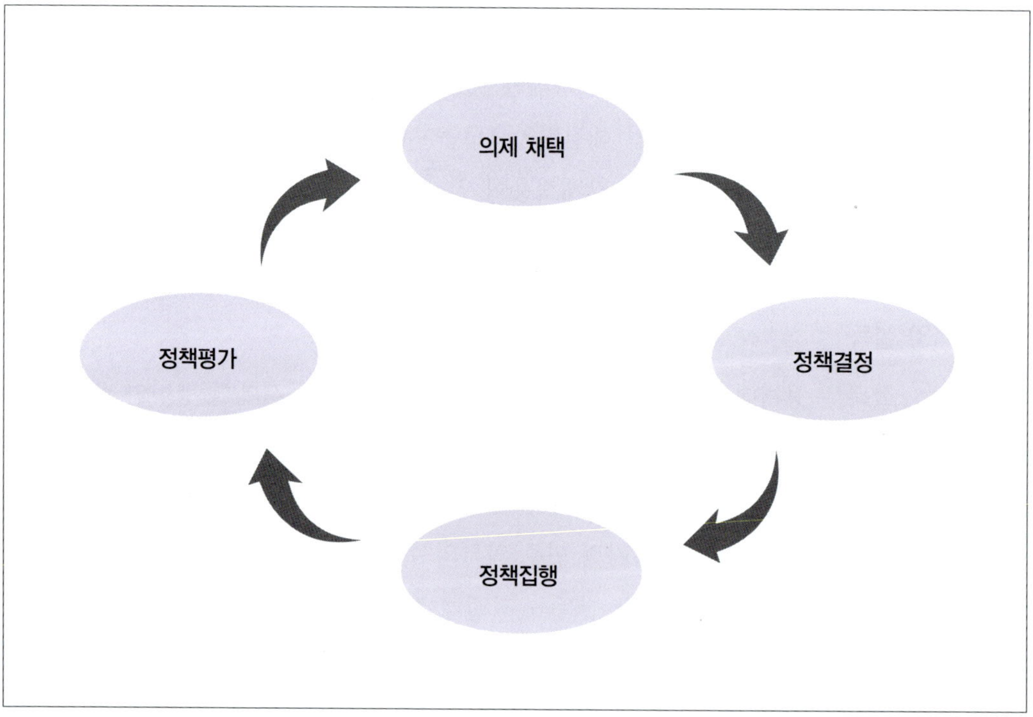

그림 3-2 | 정책의 순환 과정

하지만 정책평가는 대체로 정책의 종료 단계인 정책집행에서 이루어지는데 정책평가의 대상은 정책집행의 진행 과정과 결과이다. 정책의 내용이 의도한 대로 합법적인 절차, 방법, 기준 등에 의해서 집행되었는지 혹은 집행의 기대효과가 어느 정도 달성되었는지를 주로 평가한다. 상황에 따라서는 정책집행의 문제점을 지적하고 그에 대한 개선책을 제시하기도 한다.

2) 정책평가의 중요성

정책평가는 정책의 의의 및 가치를 높인다는 점에서 다음과 같은 중요성이 지적된다.

첫 번째, 정책으로 인해 손실을 보는 측에게 손실의 수용에 대한 설득을 위해 평가결과를 활용한다.

두 번째, 정책이 종결되고, 이어 계승되는 정책이 복잡하고 비용이 많이 소요되는 경우에 정책 계승에 대한 타당성과 지원을 위한 입증자료이다.

세 번째, 정부 및 여당을 비판하고 평가할 수 있는 판단자료이다. 정부의 활동은 정책을 통해 실현된다는 점에서 정책평가는 정권 심판으로 이어진다. 정책평가의 결과가 부정적이면, 국민의 정치적 신임과 지지를 받지 못할 뿐 아니라, 여론의 긍정적인 지지와 평가를 받지 못함으로써 결국 정부는 정치적인 부담을 갖게 된다.

네 번째, 목표달성을 측정하는 수단이다. 평가를 통해 목표달성의 정도를 알 수 있는데 목표가 달성되지 못했을 경우에는 그 원인을 분석하고 개선책을 제시하는 것 까지 평가 범위에 포함된다. 목표의 달성 정도는 정책의 순환을 결정짓는 중요한 기준으로서 정책에 참여한 자들의 아전인수(我田引水) 격의 주장이 제기되므로 객관적인 정책평가가 요구된다.

다섯 번째, 정책이 성공적으로 종료되고 난 후, 이후 정책형성은 직전 정책에 대한 평가를 통해서 얻은 다양한 정보, 기술, 지식, 경험, 교훈 등을 기초로 이루어진다는 점에서 정책평가는 정책의 순환과정을 위한 핵심 정보제공자로서 그 중요성이 매우 크다.

2. 정책평가의 유형

정책평가는 대체로 집행의 과정을 평가하거나 집행의 영향을 평가하는 2가지 측면에서 이루어지는데 과정 및 영향평가의 이해를 통해 정책의 본질을 보다 잘 이해할 수 있다.

1) 과정평가

모든 행정행위는 정해진 절차, 규범 그리고 형식 등에 의해 기속되므로 특정 행정행위가 아무리 좋은 결과를 초래했어도 집행이 절차나 형식 등을 벗어났다면, 그 집행은 합법적이지 못하고 비난의 대상이 되므로 합법적인 행정행위가 요구된다.

과정평가(Process Evaluation)는 집행단계에서 절차나 형식이 제대로 준수되었는지의 유 · 무를 평가하는 것으로서 그 중요성을 지적하면, 하나는, 규제성 보건정책일 경우, 공권력이 수반되므로 이를 견제하고 감시하기 위한 장치이다. 다른 하나는, 절차나 형식은 실무집행자가 지켜야 할 지침이기도 하지만, 합법적으로 목표달성을 위해 필요하므로 과정평가를 통해 합법적인 목표달성을 보장한다.

위의 중요성에도 불구하고, 우리나라는 보건정책집행이 여러 기관에 의해서 수행되므로 과정평가에서 다음과 같은 어려움이 지적된다. 첫 번째, 협조체계가 미흡하여 정보의 교류와 공유가 어렵다.

두 번째, 관련된 기관이 각기 이기주의를 내세우기 때문에 평가에 대한 객관적인 기준설정이 어렵다.

세 번째, 기관 및 집행자 사이에 갈등이 조성되면, 이를 해결할 조정자의 선별이 용이하지 못하다.

2) 영향평가

영향평가는 정책집행에 의한 변화의 정도를 평가하는 것으로서 평가대상은 목표와 환경이다.

(1) 목표

목표를 대상으로 하는 평가는 목표가 어느 정도 달성되었는지를 측정하는 것으로서 100%의 목표달성이 이상적이지만, 조금 못 미치는 경우에도 정책은 성공한 것으로 평가될 수 있다.

우리나라는 2차 건강증진종합계획(Health Plan 2010)의 영향평가에서 약 80%의 목표를 달성한 것으로 평가되어 성공사례로 지적되었으며, 현재 3차 건강증진종합계획(Health Plan 2020)으로 이어지고 있다. 80%를 목표달성의 성공수준으로 결정한 것은 평가 이전에 결정된 것이 아니라, 평가과정에서 당시 사회적인 분위기와 정치적인 배려가 반영된 결과로 보인다.

영향평가과정에서 목표의 달성수준을 정하는 것은 다음과 같은 점에서 어려움이 있다.

첫 번째, 우리나라는 보건정책을 집행하는 데 여러 부서가 관련되어 있어, 상호 조정을 통한 목표달성의 기준설정이 어렵다.

두 번째, 정책의 대상, 범위에 따라서 또는 내용 및 집행 등의 난이도 등에 따라서 목표달성에 차이가 발생하는데 내용의 경중(輕重), 난이도 등을 적용한 타당성 있는 기준을 설정하기가 어렵다.

세 번째, 목표달성은 정책의 성패를 결정짓는 중요한 변수이므로 목표달성에 대한 성공기준을 설정할 때 정치적인 배려가 반영될 수 있어 기준의 공정성, 객관성, 타당성 등의 유지가 어렵다.

네 번째, 정책평가자, 정책결정자, 의회관계자, 정책대상자 및 이익단체 등 정책형성 과정에 참여했던 자들의 목표 달성에 대한 입장이 각자 다르기 때문에 이들의 입장을 모두 고려한 적절하고 설득력 있는 기준설정이 현실적으로 어렵다.

(2) 환경

영향평가는 목표달성을 비롯한 보건환경의 변화를 측정한다. 예를 들어, 금연 정책의 실시로 인한 국민의 건강행위 및 인식에 어떤 변화가 발생했는지 등이 주된 평가대상이다.

3. 정책평가의 어려움

선진 각국에서 정책의 중요성이 강조되면서 정책평가의 중요성도 함께 강조되는 추세이지만, 우리나라는 다음과 같은 사실로 인해 낮은 평가인식과 함께 평가에 대한 어려움이 있어 이에 대한 개선이 시급하다.

1) 전문성 부족

보건의료의 특성상 평가는 전문적인 평가기법을 개발하고 이를 적절히 활용할 수 있는 독립된 전문기관에 의해 수행되어야 하지만, 아직 우리는 전문적인 평가기관이 없어, 평가에 대한 전문성과 체계성이 확보되지 못하여 사실상 효율적인 평가가 어렵다. 국책 보건사업을 수립하거나 평가하는 과정에서 독립된 평가기관의 설립이 자주 지적되는 것은 이와 같은 환경을 반영한 결과이다.

2) 관심 부족

집행이 종료될 때 까지만, 정책에 대한 관심을 보이고 집행 후에는 관심이 줄어든다. 심지어, 정책결정자, 집행자는 물론 대상자도 평가에는 별 관심이 없다. 평가는 참여에 의한 의견 제시와 감시를 통해서 객관성과 타당성이 유지될 수 있는 점을 감안하면, 평가에 대한 적극적인 참여와 관심이 필요한 시점이다.

3) 정치적 배려

국민의 삶과 밀접한 관계를 유지하고 있는 정책평가가 과학적 · 합리적 기법에 의해 수행되어져야 함에도 불구하고, 우리나라는 아직 정치적인 영향 및 성향 등에 따라 평가가 이루어져 국책사업 등 크고 작은 정책평가에서 다음과 같은 문제점이 제기되고 있다.

첫 번째, 평가가 지극히 형식적으로 이루어져 단편적이고 전시적인 효과에 그치는 경우가 많다.

두 번째, 정치권의 정치적인 의도와 입맛에 맞게 평가가 수행됨으로써 과장된 평가결과를 생성한다.

세 번째, 평가의 대상이 영향 측면이 아닌 정치적으로 문제시될 수 있는 집행의 과정인 위법성 등에 국한된다.

4) 영향력 행사

정책결정이나 집행에 참여했던 공무원은 평가결과에 따라 인사고과에 영향을 받기 때문에 각자의 연고를 활용하여 평가에 영향력을 행사함으로써 유리한 결과를 얻기 위해 노력하는 것이 우리의 현실이다. 설상가상으로 정책집행에 참여했던 공무원이 동시에 정책평가에도 참여하는 사례가 있으므로 평가의 공정성과 객관성이 훼손될 수 있어 이를 차단하기 위한 제도적 장치가 필요하다.

4. 정책변동의 유형

정책평가가 종료되면, 평가결과를 분석하여 이를 토대로 정책종료, 정책대체, 정책유지 중 하나가 선택된다. 이 중 정책대체, 정책유지는 정책의 순환과정에 해당된다.

1) 정책종료

목표소멸 등의 사유로 인해서 더 이상 정책을 실시할 당위성이 없어지거나, 정치적 · 경제적 상황 등을 감안할 때 더 이상의 정책시행은 국익에 도움이 되지 않는다고 판단되면, 정책평가를 기초로 순환과정을 거치지 않고 정책은 종료되고 사멸된다. 보건의료는 지속적으로 우리의 삶에 필요하므로 건강증진과 삶의 질 향상차원에서 특별한 경우를 제외하고는 정책이 극단적으로 종료되는 경우는 드물다.

2) 정책대체

정책평가 결과, 현재의 정책이 더 이상 현재 상황을 반영한 문제해결중심의 정책이라고 판단되지 않으면, 정책을 종료하고 현 상황을 기초로 새로운 정책을 수립한다.

정책대체는 이전의 정책과는 다른 새로운 정책의 유형으로서 정부는 새로운 시스템을 구축해야 한다. 정부가 국정을 쇄신하여 새로운 국정 방향을 설정하고자 할 때 정책대체를 주로 활용한다.

3) 정책유지

정책유지는 현실의 상황에 맞게 기존의 정책을 적절한 수준에서 약간의 수정이나 보완을 거쳐 그대로 유지한 경우로서 정책계승이라고도 하는데 이는 대표적인 정책순환과정에 해당된다. 보건정책은 가능하면 지속성을 유지해야 하므로 정책평가를 기초로 현실의 실정에 맞게 부분별 수정 및 보완을 거쳐 그대로 유지되는 경우가 흔하다. 최근 우리나라는 2차 건강증진종합계획(Health Plan 2010)을 종료하고, 그동안의 종합평가결과와 그리고 새로운 보건환경의 현실을 기초로 3차 건강증진종합계획(Health Plan 2020)을 수립하여 실시하고 있는데 이는 대표적인 정책유지의 사례이다.

CHAPTER 4 의료관광

1. 의료관광이란?

경제성장은 삶의 질에 변화를 가져왔다. 인간의 기본적인 욕구인 의식주가 해결됨으로써 세계 여행이 보편화되었으며, 1970년대 이후로 건강에 대한 관심 증가와 함께 여행의 유형도 관광지만을 관람하는 단순 관광에서 여행을 통해 의료 · 미용 · 웰빙 등을 함께 경험하는 새로운 유형의 목적형 관광으로 변하고 있다.

이동 및 통신수단의 빠른 발전과 함께 여행자들은 외국의 문물을 접하면서 견문을 넓히고, 동시에 상대적으로 저렴한 비용으로 방문국의 의료체험에 많은 관심을 보이고 있다. 처음에는 태국, 인도 등을 비롯한 개도국이 중심이 되어, 의료관광을 국가의 동력산업으로 육성하기 시작했으나, 2000년대 이후 선진국에서도 의료관광을 중점산업으로 육성하고 있으며 우리나라도 이에 적극 동참하고 있다.

정부는 본격적인 의료관광의 중점 육성에 대한 의지 표명과 함께 의료관광의 정의를 다양하게 규정하고 있다. 관광진흥법 12조에 의하면, 국내 의료기관의 진단 · 치료 · 수술 등을 받는 환자와 그 가족이 의료서비스와 함께 관광을 하는 것으로 정의하고 있다. 여기서 관광주체를 환자에 국한하지 않고 가족을 포함시킨 것은 환자의 케어 측면을 고려한 것이다. 관광목적으로서 의료서비스는 진단 · 치료 · 수술 이외에 관광객의 건강증진과 관련된 모든 영역이 해당된다고 하겠다.

학계에서도 다양한 정의를 내리고 있으나 이 책에서는 "관광과 함께 의료서비스를 제공받을 목적으로 일정기간 환자 및 그 가족이 방문국에 체류하는 현상"을 의료관광으로 규정하고자 한다.

관광의 구성요소인 관광주체, 관광객체, 체류기간, 소비를 기준으로 좀 더 구체적인 의료관광의 정의를 살펴보면 다음과 같다. 첫 번째, 관광주체는 의료진에 의해서 임상적으로 판단된 환자, 또는 임상적 기준이 아닌 피부미용, 웰빙 등과 관련해서 보건의료를 접하는 자 그리고 그 가족이다. 가족의 개념은 반드시 혈육에 의해서 구분 짓기보다는 환자를 정성껏 돌 볼 수 있고, 환자가 대하기 편한 동반자를 뜻한다고 보아야 한다.

두 번째, 관광객체는 심신의 건강 보호 및 증진과 관련된 보건의료서비스와 관광이다. 보건의료서비스란 진료, 처치 등 순수의료서비스 이외에도 휴양 · 보양 · 아로마 및 전통의료경험 등 복합의료서비스를 말한다. 관광은 유 · 무형의 자연 및 인문유산에 해당하는 일체의 시각적 행위를 말한다.

세 번째, 일정 기간이란 체류 기간을 의미하는데, 보통 1년을 기준으로 한다. 문화체육관광부에서도 의료관광의 정의와 관련하여 합법적으로 우리나라에 관광비자로 체류할 수 있는 기간을 1년으로 정하고 있다.

네 번째, 체류 현상은 소비와 관련된 경제적행위의 표현으로서 일정 기간 체류하면서 숙박 · 교통 · 음식 등 의료와 관광을 위해서 소비되는 지불행위를 수반하는데, 이러한 지불행위에 의해서 수익이 창출된다. 방문국에서 체류하면서 일시적으로 벌어서 소비하는 경우는 논란의 여지는 있으나, 관광 자체가 송출국에서 돈을 가지고와 방문국에서 소비하는 것을 전제하므로 이를 소비유형으로 보기는 어렵다.

2. 의료관광의 필요성

환경오염이 없는 청정산업으로서 고부가가치를 창출할 수 있는 블루오션(blue ocean)에 해당하는 신 성장 동력산업으로서 각국은 아래와 같은 의료관광의 필요성에 주목하고 있다(그림 4-1).

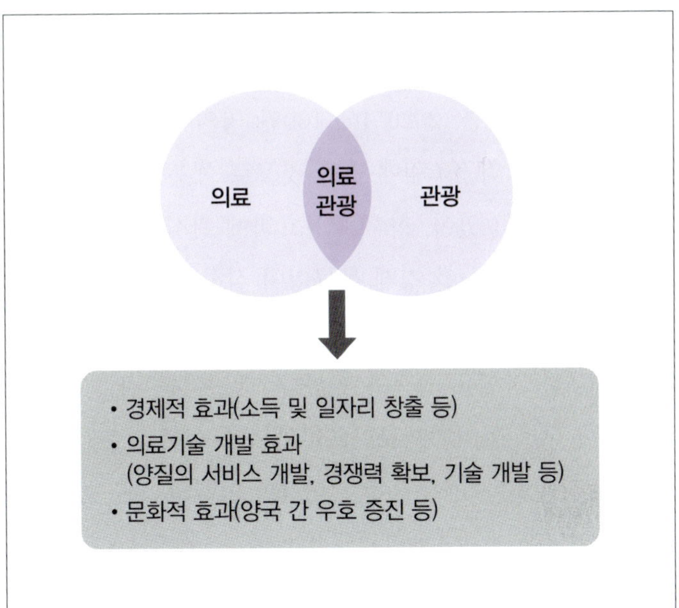

그림 4-1 | 의료관광의 시너지 효과

1) 경제효과

의료관광은 단순관광과는 달리 체류 기간이 길어 돈을 더 소비할 수 있고, 의료이용과 관광에 의한 소비가 발생하여 시너지적인 경제효과가 발생하므로 각국은 의료관광을 산업으로 분류하여, 이를 신세대 성장 동력산업의 한 유형으로 발전시키고 있다.

우리나라를 포함한 각국은 의료관광을 4차 산업으로 분류하여, 미래에 경제적 부가가치를 창출할 수 있는 원동력으로 삼고자, 정책적인 노력을 기울이고 있다. 태국은 1990년 초부터 자국의 경제적 위기를 극복하기 위해서 의료관광을 국가의 주력산업으로 육성하기 시작하였으며, 2015년 기준, 해외 환자 유치수가 180만 명에 이르고, 관광수입의 약 10% 이상을 차지하고 있다. 또한 아직은 태국에는 못 미치지만 인도의 경우, 양질의 의료서비스와 지원서비스를 기초로 2015년 기준, 약 130만 명의 해외환자를 유치하여 약 2조 이상의 소득을 올렸다.

영국과 미국 등 주로 선진국들이 방문하는 싱가포르는 2015년 기준, 약 100만 명의 환자유치를 통해 약 1조 4천 억 이상의 소득을 올렸다. 우리나라도 후발 주자이긴 하지만, 2015년 기준, 약 1조 7천 억 이상의 소득효과를 올렸는데 이는 의료관광객 2명이 중형자동차 1대와 맞먹는 수출 효과가 있음을 의미한다.

의료관광산업은 소득증가와 함께 고용효과를 발생시킨다. 싱가포르는 2015년 기준, 해외환자 유치효과로 1만 2천 개 이상의 일자리가 창출되었다. 우리나라 보건복지부의 자료에 의하면, 2020년에 100만 명의 의료관광객이 국내에 들어와 소비하는 경제적 효과는 약 3조원에 달할 것으로 예측함과 아울러 5만 개 이상의 고용창출 효과를 기대하고 있어, 향후 고용효과에 관심이 집중되고 있다.

특히, 우리나라는 지역 간 경제 불균형이 심하므로 이를 해결할 수 있는 방안의 하나로 정부는 지역을 기반으로 의료관광산업의 육성을 적극 장려하고 있으며, 지방정부도 이에 대한 관심을 집중하고 있다. 대구시의 경우, 유서 깊은 역사유적과 자연유산을 이미 구축된 보건의료인프라와 병행하여 의료관광산업을 육성시킨 결과, 2017년 기준, 해외환자 방문 수는 약 1만 2천 명 정도로 향후 경제적인 파급효과가 기대된다.

2) 문화적 교류

문화적 교류는 의료관광이 아닌 단순관광에 의해서도 달성될 수 있다. 방문국의 풍물 · 풍습 · 자연 · 역사문화 등을 체험하면서 자연스럽게 방문국을 이해하는 과정에서 문화적 교류가 형성된다. 하지만 단순관광에 의한 시각적 경험보다는 방문국에서 생명과 심신의 안전을 체험한 인연이 진정 어린 문화교류의 확대를 가져올 수 있는 원동력이 된다.

3) 보건의료의 국제화

외국인 대상의 의료행위를 통해 외국인의 의료욕구에 부응하기 위한 엄격한 표준화된 규격의 의료개발이 이루어지므로 선진화된 의료기술을 달성할 기회를 갖는다. 태국의 경우, 2002년에 국제규격을 충족하는 의료기관에게만 인정하는 JCI를 인정받은 것은 외국환자의 욕구를 충족하기 위한 의료기술개발의 결과이다.

3. 의료관광의 구성요소

의료관광은 외국인을 대상으로 의료와 관광자원을 접목시켜 영리를 추구하는 산업의 한 유형으로서 아래와 같은 요소로 구성된다.

1) 의료관광주체

의료관광주체는 외국인을 말한다. 한국보건산업진흥원은 의료관광을 외국인을 대상으로 보건의료상품을 개발하여 관광산업을 활성화시키고, 국가경제에 이바지 하는 사업으로 규정한다. 문화체육관광부 역시 의료관광을 송출국의 국경을 1년 이상 벗어난 자를 대상으로 영리를 취하는 모든 활동으로 규정한다.

해외환자의 지역별 분류는 편의상 인접 국가, 의료후진국, 의료선진국으로 나눈다. 첫 번째, 인접 국가는 지리적으로 가까워 이동하기 쉽고, 문화의 동질성이 강하여 체류 시 문화적 충돌이 비교적 적다. 또한 인터넷, On-Off라인 등을 통해 의료관광에 필요한 정보를 쉽게 얻을 수 있다는 장점이 있으며 의료를 휴양, 스파,

음식 등의 관광 상품과 연계시킬 수 있다. 우리나라를 기준으로 중국, 일본이 해당되며 중국은 인접 국가이면서 동시에 의료후진국이기도 하다. 개혁개방으로 인한 경제성장과 함께 중국은 의료관광에 대한 관심이 급속히 증가하여 2015년 기준, 일본을 제치고 우리나라의 주 고객이 되었다.

두 번째, 의료후진국은 의료 질이 낮아, 의료욕구의 충족이 어려워 양질의 의료를 제공받기 위해 의료관광을 선택한다. 최근, 러시아, 몽골, 카자흐스탄 등이 우리나라를 방문하여 중국, 미국, 일본에 이어 암, 뇌, 심혈관질환 등의 의료를 제공받는 주 고객으로 부상하고 있다. 이어 아랍에미리트 등 중동국가들도 주 고객으로 부상하고 있다.

세 번째, 의료선진국은 만족할 만한 의료를 자국에서 제공받을 수 있지만, 의료비가 비싸 상대적으로 저렴한 비용으로 양질의 서비스를 제공받기 위해 의료관광을 선택한다. 싱가포르를 기준으로, 미국, 유럽 등이 주 고객이고, 태국을 기준으로 우리나라, 일본 등이 주 고객이다. 우리나라의 경우, 2018년 현재 미국이 주 고객이다. 미국은 우리나라에서 전문 진료 및 치료를 받기보다는 건강검진과 치과 진료, 휴양, 미용 등의 서비스이용과 함께 역사문화 및 자연생태관광이 주된 목적이었으나, 최근에는 자국의 공공 의료보장을 통해 양질의 서비스제공을 받기가 어렵기 때문에 우리나라의 심혈관질환 등 중증질환에 대한 관심이 증가하고 있다.

2) 의료관광객체

의료관광객체는 상품화해서 소득을 창출할 수 있는 관광상품을 말하는데 보건의료가 주된 관광상품이며, 이어 먹거리 · 볼거리 · 숙박 · 교통 · 쇼핑 등이 있다.

(1) 보건의료

의료는 의료행위에 따라서 순수의료와 복합의료로 분류되고, 진료의 난이도에 따라서 중증의료와 비 중증의료로 분류되는데 이들의 상품화에 대한 설명은 다음과 같다.

첫 번째, 순수의료는 수술 · 진료 · 건강검진 · 출산 등과 같이 의사의 직접적인 의료행위가 이에 해당되며, 주된 의료관광의 상품이다.

두 번째, 복합의료는 순수의료에 아로마 · 피부관리 · 미용 · 휴양 등이 가미된 전통의료를 말한다. 특히, 중국, 인도, 태국, 우리나라 등이 전통의료를 특성화된 의료관광자원으로 개발 · 육성하여 경쟁력을 높이고 있다. 중국은 오랜 역사와 전통을 자랑하는 침술, 기치료 등을 풍부한 관광자원과 연계하여 의료관광의 주력상품으로 육성하고 있으며, 인도는 고대 힌두 시대부터 전해오는 아유르베다를 주력상품으로 육성하고 있다.

태국은 전통의료를 휴양과 연계하여 한 곳에서 동시에 치유를 하면서 즐길 수 있는 프로그램을 개발하고 있으며, 우리나라는 전통의료시장을 볼거리 문화로 조성하고, 이를 관광자원과 연계하는 프로그램을 개발하고 있다. 예를 들어, 대구시는 전통의료시장인 약령시장을 관광단지로 지정하여, 이를 대구 및 안동의 인류문화유산 그리고 경북의 청송, 봉화 등의 자연생태계와 연계하는 프로그램을 개발, 시행하고 있다.

최근에는 미국의 제도권에서도 전통의료에 대한 관심이 높다. 아직은 관광상품의 단계로 발전시키지는 못하고 있으나, 메릴랜드 의대, UCLA 의대 등이 전통의료에 대한 연구 및 협진체계를 단계적으로 이루어가고 있다. 일리노이의 시온병원과 오클라호마의 툴사병원에서도 동서의료의 협진체계를 연구, 구축하고 있다. 이러한 현상은 WHO가 전통의료를 건강증진에 적용하도록 각국에 권장하고 있는 추세를 감안하면, 더욱 더 확대될 것으로 보인다. 민간차원에서도 전통의료에 대한 관심이 나타나고 있는데 일부 민간보험에서 침술 등을 급여항목으로 지정하고 있다. 이러한 미국의 전통의료에 대한 관심은 현대의학의 한계를 인정하고, 이를 대체하기 위한 것으로 보이는데 미래에는 미국도 중국, 인도와 같이 전통의료를 관광상품으로 개발하여 이를 의료관광시장에 선보일 것으로 기대된다.

세 번째, 중증의료는 질환의 심각성이 중하고, 치료의 난이도가 높아 고도의 의료기술 및 지식 등을 요한다. 미국을 중심으로 독일 등 의료 선진국에서 특성화된 분야를 선정하여 세계의 부호들을 대상으로 이를 상품화하고 있으나 관광자원과 연계하는 경우는 드물다.

네 번째, 비 중증의료는 질환의 심각성이 낮은 질환 또는 외모의 아름다움을 위한 피부미용성형 등이고, 이를 스파 등과 연계하여 상품화하는 것을 말한다.

(2) 기타 관광자원

보건의료 이외의 관광자원은 볼거리 · 먹거리 · 숙박 · 교통 · 쇼핑 등이다. 첫 번째, 볼거리는 자연생태계 및 유 · 무형의 문화재 등이 해당되고, 시각적인 효과를 통해 문화적 · 교육적 가치를 높인다.

두 번째, 먹거리는 일차적 욕구를 충족하기 위한 것으로 볼거리와 연계된 자원을 말한다. 관광객은 맛있고 저렴한 색다른 음식을 선호한다. 우리나라의 경우, 음식문화를 함께 나눌 수 있는 중국, 일본 등이 주 고객이다.

세 번째, 숙박 및 교통은 관광에이전시나 관광호텔업의 주된 관광사업이다.

네 번째, 쇼핑은 높은 부가가치를 창출할 수 있는 대표적인 관광자원으로서 경제 상황과 밀접한 관련이 있는데 우리나라는 저렴한 양질의 제조업 생산이 가능하여 중국, 일본 등이 대표적인 고객이다.

4. 의료관광에 영향을 미치는 요인

의료관광은 관광주체, 관광객체, 의료기관, 에이전시, 관광환경 등 다양한 요소로 구성되어 있으므로 한 특정 요인에 의해서 영향을 받는 것이 아니라, 아래와 같은 다양한 요인에 의해서 영향을 받는다.

1) 의료서비스

의료관광은 의료 질과 가격에 의해 결정적으로 영향을 받는다. 의료 질이 양호함에도 의료비용이 저렴하다면, 가장 선호하는 관광목적국이 된다. 태국, 인도 등이 가장 먼저 의료관광에 성공할 수 있었던 배경은 저렴한 양질의 의료를 생산할 수 있는 의료기관을 선정하여 특정 진료를 특성화시키는 데 성공할 수 있었기 때문이다.

우리나라도 가격에 비해 양질의 의료를 생산할 수 있는 의료체계가 구축되어 있어 해외환자 유치에 유리한 입장에 있다. 2015년 자료에 의하면, 우리나라의 의료수준이 미국의 약 76%, 일본과 유럽의 약 85%에 이를 정도로 태국과 싱가포르에 비해 상대적으로 기술 우위에 있으며, 가격은 미국 대비 1/10, 일본 대비 1/5 수준이다. 개도국들이 선진국과 경쟁하여 의료관광산업의 주도권을 가질 수 있었던 것은 특정 진료 분야를 집중적으로 개발, 육성하여 저렴한 가격으로 양질의 서비스를 공급할 수 있는 시스템을 구축했기 때문이다.

2) 지원서비스

관광객이 의료이용과 관광을 하는 데 불편함이 없도록 입국에서 출국에 이르기까지 전 과정에 걸쳐 통역 · 숙박 · 교통 · 식당 등의 편의 제공이 해외환자 유치에 중요한 요인이다.

태국, 인도, 싱가포르 등은 원스톱 서비스를 통해서 공항의 입국에서부터 출국에 이르기까지 전 과정에 걸쳐 편의 지원을 제공한다. 인도는 담당 공무원을 의료기관에 파견하여 비자업무를 직접 대행해 주고, 의료관광부서를 별도로 만들어 법률서비스, 퇴원 후 관광서비스, 입 · 출국에 필요한 서비스 등을 제공한다. 또한 환자 보호자를 위한 숙소를 별도로 마련해 주는 소비자 중심의 지원서비스체계를 갖추고 있다.

우리나라는 2018년부터 서울시가 중심이 되어, 공항에서 관광객에게 의료기관과 에이전시를 연결해 주고, 출국에 이르기까지 전 과정에 필요한 지원서비스를 제공하기 위한 원스톱 서비스체계 구축에 소요되는 예산 마련에 노력하고 있다.

3) 홍보체계

특성화된 진료, 의료 질, 의료가격, 지원서비스 등을 외국에 널리 알리고, 이를 홍보하는 것은 해외환자유치에 필수적이다. 최근, 인도 등을 비롯해서 각국은 홍보를 의료관광을 유치하기 위한 효율적 수단으로 적극 활용하고 있다.

인도는 IT 강국답게 홈페이지 Health-Line을 통해 의료의 우수성과 가격의 합리성, 그리고 출국 과정까지 전문 인력이 도움을 제공하기 위해서 항시 함께 하고 있다는 사실을 홍보하고 있다. 인도는 WHO로부터 전통의료로 인정받은 아유르베다(Ayurveda)를 의료관광의 주력 상품으로 개발 · 육성하고 있는데, 미국, 영국, 독일, 러시아 등을 상대로 이를 홍보하기 위한 공식적인 인터넷 전문 채널을 운영하고 있다. 태국은 환자유치를 위한 인터넷망을 각국 대사관에 연결하여 24

시간 특성화된 진료, 의료 질, 의료가격 등의 열람이 가능하도록 홍보에 주력하고 있다.

4) 환경요인

의료관광은 국가 간의 교역에 해당하므로 방문국과의 관계에 의해서 매우 긴밀하게 영향을 받으며, 송출국의 제반 상황 역시 의료관광에 영향을 주는 중요한 변수이다.

(1) 정치 상황

국가 간의 이해관계나 이념 등의 갈등에 의해서 상호 정쟁(政爭)이 발생하고, 외교 관계가 순탄치 못할 경우, 해외환자 유치에 부정적인 영향을 미친다. 예로서, 2016년, 경북 성주에 설치된 사드(THAAD)배치로 인해서 중국과 우리나라 간에 심각한 정치적 성격의 외교 문제가 발생하였는데 이로 인해서 중국인의 관광객 수가 이전에 비해 약 30% 이상 감소하였으며, 대구시도 단순관광의 감소와 함께 의료관광이 약 20% 가량 감소하였다.

(2) 보건 상황

전염성 질환의 발생은 관광입국을 기피하게 하는 핵심변수이다. SAS(중증호흡기 질환), AI(조류독감), 신종인플루엔자 등의 발생은 자국은 물론 타국에도 심각한 영향을 미친다. 2014년에 의료관광을 선도하는 서울의 모 병원에서 발생한 SAS는 세계적으로 번질 가능성이 있어, 전 세계의 주목을 받은 바 있는데 그 해 우리나라의 관광객 감소는 약 30%를 상회한 것으로 밝혀졌다.

(3) 경제 상황

경제 상황은 의료관광의 증감에 아주 민감하게 직접적인 영향을 미친다. 경제 상황의 변화에 의한 환율 결정은 곧 관광의 증감으로 이어지고, 경제의 호황과 불황은 의료관광에 대한 의사결정의 핵심변수이다. 예를 들어, 달러 대 우리나라의 환율이 인하되고, 송출국의 경제가 호황이면 외국관광이 증가하고,

반대의 경우 감소할 것이므로 경제 상황의 추이에 따라 의료관광의 증감이 결정됨을 알 수 있다.

5. 의료관광의 발전방안

2000년을 기점으로 동남아시아에서 불기 시작한 한류 열풍은 관광의 활성화를 가져오는 계기가 되었고, 2009년 의료법 및 관광진흥법 개정을 계기로 우리나라도 선진 의료기술을 바탕으로 의료관광을 국가의 핵심 사업으로 육성하기 시작했다. 하지만, 의료관광의 인적자원 및 성장 잠재성은 OECD 국가 중 최하위를 기록하고 있어, 앞으로 의료관광의 경쟁력을 위한 아래와 같은 노력이 필요하다.

1) 중앙관리기구의 설치

의료관광은 여러 부서의 관리를 받고 있어, 이를 통합하여 관리할 수 있는 컨트롤 타워의 기능을 가진 기구가 필요하다. 이러한 통합된 기구는 의료관광의 유치 및 지원과 관련된 제반 활동에 대해서 신속하고 유연한 의사결정과 집행을 가능하게 하고, 분리된 체계에서 오는 시간적인 지연 등을 최소화하여 업무의 효율성을 극대화시킨다.

현재, 의료분야는 보건의료법을 통해서 보건복지부에서 관리하고 있고, 관광분야는 관광진흥법을 통해서 문화체육관광부에서 각각 관리하고 있다. 의료환경의 변화를 감안하면, 의료관광을 지원하거나 규제하는 내용의 변화가 크게 예상되므로 분리체계에서 오는 갈등을 조정하고, 역할을 통합할 수 있는 컨트롤타워로서의 독립된 기구가 필요한 시점이다. 태국은 컨트롤 타워의 기능으로서 상공부가 의료관광의 전반을 종합적으로 주도하고 있다는 점에 유의해야 한다.

2) 홍보체계 구축

우리나라의 의료관광 경쟁력을 저하시키는 주된 요인 중의 하나는 미흡한 홍보체계이다. 정부와 민간차원에서 해외환자를 유치하고 알선하는 노력은 하고 있지만,

아직은 의료관광을 외국에 적극 알릴 수 있는 종합적인 웹(web) 포털이 없다. 한국관광공사에서 제공하는 관광DB 등과 연계된 웹을 개발하여 재외공관 및 교포가 밀집되어 있는 지역을 대상으로 체계적인 홍보체계를 구축해야 한다.

태국, 인도 등이 일찍 의료관광의 선진국이 될 수 있었던 것은 정부차원에서 체계적인 홍보사업에 심혈을 기울여 환자에게 다양한 의료 및 관광 정보를 동시에 제공했기 때문이다. 이들 나라는 의료의 특성화된 부분을 집중적으로 부각시켜 전 세계에 알리고 있으나, 우리의 경우는 암, 심혈관 등 세계적 수준의 진료 분야가 있음에도 불구하고, 아직은 체계적으로 이를 알리는 수단이 부족하다.

3) 언어장벽의 해결

외국인 환자와 접하는 모든 관광 인력은 의사소통이 가능한 어학 능력이 필요하므로 관광호텔, 의료기관, 에이전시, 여행업 등에 종사하는 인력에게는 일정 수준이상의 어학능력이 요구된다. 현재, 소수의 의료기관과 에이전시가 영어 중심의 의사소통이 가능한 한정된 인적자원을 확보하여 활용하고 있으나 만족할 만한 실효를 거두고 있지 못한 것이 현실이다. 최근 우리나라는 OECD 가운데 의료관광 분야에서 인적자원의 적정 확보 비율이 가장 낮은데 이는 통 · 번역을 위한 인적 자원의 확보를 위해 수준 높은 언어교육 관리체계의 개발과 구축이 필요하다는 의미임을 상기해야 한다.

4) 의료사고의 책임성 강화

의료사고는 예고 없이 언제든 발생하므로 의료방문객이 안심하고 의료를 이용할 수 있는 제도적 장치가 필요하다. 의료법 개정을 통해서 의료사고 시 배상책임 등 법적 책임을 의무화해야 하고, 배상책임과 함께 의료의 사후관리에서 비롯되는 법률 분쟁도 제도권에서 해결될 수 있는 장치가 마련되어야 한다.

5) 의료기관의 영리법인화

개방화 · 세계화 속에서 국내 환자만을 대상으로 병원의 재정을 확보하려는 것은 시대의 변화를 외면한 사고이다. 외연(外延)을 확장한다는 개념으로 외국 환자의 유치에 적극 관심을 가지고, 의료경영의 국제화를 앞당길 수 있는 의료법인의 영리화에 주목할 때이다. 영리법인이 되면, 부정적인 측면도 있지만, 의료기관에 국내 및 해외투자가 가능해져 양질의 의료서비스 생산이 가능해지고 경쟁력의 향상을 가져올 수 있어, 해외환자의 의료욕구를 충족시킬 수 있다. 2018년 제주도는 지방자치 조례를 근거로 조건부로 모 병원에게 외국인 전용 영리법인 인가를 국내에서는 처음 내주었는데 이에 대한 찬반 논의가 뜨거워 향후 결과가 주목된다.

6. 보건의료서비스의 특징

의료관광을 산업의 한 유형으로 이해하기 위해서는 보건의료의 특성을 이해하는 것이 우선이다. 보건의료서비스는 일반 재화와는 다른 아래와 같은 특성이 존재하므로 이를 통해 의료관광의 본질을 보다 잘 이해할 수 있다.

1) 의료소비의 불확실성

일반 재화는 당해 연도의 소비의 양을 분석하면, 다음 연도의 수급을 추산할 수 있다. 따라서 일반 재화는 소비와 공급의 적정한 추산에 의해서 합리적인 재화의 가격이 결정된다. 하지만 의료는 소비를 추산할 수 없으므로 공급을 조절할 수 없고, 결국 수급을 추산할 수 없어 경제 상황을 반영한 합리적 가격의 결정이 현실적으로 어렵다.

2) 의료공급의 제한성

일반 재화는 소비가 불확실할 경우를 대비하여, 공급을 늘려 상품을 저장해 둠으로써 갑작스런 소비증가에 대비할 수 있으므로 적정 수급에 의한 합리적인 가격책정이 가능하지만, 의료는 특성상 재고상태가 어려워 소비의 양이 갑자기 증가하면, 공급조절이 어려워 소비의 불확실성에 적절히 대처할 수 있는 여지가 없다.

3) 무형(無形)

일반 재화는 형체가 있어, 만져보거나 느낌을 통해서 재화의 질을 구매자가 측정해 볼 수 있다. 색깔, 디자인 등 시각적인 효과를 통해서도 재화의 질을 측정할 수 있다. 하지만 의료는 일반 재화에서처럼 질을 측정할 수 있는 수단이 없고, 오직 경험을 통해서 질의 수준을 느낄 수 있다. 오직 경험, 즉 의료의 이용을 통해서 나타나는 만족도가 유일한 질을 측정하는 수단이므로 촉각 · 시각효과가 없는 의료를 외국에 홍보하는 것은 사실 어렵다. 일단 외국인 환자를 유치하여 그들이 직접 체험해서 갖는 경험만이 의료의 질을 알리는 수단이므로 우선 환자의 유치를 통해 의료를 경험하게 할 수 있는 홍보전략이 필요한 이유이다.

4) 의료욕구의 미충족

일반 재화는 기술개발 등을 통해서 소비자의 욕구를 만족시킬 수 있는 기회를 제공하지만, 의료는 환자의 욕구를 충족시킬 수 있는 기회가 어느 정도 보장되고는 있지만, 환자의 욕구를 전혀 충족시키지 못하거나, 일부의 욕구만을 충족시키는 경우가 흔하다. 유전자 배열의 판독을 비롯하여 첨단의료기술과 지식이 급진전하고 있으나, 아직도 현대의학은 암 등 일부 질환에 대해서는 치료 효과가 불확실하여 환자의 욕구를 충족시키지 못한다. 이러한 현대의학의 한계로 인한 치료 효과의 불확실성은 의료관광의 시발점이 되고 있으며, 관광목적국은 특정 질환에 대한 욕구 충족을 제공함으로써 해외환자 유치를 시도하고 있다.

5) 전문성

일반 재화의 소비자는 구입하려는 물건의 정보나 지식을 손쉽게 접한다. 이는 소비자를 공급자와 대등한 관계에 놓이게 하고, 가격결정 측면에서 공급자의 일방적인 의사결정을 차단하는 효과를 갖는다. 하지만 의료의 전문성은 의료공급자에게 독점적 지위를 부여한다. 전문 인력인 의료공급자는 지식 · 기술 · 정보 등을 절대적으로 독점한다. 이러한 절대적인 독점을 통해 의료공급자는 전문성이 없는 무지의 소비자를 제압할 수 있고, 소비자의 의사를 배제한 채 일방적으로 소비, 가격 등을 결정한다. 의료관광의 부가가치 창출은 바로 의료공급자의 독점적 지위에서 비롯된다. 해외환자를 유치하여 의료소비의 양을 결정하고, 이를 기준으로 의료비를 산정하는 과정에서 의료공급자의 역할은 절대적이므로 의료공급자 중심에서 이윤을 창출할 수 있는 기회가 의료관광을 통해 보장될 수 있다.

CHAPTER 5

보건의료조직의 인사관리

I. 인사관리

1. 인사관리란?

조직은 크게 인적 자원과 물적 자원으로 구성된다. 물적 자원이 사람으로 구성된 인적 자원에 의해서 지배되고 관리된다는 점을 감안하면, 인적 자원을 대상으로 하는 인사관리가 조직관리에서 매우 중요하다. 물적 자원의 생성과 활용을 통해서 조직의 이윤을 극대화시키고, 구성원의 내적 욕구를 충족시켜 조직의 발전과 삶의 질을 향상시킬 수 있는 기능을 수행하는 세력이 사람이므로 사람을 효율적으로 관리하는 전략으로서의 인사관리가 조직이론의 핵심이라 할 수 있다.

학계에서는 인사관리를 인적 자원관리라고 표현하기도 한다. 미국은 1960년대부터 인사관리와 함께 동일한 의미로 인적 자원관리라는 용어를 사용하기 시작했으며, 1980년대부터는 의료계에도 직원 관리의 중요성이 부각되면서 보건의료 인적 자원관리라는 학술적 용어를 정착시키고 있다. 인사관리 대신 보건의료 인적 자원관리(Healthcare Human Resource Management, HHRM) 용어를 일반화시키고 있는 대표적인 학자로는 Walter. J. Flgnn과 Robert L. Mathis 등이다.

인사관리는 1920년대 미국에서 처음으로 조직관리에 적용되기 시작했으며, 기업환경의 변화에 따라 인사관리의 기능이 변화되었고 지금도 지속적으로 변화를 거듭하고 있다.

1960년대 전후의 인사관리의 주된 대상으로는 직원의 채용 · 배치 · 승진 · 보직순환 · 교육 · 보수 그리고 후생복지 등이었는데 이는 조직의 유지관리 기능을 의미한다. 당시 기업에서는 조직 관리의 대표적 이론인 Taylor의 과학적 관리이론의 적용을 통해서 인사관리를 단지 기업의 형성과 관련된 조직의 보조적 기능으로 분류하였다. 하지만 1970년대 접어들면서 Hawthone의 연구결과와 함께 조직 관리의 주된 대상이 기업의 생산성의 향상에 초점이 맞춰지면서 인사관리의 변화가 발생했다. 단지, 채용 및 배치 등과 같이 조직의 유지 그 자체가 주된 관심이었던 인사관리가 구성원의 내적 측면의 고찰로 그 관심사가 이동되었는데 직원 간의 인간관계, 인사상담, 사기진작, 자기계발, 의사소통 교육 및 훈련 등이 조직의 생산성 향상에 매우 중요한 요소임을 인식함으로써 인사관리의 새로운 변화를 맞게 되었다. 직원들의 심리상태를 파악하여 그들이 추구하는 가치를 조직의 가치와 목표에 부합하게 하는 지속적이고 연속적인 과정으로서의 기술적 체계를 인사관리의 핵심분야로 분류함으로써 인간화된 조직 관리체계를 가져왔다. 이어, 1980년대는 인사관리의 분권화가 촉진되면서 오늘날까지 지속적으로 조직의 생산성 향상을 위한 인사관리의 혁신적인 변화가 모색되고 있다(**그림 5-1**).

위에서 지적한 인사관리의 변화를 참고로 인사관리의 정의를 살펴보면, 인사관리란, "조직구성원의 충원 등을 통해 조직을 유지시키고, 구성원 간의 상호작용과 동기부여를 통해 구성원의 욕구를 충족시킴과 동시에 노사 간 협력을 증진시킴으로써 구성원의 창의성과 자발적 참여를 형성 · 유지시키는 지속적 관리체계"라 할 수 있다.

위에서 내린 정의를 좀 더 구체적으로 설명하기 위해 3가지 영역으로 분류하여 지적하면 다음과 같다.

첫 번째, 조직구성이다. 조직은 인적 자원으로 구성되기 때문에 조직의 형태를 갖추기 위해서는 먼저 모집광고를 통해 자격요건을 갖춘 지원자를 일정한 선발과정을 거쳐 직원으로 채용한다. 채용 후에는 적성검사와 개인의 능력평가 등을 기초로 직무배치가 이루어지고, 다음으로 주기적인 직무평가를 통해 승진 · 강등 · 보수 · 후생복지 등의 결정과 교육 및 훈련 등을 실시하고, 인적 자원이 다른 곳으로 이직하거나 퇴직하지 않도록 조직의 유지기능을 조성한다.

두 번째, 조직구성원의 내적 강화이다. 동기부여 및 상호작용 등의 기술적 관리를 통해 구성원의 욕구가 조직의 목표에 기여할 수 있게 구성원의 내적 강화를 모색한다.

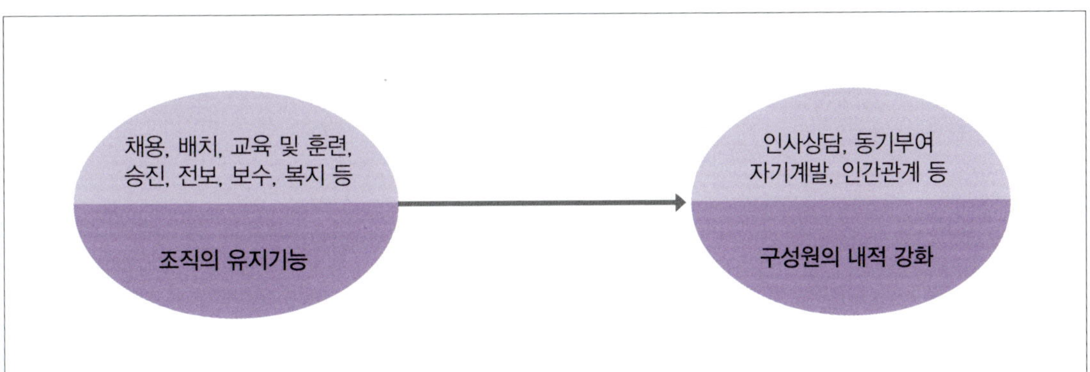

그림 5-1 | **인사관리의 변천**

조직은 단지 한 직원의 역량에 의해서 조직이 형성 · 유지 · 발전되는 것이 아니라 조직의 규모에 따라서 차이는 있지만, 상호작용에 의한 다수의 역량의 결집에 의해 영향을 받는다. 동료, 상사 및 부하직원과의 인간관계 강화를 위한 비공식적 체계구축, 고충 상담을 위한 공식적 체계구축, 개방적이고 민주적인 의사전달 체계 망의 형성 등은 대표적인 상호작용을 위한 인사관리의 대상이다.

상호작용과 함께 동기부여를 통해서 구성원의 사기를 진작시킴으로써 개인의 업무에 대한 만족감을 증가시키고, 업무에 대한 몰입감을 증가시켜 개인의 목표와 조직의 목표를 일치시켜 나가는 과정이 심리적 측면을 고려한 인사행정이다. 개인의 심리상태에 따라서 업무에 대한 접근과 능률이 다르기 때문에 심리상황을 파악하여 이를 생산성과 연관시켜나가는 인사행정의 심리적 접근이 요구된다. 특히, 보수 · 승진 · 비전 등에 있어 부정적인 측면이 존재하는 의료분야에서의 직원의 사기는 낮기 때문에 동기부여에 관한 연구가 인사관리의 핵심이 되어야 한다.

세 번째, 단체협약이다. 근로자를 위한 이익단체는 단체협약을 통해 고용자 측과 근로, 보수, 복지 등과 관련해서 근로자에게 유리한 조정과 협약을 시도하려는 집단적 노력을 시도하는데 이러한 시도를 합법적으로 보장하고, 합리적으로 노사문제를 해결하려는 민주적인 소통문화 등의 조성이 산업화의 진행과 함께 주된 인사관리의 영역이 되고 있다.

최근, 기업은 개성과 창의성을 통해 생산성의 향상을 모색하고 있다. 이러한 개성과 창의성은 인본주의(人本主義)를 바탕으로 하는 인사관리에 의해 구체화되어 실현될 수 있다. 사람을 소중히 하고, 사람의 인격체를 존중하며 그리고 사람이 모든 만사(萬事)의 근본이라는 의식이 없으면, 개인의 잠재의식 속에 있던 무한한 가치, 즉 창의성 등을 이끌어 낼 수 없기 때문에 미래에 의료기관이 발전할 수 있는 전략으로서 사람중심의 인사관리가 강조된다.

2. 인사관리의 필요성

조직을 발전시키기 위해서는 여러 접근방안이 있지만, 조직을 구성하고 있는 요소들의 효율적 관리가 조직의 발전을 위한 현실적인 접근방안이라 할 수 있다. 조직의 관리대상에는 조직을 구성하고 있는 모든 실체가 해당된다. 예를 들면, 건물, 토지, 컴퓨터 등 비품, 현찰, 예금, 특성화된 전문영역의 역량 그리고 구성원의 능력, 경험, 전문성, 몰입도 등이 대표적인 조직의 구성요소로서 이들의 효율적 관리를 통해 조직이 성장 · 유지될 수 있다.

특히, 조직의 내부 핵심을 이루는 세력이 구성원들인데 이들에 대한 관리가 조직관리에서 가장 핵심이다. 부동산인 건물 및 토지를 효율적으로 관리해서 재산을 증식시키는 것, MRI, CT 등을 효과적으로 활용하여 생산성을 향상시키는 것, 동산인 금융자산을 잘 활용하여 이자 수익을 극대화하는 것 등은 모두 구성원의 역할에 달려있으므로 구성원들에 대한 효율적 관리는 의료기관의 성패를 결정짓는 중요 변수가 된다.

무한한 경쟁의 시대에서 우리 조직이 좀 더 앞서나가기 위해서는 여러 측면에서 혁신과 변화를 위한 조직관리가 요구되지만, 무엇보다 환경의 변화에 순응할 수 있는 유능한 경쟁력 있는 인재들을 선발해서 그들의 잠재능력이 최대한 발휘될 수 있는 환경을 조성하는 것 등은 조직의 목표 달성뿐만 아니라 개인의 목표 달성을 위해서도 반드시 필요하다.

'인사(人事)는 만사(萬事)'라는 용어가 인사관리에서 널리 회자되고 있는데 이는 사람관리의 중요성을 적절하게 표현한 것이다. 조직의 형태를 갖추고 있으면, 규모에 관계없이 인사관리는 필수적이다.

작은 조직이라 할지라도 조직의 형태를 유지하고 있다면, 우선 인사관리가 핵심이다. 물론 국가경영이라는 큰 영역에서도 사람관리는 매우 중요하다. 무능력한 사람을 고위직에 발탁하는 경우, 안일무사주의(安逸無事主義)에 젖은 공무원에게 중임을 맡기는 경우 등은 나라의 안위를 위협할 정도의 심각한 결과를 초래할 수 있다.

대기업이나 중소기업에서도 역시 인사관리가 핵심이고, 인사관리의 성공을 통해 경쟁에서 승자가 될 수 있다. 전자기업에서 첨단기술자를 외부로부터 공급받아 적재적소에 배치하고, 주기적인 훈련을 통해 인성 및 적응능력을 배가시킬 뿐 아니라, 적절한 다면적 평가를 통해 만족할 만한 보수와 승진을 보장한다면, 이직을 예방하여 인적 관리의 유지기능이 확고히 보장될 뿐 아니라 근무의 몰입도 등을 상승시켜 기업의 경쟁력이 확보될 수 있음은 최근 여러 기업들의 선례에서 찾을 수 있다.

최근, 인력의 효율적 관리를 통한 경쟁력 향상이 절실히 요구되고 있는 의료분야에도 인적 자원관리가 중요하다. 원무부서에 적합한 직원을 총무부서에 배치하는 경우, 고객서비스부서(CS)에 적합한 직원을 원무부서에 배치하는 경우에는 인적 자원의 배치가 잘못된 경우로서 개인의 능력이나 근무 몰입도 등을 저하시킬 뿐 아니라 환자의 만족도 등을 저하시켜, 결국 조직의 전체에 부정적인 영향을 미침으로써 조직의 경쟁력을 반감시킨다.

항공, 우주, 로봇 전자산업 등에 비견될 정도로 의료산업도 첨단화되고 있으며 특히 우리나라를 비롯해서 자본주의형 의료시장을 유지하고 있는 각국은 첨단시설 및 장비 등에 막대한 투자를 하고 있다. 하지만 이러한 투자된 시설 및 장비를 효율적으로 관리할 수 있는 인적 자원의 확보 및 관리가 어렵다는 것은 아직도 인적 자원 관리에 대한 관심이 부족하다는 것을 의미한다. 따라서 첨단시설 및 장비를 통해 의료기관의 효율성을 증가시키기 위해서는 먼저 우수한 양질의 인력을 확보하여 조직 내·외의 환경조건에 적응시켜나가는 과정이 선결되어야 한다.

1980년대 이후, 대기업이 의료산업에 진출하면서 병원의 대형화가 빠르게 확산되었고, 이 과정에서 의료의 첨단장비 및 시설 등의 투자가 이루어졌으나, 이를 관리하고 모니터링할 수 있는 인적 자원의 확보가 이루어지지 못한 점은 경영전략의 오류라 할 수 있는데 이는 의료산업의 첨단화를 뒷받침하면서 동시에 경영의 효율성을 극대화하기 위한 인적 자원의 관리가 우선순위임을 일깨워주는 사례이다.

새로운 치료법이 등장하면 동시에 새로운 장비가 개발되므로 이를 잘 활용하고 관리할 수 있는 양질의 우수한 인적 자원의 관리가 필요한 만큼, 인적 자원의 관리는 새로운 환경을 반영하면서 지속적인 변환과정을 통해 보건의료전략의 핵심으로 분류되어야 한다.

현재, 우리나라의 의료기관의 조직관리가 '고비용 저효율' 형태로 이루어져 있다. 병원의 구조가 인건비가 많이 소요되는 노동집약적인 형태임에도 불구하고, 아쉽게도 전문적인 시스템에 의한 인력의 효율적 관리가 유지되지 못해서 발생하는 문제라 할 수 있다. 하지만 효율적인 인사관리를 통해서 적정한 인적 자원의 배분 및 관리가 이루어진다면, 이러한 문제는 해결될 수 있다. 병원 적자의 대부분이 인건비의 과다지출임을 상기할 때 직무분석 등을 통한 조직분석을 통해 효율적인 인적 자원의 관리가 의료산업 전반에 적용되고 확산되어야 함은 재론의 여지가 없다.

3. 인사관리의 목적

조직의 내적 자원인 구성원의 효율적 관리를 위한 인사관리의 주된 목적을 아래에서 열거하고자 한다.

1) 목표조정

조직이 유지되고 성장하기 위해서는 목표를 필요로 하며, 이러한 목표를 통해 조직의 존재 및 가치를 인정받을 수 있다. 의료기관 역시 목표설정이 필요한데 의료기관의 고용자와 의료인력은 동일한 공간 속에 존재하지만, 양자 사이에는 지향하는 목표가 다르다. 대체로 고용자는 수익을 창출하기 위한 생산성을 목표로 설정하고, 의료인력은 보수 인상 등 경제적인 욕구충족을 목표로 설정한다. 그러므로 상황에 따라서는 양측의 목표가 상충되는 경우가 발생하여 조직의 발전을 저해할 수 있는데 이런 경우에 양자의 목표를 조직의 목표에 일치시키면서 동시에 양자의 목표를 조정하는 것이 인사관리이다.

2) 생산성의 향상

비영리단체인 종교단체 등을 제외하고는 조직을 운영하는 고용자는 이익창출이 주된 관심사이다. 이러한 관심사는 사회적 · 경제적으로 지탄받는 대상이 아니라, 당연히 조직 관리자로서 추구해야 할 이념이며 가치이다.

의료기관 역시 생산성 향상에 의한 이익 창출이 조직의 존립 자체를 결정하므로 생산성이 고용자의 주된 관심의 대상이다. 의료시설 및 장비, 의료정보, 의료인력 등을 적정하게 생산과정에 투입했음에도 불구하고, 소기의 산출을 얻을 수 없다면 생산적 관리라 할 수 없다. 이러한 현상은 여러 요인에 의해서 발생하지만, 특히 인적 자원의 비효율적인 관리가 발생했을 경우, 산출의 손실이 발생한다.

의료기관은 다른 조직에 비해서 노동집약적이어서 생산과정에서 인적 자원의 낭비가 발생할 가능성이 높다. 이를 예방하는 차원에서 적재적소(適材適所)의 원칙에 따라 직무배치가 이루어진다면, 인력의 활용가치가 증가하고, 이에 따라 시너지적 효과도 기대할 수 있어 의료기관이 원하는 이상의 산출이 발생하여 수익의 증가를 가져올 수 있다.

3) 욕구충족

의료인력이 갖는 욕구는 다음과 같은 경우에 발생한다. 하나는 근무 수행 과정에서 나타난다. 과도한 업무의 양, 동료 및 상사 간의 사무적 · 인간적인 마찰과 갈등, 개인 및 부처 간의 협조체계의 부족, 실적평가 및 인사에 대한 불만 그리고 열악한 근무환경 등이다.

다른 하나는, 의료인력이 채용과정을 거친 후 의료기관에서 근무하는 동기는 다양하지만 대체로 적정한 보수, 자신의 존재가치에 대한 인식, 사회적인 성취 그리고 자기계발 및 자아실현 등일 것이다. 그러나 이러한 동기가 만족상태에 이르지 못하면, 곧 욕구로 표출된다.

위에서 지적한 욕구가 적정 시점에서 적절하게 충족되지 못하면, 고용자가 추구하는 생산성과 충돌하여 조직의 경쟁력을 저하시키므로 인사관리에 의해 의료인력의 욕구가 선제적으로 충족되어야 한다.

고용자가 그의 욕구충족에만 집착한다면, 의료인력의 욕구충족이 등한시되거나 과소평가 될 수 있고, 반대로 의료인력의 욕구가 지나치게 강조된다면, 고용자의 욕구가 과소평가 되어 양측의 욕구가 상충될 가능성이 크다. 따라서 고용자, 관리자, 직원들 모두를 조직에 적응시켜 그들의 욕구를 조정하고 업무로부터 발생되는 욕구를 사전에 차단하거나 해결하려는 인적 자원의 효율적 관리가 필요하다.

최근, 중소규모의 의료기관은 인건비 절감 등을 위해 비정규직 채용을 늘리고 있는 게 현실이다. 비정규직은 언제라도 계약이 종료되면, 일터에서 퇴직해야 하므로 일하고 싶은 욕구, 원하는 부서에서 근무하고 싶은 욕구, 일한 만큼 적정보수를 받고 싶은 경제적 욕구 등이 등한시되고 있다. 생산연령에 도달한 사람들은 노동력 제공에 대한 경제적 욕구를 통해 인간으로서의 삶을 추구할 수 있는 권리가 보장되어야 하는데 이러한 보장은 인사관리의 새로운 유형의 한 영역이라 할 수 있다.

정규직원 역시 일반 기업에 비해서 적정한 경제적 대우를 제공받지 못하고 있으며, 의사중심의 문화 속에서 인간적인 대우 또한 소홀히 취급되고 있음이 의료계의 현실이다. 그러므로 적정한 경제적 처우는 물론, 직원의 인간성 회복을 위한 욕구충족이 인사관리의 새로운 관리대상이 될 때 의료기관의 사회적 공헌과 기여가 지역사회로부터 인정받게 될 것이다.

4) 사회적 책임

오늘날, 조직과 사회체계를 하나로 결합시켜 조직의 사회적 책임을 강조하면서 동반성장을 추구하는 추세이므로 인사관리에서 조직의 사회적 책임을 중요하게 다루는 추세이다. 그동안, 우리 사회는 아래에서 지적하는 정실주의 및 엽관주의 배제, 학벌 및 지역연고주의 배제 그리고 성별 및 장애인 고용촉진 등을 인사관리의 중요한 사회적 책임으로 규정지어 왔다.

첫 번째, 정실주의(情實主義) 및 엽관주의(獵官主義)는 20세기 이전, 미국과 영국에서 활용된 분배식 인사제도로서 채용과정이 금전거래 및 주관적인 감정 등에 의해 이루어짐으로써 조직의 기강해이, 행정능률의 저하 등이 발생하여 당시 인사의 공정성이 사회적 책임으로 강조되었고, 이를 계기로 오늘날의 영미(英美)의 공정한 인사관리체계가 구축되었다.

과거 우리나라의 인력채용이 초기의 영미의 경우처럼 정실과 엽관에 의존하는 측면도 있었지만, 2000년대 이후, 민주주의 성숙으로 인한 점진적인 사회체계의 투명성으로 인하여 정실주의 배제 등 공정한 인사관리가 주된 사회적 책임으로 강조되고 있다. 하지만 아직은 만족할 만한 수준은 아니어서 보다 관심이 집중되어야 한다.

두 번째, 학벌과 지역 연고는 파당(派黨)을 형성하여 조직의 와해, 불분명한 행정 책임, 미래지향성의 배제 그리고 개인 능력을 배제함으로써 조직의 미래보다는 과거에 집착하게 하므로 이에 대한 배제가 사회적 책임이 되어야 하는데 우리나라의 공조직의 인사관리는 전통적으로 학벌과 지역 연고가 지배하였고, 이에 대한 병폐가 극심하여 최근 인사행정의 사회적 책임이 그 어느 때보다도 강조되고 있다.

의료기관 역시 특정 전문대를 중심으로 편파적인 채용과정과 인사관리가 이루어지고 있다. 하지만 최근 국공립대 병원이 공영화가 되면서 공기업에 적합한 인사행정이 도입되고 있으며, 채용과정의 투명성과 함께 점진적으로 실적 중심의 인사행정이 촉진되고 있는데 이는 중소병원의 인사관리에도 영향을 미칠 것으로 기대된다.

세 번째, 남녀고용 평등을 들 수 있는데, 미국 등 우리나라의 의료기관은 70%

이상이 여성 인력으로 구성되어 있어, 양적 측면보다는 질적 측면에서 여성의 고용 확대를 사회적 책임으로 규정해야 한다. 예를 들어, 중소병원의 경우, 남성의 비율이 여성의 비율보다 상대적으로 낮음에도 불구하고, 관리자 계층은 남성 중심이어서 고용 평등과 함께 남녀 간의 임금 격차가 인사관리의 중요한 논쟁으로 대두되고 있다.

직급별 · 직능별 급여에서 남성이 여성에 비해 보수체계가 유리하게 적용되고 있는데 이를 고려하여 정부는 인사행정의 한 개혁으로서 2017년 '남녀고용평등법'을 제정하여 임금, 승진 등에 있어 남녀 간 차별을 금지하고 있지만 그 실효성에 대한 의구심이 제기되고 있다. 하지만 여성의 사회진출의 확대로 인한 정치적 · 사회적인 세력화는 채용승진, 보수, 교육훈련 등에 적지 않은 영향을 미칠 것으로 예상되므로 양성평등이란 관점에서 인사관리의 획기적인 변화가 기대된다.

네 번째, 장애우 등 고용촉진이다. 선진 각국은 신체적인 활동이 어려운 장애우의 고용이 인사관리에서 중요하게 다루어지고 있다. 미국은 1990년 '장애인 고용법'(American with Disabilities Act, ADA)을 제정하여, 직무수행이 가능한 장애인의 차별을 금지하였고, 노동의 기회를 제공할 수 있도록 고용자에게 강제함으로써 미국의 대부분의 주에서 특수한 직무를 제외하고는 모든 직장에서 장애우의 공정한 채용을 인사관리의 원칙으로 한다.

우리나라는 2017년, '장애우고용촉진법'을 제정하여 채용 · 배치 · 보수 · 승진 · 전보 · 교육훈련 등에 있어 장애우의 차별을 금지하였으며, 특수한 직을 제외하고는 장애우를 일정 비율 채용할 것을 의무화함으로써 장애우를 배려한 인사관리가 이루어질 수 있는 계기가 마련되고 있어 향후 이에 대한 모니터링이 요구된다.

이외에도 선진국에서는 성적취향과 종교적인 신념 등으로 인한 불공정한 채용이 이슈가 되고 있다. 우리나라에서도 이슈가 될 수 있는 가능성이 앞으로 충분히 있으므로 이에 대한 주의 깊은 관찰이 요구되며, 차별화를 미연에 예방할 수 있는 사회적 책임을 인사관리의 핵심 관리대상으로 설정해야 할 것이다.

4. 인사관리자의 역할

인사관리자는 직원의 채용에서부터 퇴직에 이르기까지 인사과정의 전반에 걸쳐 중요한 의사결정을 하는 핵심인물이므로 아래와 같은 인사관리체계를 구축하는 데 역량을 모아야 한다.

1) 인적 자원관리와 Web구축

최근, 병원은 경영악화로 인하여 인건비 절감을 통해 수익을 올리려고 한다. 인건비절감은 대체로 기존의 직원을 해고하거나 채용을 하지 않고 다운사이징(down sizing)을 통해 이루어진다. 하지만 조직이 유지·관리되기 위해서는 기본적인 인적 자원이 소요되기 때문에 인건비 절감에 대한 한계가 있을 수밖에 없다. 따라서 웹개발과 구축을 통해 의료기관의 인건비를 효율적으로 절감시킴으로써 '저비용 고효율성'을 달성할 수 있도록 인사담당자의 역량이 집중되어야 한다. 미국의 HP(Hewlett Packert)사는 웹(web)을 이용한 인사관리체계를 구축함으로써 인사관리에 소요되는 인건비의 절감을 통해 인사관리의 효율성을 높인 대표적인 기업이다. 유능한 지원자의 선택권을 강화시키기 위해서 직원의 채용정보가 웹사이트를 통해 항상 제공되고 또한, 직원의 경력이 웹사이트를 이용해 스스로 관리되며 관리자는 웹사이트의 정보를 점검하는 과정을 통해 수시로 피드백을 함으로써 이 회사의 인사관리의 효율성을 높이고 있다.

병원에서도 웹을 이용해 보건인력의 풀(pool)제도를 개발·활용함으로써 언제든 필요하면 적절한 자원을 획득하여 인사관리의 문제를 극복할 수 있다. 또한 웹을 이용해 다양한 교육내용을 개발하여 제공한다면, 직원은 필요한 내용만을 취사선택할 수 있고, 여가시간 등을 활용해 이를 익힐 수 있어 적은 비용으로 교육 및 훈련의 효과를 극대화시킬 수 있기 때문에 이에 대한 관심이 요구된다.

2) 근무유형의 차별화

디지털시대에 접어들면서 근무환경도 이에 맞춰 변하고 있는데 인사담당자는 근무유형의 차별화를 위한 인사관리체계의 구축을 통해서 직원의 근무만족도를 증가시켜야 한다. 미국의 일부 대기업은 재택근무를 통해 근로 의욕을 높이고 있는데 특히, 대표적인 통신업체인 AT&T는 재택근무의 장려를 통해 직원의 근로 의욕을 향상시키는 데 주력하고 있다.

의료기관 역시 업무의 특성상 재택근무를 위한 인사관리체계 구축이 가능하다.

가정에서 환자가 원하는 의료서비스를 접할 수 있는 원격진료는 환자의 내원을 전제하지 않기 때문에 특정한 의료행위에 한해서 재택근무가 가능하다. 예를 들어, 가정간호사가 특정 질환의 케어를 위해 매일 병원에 출근하지 않고, 간단한 장비를 소지하고, 환자의 집을 방문하는 것은 재택근무의 한 유형이라 할 수 있다.

병원에 전자행정이 보급되어, 환자의 정보 생성 및 관리가 시공(時空)에 관계없이 전자시스템에 의해서 처리되므로 보험청구 등 일부 원무과 직원의 경우, 재택근무가 가능하다. 재택근무 이외에도 최근, 기업에서 탄력근무제가 실시되고 있다. 여성의 고용비율이 높은 의료기관의 특성을 감안하면, 탄력근무제는 기업에서 보다 의료기관에 보다 적합하다.

IMF 이후, 우리나라의 기업은 직원의 대량 해고와 함께 정규직을 줄이고, 비정규직을 늘려왔다. IMF 이전에는 비정규직이라는 용어 자체가 생소했으나, 이제는 대기업은 물론 중소기업에서도 일반적으로 비정규직을 활용하고 있다. 병원에서도 비정규직을 활용하고 있으나 정규직과 동일한 조건에서 근무하면서 낮은 급여와 복지후생 등으로 인하여 비정규직의 인시관리에 대한 불만이 사회적 · 정치적으로 확산되고 있다. 이런 점을 감안하면, 기혼 여성을 대상으로 비정규직의 재택근무 및 탄력근무의 활용에 대한 연구가 필요한 시점이다.

3) 인간관계 형성

인사관리자는 직원과의 지속적이고 유기적인 인간관계를 유지하면서, 직원과의 친숙한 관계를 형성해야 한다. 직원의 작업환경 및 조건, 복지후생, 급여 등에 관한 불만을 사전에 파악하여 이를 조정 및 해결해 줌으로써 작업에 대한 동기부여를 제공하고, 조직목표에 몰입하게 할 수 있는 역할수행은 직원과의 인간관계에서 비롯된다. 인간관계는 다양한 요인에 의해서 형성되지만, 대표적으로 아래와 같은 대화 및 비공식적 조직에 의해 용이하게 인간관계가 형성된다.

(1) 대화

인사관리자는 사적 · 공적인 경우를 불문하고 함께 공유할 수 있는 생각과 감정을 가지고 직원과 자유롭게 대화함으로써 인간적인 관계를 형성할 수 있는 계기를 마련해야 한다. 예를 들어, 가족에 관한 대화, 과거의 상호 애경사(哀慶事)에 관한 삶의 대화 그리고 직무와 관련된 문제점, 개선점 등을 터놓고 이야기하는 것은 직원과의 인간적인 관계를 촉진시킨다. 직원의 마음을 움직이게 하는 것, 이것은 바로 조직의 목표를 달성하기 위한 시작이다. 인사관리자는 직원의 심리적 상태를 파악하여 마음을 움직이게 하는 다양한 방법을 찾아야 한다.

직원과의 인간적인 대화는 직원에게 지지 세력을 확인시켜 주는 계기가 되며, 자신을 돌봐주고 있다는 믿음과 신념을 갖게 한다. 진정한 대화는 조직과 직원을 하나로 결속시키는 계기가 된다. 특히, 대형 의료기관의 경우에 일반 조직에 비해서 인사관리자의 권위주의가 조직을 지배해왔다. 권위주의는 직원과의 대화를 단절시킴으로써 친숙한 인간적인 관계 형성을 어렵게 만들어, 조직을 분열시키고 와해시키는 가장 위험한 요인으로서 그동안 인사행정에서 지적되어 왔으므로 인간관계 형성을 모색하기 전에 탈권위주의가 먼저 이루어져야 한다.

(2) 비공식적 조직

비공식적 조직을 통해 인간관계가 용이하게 형성된다. 조직의 생산성 향상과 관련해서 1950년대 이후, 비공식적 조직과 생산성과의 관계가 인간관계학파에 의해서 연구되었는데 비공식적 조직이 생산성 향상에 크게 기여한 것으로 밝혀졌다.

조직 안에 존재하는 동창회, 향우회 등을 중심으로 회원 간의 원만한 대화 및 활발한 상호 교류 등이 이루어지면, 회원의 업무에 대한 열정과 사기가 향상되어 직무의 몰입을 가져온다는 연구결과에 주목해야 한다. 과거 우리는 조직 내의 비공식적 조직을 소모적인 패거리 집단으로 규정지으면서 부정적인 관점으로 접했으나, 디지털 문화의 형성과 함께 SNS가 확산되면서 조직 내 각종 동우회가 형성되고 활발한 활동이 이루어지면서 긍정적 측면이 크게 부각되고 있다.

따라서 인사관리자는 각종 동우회를 생성시켜 이를 직원과 연결시키는 가교 역할을 수행해야 한다. 육체적인 에너지가 소요되는 등산, 사이클과 같은 동우회는 업무에서 오는 각종 스트레스를 해소할 뿐 아니라, 친숙한 인간적인 대화를 촉진시킬 수 있는 수단이다. 또한 독서를 비롯한 각종 지적모임 등은 직무의 전문성을 높이는 효과적인 수단이라는 점에서 육성과 관리가 요구된다.

의료기관에서 직원의 마음을 움직이게 하는 것은 현실적으로 어려울 수 있다. 열악한 근무환경, 낮은 급여 및 사회적 평판, 신분보장의 불안정, 현실과 동떨어진 복리후생 등 구조적인 문제점을 감안하면, 직원의 마음을 움직이는 것은 어려울 수 있다. 하지만 대화 및 비공식적 조직의 활성화를 위한 '사람 중심의 인사관리체계'를 구축함으로써 직원의 마음을 움직일 수 있다. 21세기에 돋보이는 인사관리 책임자가 되길 원한다면, 직원을 마음 속에 담는 따뜻한 그릇이 되어야 한다.

4) 잠재력의 발견

조직발전은 인적 자원에 의해서 결정되므로 미래지향적이고 역동적인 핵심역량을 갖춘 인재를 발견하고, 이를 관리 · 성장시킬 수 있는 인사담당자의 인재 발굴 역량이 필수이다. 특히, 외부에 아직 노출되지 않은 조직 내의 보건의료인력의 내적 잠재능력을 파악하고 이를 이끌어 내어 조직발전에 적극 활용할 수 있는 인사관리가 필요하다.

값진 보석을 찾는 것과 같이 직원의 잠재능력을 찾아 이를 생산성에 연결시킬 수 있는 인사관리는 다른 기관과의 차별화를 모색할 수 있는 뚜렷한 전략이기도 하다. 잠재성은 미래를 이끌 수 있는 소중한 지적 능력으로서 장기적인 측면에서 인적 자원의 질을 향상시켜 조직을 미래지향적으로 견인하는 데 필요하다.

5. 보건의료조직의 특성과 인사관리

우리 사회에는 다양한 유형의 조직이 활동하며 존재한다. 각 조직은 특성이 존재하고 그 특성에 맞는 인사행정을 통해 조직관리가 이루어지며, 조직의 특성은 조직이 갖는 정체성을 규정할 뿐 아니라 조직이 갖는 구조적인 문제점의 해결을 제시하고, 발전적 방향 등을 결정한다. 따라서 병원의 미래지향적인 발전적 방안을 찾기 위해서는 일반 조직의 특성과는 본질적으로 다른 아래와 같은 병원조직의 특성을 기초로 이에 적합한 특성화된 인사관리가 요구된다.

1) 이질적 직업군

병원조직은 일반 조직과는 달리 다양한 유형의 인력으로 구성되어 있다. 의사, 행정인력, 간호사, 임상병리사, 물리치료사, 심리학자, 음향치료사, 언어치료사, 상담사, 영양사, 사회복지사 등 다양한 인력이 모여 각자 다른 영역에서 직무를 수행하는 이질적 직업군으로 의료기관은 형성된다. 이들은 박사에서 고졸에 이르기까지 학력 간 편차가 심할 뿐 아니라 직무에 대한 기대치, 직업의식, 업무의 동기 요인, 조직의 귀속성 등이 다르므로 채용 · 보수 · 승진 · 훈련 등에 있어 차별화가 나타난다. 따라서 각 영역별 직무분석을 통해 적절한 인사관리의 차별화를 모색하는 것이 병원 인사관리의 과제이다.

2) 노동집약성

산업혁명 이전에는 기술이 확보되지 못하여 산업현장에서 오직 노동을 통해 생산이 이루어졌으나 산업혁명 이후, 기술축적이 가능해짐으로써 생산 활동이 노동중심에서 기술 중심으로 변하였다.

오늘날, 거의 모든 산업장에서는 자동화된 기술에 의해 생산이 이루어지고 있어, 효율적인 인적 자원관리가 가능해졌다. 그럼에도 불구하고, 의료분야에는 의료행위 과정에 기술적용의 한계가 존재하여 노동력의 투입이 보다 요구되는데 결국 노동 중심은 고용의 확대를 가져와 과다한 인건비가 지출되므로 인사관리를 통해 적정 규모의 채용과 효율적인 인력배치 및 활용 그리고 인건비 축소에 관심을 가져야 한다.

3) 진료와 행정의 일원화

의사의 주도적인 역할에 의해서 생산관리가 이루어지고, 조직관리 또한 통제되면서 진료와 행정의 일원화 현상이 뚜렷하다. 이로 인해 치료 분야가 아님에도 불구하고 의사가 고위 행정 관리직을 독점하는 인사관리가 이루어져 행정의 전문성을 살리기가 어렵기 때문에 진료와 행정을 분리하여 전문 행정인력을 육성하거나 발탁하여 고위관리직으로 임용하는 인사관리의 획기적인 변화가 요구된다.

1980년대 이후, 미국의 일부 대학병원은 원장 및 행정 고위직을 외부에서 경영을 전공한 자, 또는 내부의 전문성을 지닌 직원으로 충당함으로써 진료와 행정을 분리하는 혁신적인 인사제도를 단행했는데 이는 환자를 더 유치하고, 환자의 치료 만족도를 높이기 위해서는 홍보마케팅을 비롯한 관리기법 등이 병원에도 적용되어야 생존할 수 있다는 인식이 반영된 결과로서 병원의 대형화가 진행되고 있는 우리에게 주는 시사점이라 할 수 있다.

4) 상호의존성

일반 조직에 비해 병원은 업무의 상호의존성이 밀접하다. 의료행위는 한 사람에 의해서 이루어지기 보다는 의료인력의 협업(協業)에 의해 이루어진다. 질환의 정도가 심할 경우, 의사는 물론 간호사 그리고 여러 관련된 직원의 협업이 보다 요구된다. 이러한 상호의존성은 각자의 직무가 환자에게 매우 중요하다는 것을 의미하므로 의사중심의 인사관리와 함께 직원 중심의 인사관리도 함께 이루어져야 한다.

5) 이직률의 증가

직원이 일단 채용되면, 직원에게 심리적 · 경제적인 만족감을 제공하여 조직의 목표를 달성할 수 있는 능률을 최대한 이끌어 내는 것이 효율적인 인사관리이다. 아무리 능력 있는 훌륭한 인재를 채용했어도 이후 부적절한 인사관리가 이루어지면, 근무조건이 좋은 다른 곳으로 이직하므로 결국 조직의 경쟁력은 상실된다. 특히 간호사의 경우, 기피업종으로 분류될 정도로 열악한 근무환경 등으로 인하여 근무만족도가 낮고, 이직률이 높으며 행정직원의 이직률 또한 매우 높다. 의사 중심의 병원조직에서 간호사를 포함한 행정직원이 조직의 귀속감을 가지고 능력을 발휘할 수 있는 인사관리의 구조적 어려움이 의료기관에 존재하고 있음을 알 수 있다.

Jackson 등은 병원의 고용자와 간호사 및 행정직원 간의 갈등이 좀처럼 해결되지 않은 가운데 미국의 보건의료인력의 이직이 지난 10여 년 동안 다른 조직에 비해 2배 이상 증가했다고 주장하고 있으며, 앞으로 의료시장에서 인적 자원의 수요 규모는 크게 증가할 것으로 예측되므로 인적 자원의 적정한 채용 및 유지관리가 인사행정의 핵심과제가 될 것이라고 주장하고 있다. 사실, 우리나라도 미국의 경우와 크게 다를 바 없다. 보건의료인력들이 미래가 보다 보장되는 좋은 직업을 찾아서 이직하는 현상이 뚜렷이 나타나고 있다. 이러한 변화는 지속적으로 이어질 것으로 예측되고 있어 의료기관의 인사관리에 상당한 영향을 미치리라 예상된다.

6. 병원인사관리의 나아갈 방향

무한한 경쟁을 예고하는 의료시장에서 인적 자원의 활용가치에 대한 극대화를 통해 의료조직의 유연한 변화를 모색하지 않으면, 경쟁의 우위를 점할 수 없으므로 아래와 같은 미래지향적이고 혁신적인 인사관리의 방향 설정이 요구된다.

1) 인사부서의 가치 창출

직원의 채용과 교육 및 훈련 등은 인사부서의 수동적 기능이므로 이를 통해 외부의 환경변화에 적극 대처하기란 한계가 있다. 외부변화에 능동적으로 대응하기 위해서는 인사부서를 중심으로 가치 창출을 위한 조직관리가 필요하다. 그동안 의료기관은 가치 창출을 위한 전문 인력의 부족과 후진적인 인사관리로 인해 자원 획득에만 관심을 기울였던 게 사실이다. IMF 이전까지는 사실 기업에서도 인사관리에 의한 가치 창출에는 관심이 없었다. 자원은 물, 공기를 제외하고는 한계가 존재한다. 이러한 한계를 극복하기 위해서는 획득한 자원을 가지고 이를 보다 나은 가치로 전환시킬 수 있는 인사시스템 구축이 필요하다.

획득한 자원을 활용하여 가치로 창출하지 않으면, 자원은 단지 조직 속에 존재하는 개체일 뿐, 의료기관의 생산성을 향상시키는 데 기여할 수 없다. 존재로서 머무르고 있는 자원은 조직의 자산이 될 수는 있으나 조직의 핵심역량이 될 수 없다.

무한 경쟁 속에서 의료기관이 발전하기 위해서 획득한 자원이 환경과의 적응 속에서 시너지 효과를 가져올 수 있는 보다 나은 가치로 전환될 때 획득한 자원은 비로소 변화에 능동적으로 대응할 수 있는 조직의 핵심역량이 된다. 새로운 환경에 요구되는 인사관리는 자산의 관리와 가치창출을 분리하는 것이 아닌, 동일한 개념으로 이해한다.

2) 고객 중심의 사고전환

고객 중심의 인사관리는 다음과 같이 내부고객과 외부고객으로 분류하여 설명할 수 있다.

첫 번째, 내부고객은 다양한데, 이사장, 원장, 원무부장, 의무기록실장, 직원 등 직급 및 직능에 따라 부서의 상하 간 모두가 고객이 된다. 환자를 고객으로 여기는 인식은 내부적인 인사관리에 의해서 비롯된다. 직원의 자율성 부여 및 자기 책임의 강화, 상하 간의 계층별 또는 부서 간의 원만한 의사 교환과 인간관계를 형성하는 작업 분위기 조성 그리고 상사가 부하를 고객으로 대하고, 동료직원을 상호고객으로 대하는 교육 및 훈련의 실시 및 강화는 고객 중심의 내부적 인사관리이다.

두 번째, 외부고객은 환자나 그 가족을 의미하며 병원의 주된 수입원이므로 고객 중심의 맞춤형 서비스가 제공되어야 한다. 의료서비스의 양 또는 질을 사전에 예측하여 이에 대비할 수 있는 대응능력, 경쟁 의료기관의 경영분석 탐색과 이에 대한 전략적 대응능력, 지역사회와의 유대관계를 통한 조직의 이미지 제고와 협조체계 강화를 위한 대외능력, 그리고 의료서비스 욕구를 생산과정에 반영할 수 있는 생산 공정(工程) 능력 등을 향상시킬 수 있는 인적 자원의 확보 및 유지 등은 외부고객을 위한 인사관리이다.

외부고객은 외부에 있으므로 욕구를 파악하기가 내부에 있는 직원에 비해 어렵기 때문에 유기적으로 외부와의 접촉을 통해 외부의 욕구를 적시에 정확히 파악할 수 있는 인적 자원의 활용이 필요한데 이에 대한 연구가 필요하다. 최근, Jonhs Hopkins 등 미국의 대학병원에서 환자의 직원 및 병원에 관한 만족도에 관한 평가시스템을 개발하여, 그 평가결과를 직원에게 환류시킴으로써 환자와의 이해 및 접근도를 높이고, 환자의 욕구를 적시에 파악함으로써 내부와 외부와의 접촉에 의한 효율적인 관리효과를 거두고 있다. 직원의 마음이 변하면, 고객의 마음이 변하고, 직원의 습관이 변하면, 고객의 습관이 변한다는 것이 Johns Hopkins 병원이 지향하는 고객 중심의 인사관리이다.

3) 문화 조성

문화란 조직구성원이 갖는 가치관, 행동 양식, 사고방식 그리고 신념 등을 말한다. 조직은 문화를 통해 그 특성을 규정지음으로써 다른 조직과의 차별화를 나타내고 정체성을 갖는다.

만약, 조직이 문화를 가지고 있지 않다면 경쟁에서 차별화를 가질 수 없고, 결국 경쟁에서 승자가 될 수 없다. 구글, 벤츠 등이 세계적 기업으로 성장할 수 있었던 것은 최고 기업에 걸 맞는 가치관, 신념, 행위 양식 등의 문화적 특성을 지녔기 때문이다. 세계적 기업들이 각자 환경의 변화를 반영한 문화 조성에 심혈을 기울이고 있음은 조직 관리에 있어서 문화의 중요성의 단면을 보여주는 것이다. 문화는 존재하면서 동시에 변화를 거듭하므로 관리자는 구성원과 함께 환경의 변화를 적시에 반영할 수 있는 문화를 조성할 수 있는 유연한 인사관리체계를 구축해야 한다.

경제 흐름 및 유행의 변화와 함께 소비성향이 바뀌고, 소비계층의 이동이 나타난다면, 과거의 조직문화를 변화에 맞게 새롭게 조성해 가는 것이 소비자 욕구를 반영한 인사관리이다. 변화에 대한 적극적인 수용을 통해서 문화는 새롭게 형성되므로 조직관리자는 물론 구성원 모두가 내 · 외의 환경변화를 받아들일 수 있는 유연한 수용 능력을 키워나가는 인사관리가 이루어질 때 조직의 경쟁력이 확보된다.

병원은 그동안 문화가 생산적인 수단임을 간과해 왔다. 병원은 환자가 찾아오는 조직이므로 문화가 무형의 마케팅에 해당된다는 사실에 흥미를 갖지 못했고, 문화 조성은 단지 고용자의 몫으로 인식되었기 때문에 의료기관의 문화적 특성은 위계적이고 보수적이면서 폐쇄적인 측면으로 이해되었다. 하지만 의료기관도 이제는 무한경쟁을 거쳐야 살아남을 수 있다. 과거의 보수적인 문화 속에서 더 이상 병원은 성장할 수 없게 되었다. 원장, 직원 모두가 변화에 순응하는 미래지향적인 병원문화를 조성한다면, 다음과 같은 긍정적인 효과를 기대할 수 있다.

첫 번째, 직원의 목표를 조직의 목표에 일치시키면서 동시에 조직과 직원을 하나로 엮어 강한 결속력을 가져온다.

두 번째, 조직이 앞으로 나아가야 할 방향과 청사진을 제시하면서 앞을 향해 나갈 수 있는 원동력을 제시한다.

세 번째, 조직에 활력을 불어 넣어주는 정신적인 힘을 제공한다. 조직이 생동감을 느끼면서 활력을 갖는 것은 문화의 힘 때문이다. 본격적인 경쟁체제로 접어드는 의료분야에서 할 수 있다는 신념, 의지는 바로 문화의 힘에서 비롯된다.

II. 직무분석

1. 직무분석이란?

직무분석을 통해 신규직원의 채용 · 승진 · 교육 및 훈련 · 배치전환 · 보수 그리고 보건안전 등이 이루어지므로 직무분석은 인사관리의 핵심기능이라 할 수 있는데 의료기관의 관리자는 조직의 인적 자원의 효율적 관리를 위해 직무분석에 관심을 가져야 한다.

직무(job)는 과업(task), 의무(duty), 책임(responsibility)으로 구성된다. 간호사의 직무는 환자에게 주사를 놓는 행위, 각종 수술 보조 행위, 환자와의 상담 등과 같이 의무와 책임이 따르는 여러 과업으로 구성되어 있으며, 이러한 과업이 모여 간호사의 직무를 이룬다. 일반 조직과 마찬가지로 의료기관도 역시 각자 할당된 직원들의 직무수행을 통해서 조직관리가 이루어지고, 직무수행의 성공 여부에 따라서 의료기관의 성패 여부가 결정되므로 직무분석의 중요성은 아무리 강조해도 지나침이 없다.

지금까지 학자들의 배경에 따라서 직무분석의 정의를 다양하게 규정하고 있으나 일반적으로 "직무의 범위, 내용, 목적, 이행절차, 관련부서와의 관계, 육체적 · 정신적인 강도, 난이도, 자격요건, 숙련도, 물리적 환경 그리고 고용조건 등을 체계적으로 파악하는 기술적 수단"으로 정의한다. 앞으로 기술과 지식의 다변화로 인해서 직무의 본질이 크게 변화될 수 있으므로 직무분석의 정의는 환경의 변화에 따라 유연하게 규정되어야 할 것이고, 직무분석의 기능, 목적, 역할 그리고 분석방법 등도 변화를 반영하여 신축성 있게 변화를 거듭해야만 직무분석이 효율적인 인사관리체계에 기여하게 될 것이다.

2. 직무분석의 과정

직무분석은 아래에서 지적하고 있는 직무기술서와 직무명세서를 통해 구체화된다.

직무분석의 시작은 직무기술서이다. 직무분석의 목표 및 방법, 직무와 관련된 서

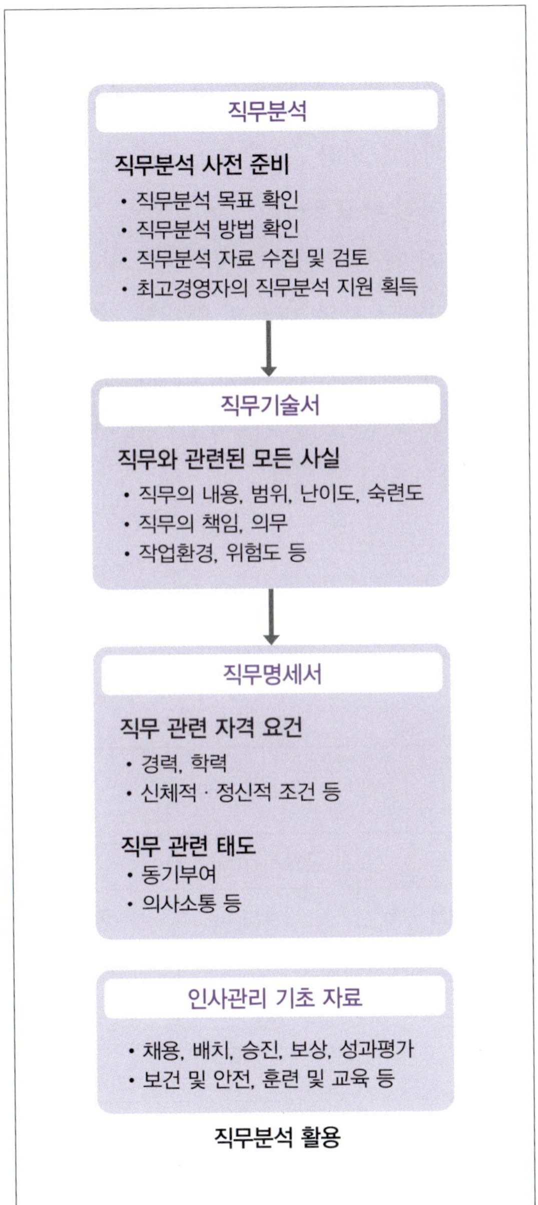

그림 5-2 | 직무분석 과정

류 검토, 직무분석과 관련된 기초자료 수집 등이 직무기술서가 작성되기 전에 이루어진다. 이를 기초로 직무기술서가 이루어지고, 이어 완성된 직무기술서를 기초로 직무명세서가 이루어진다(**그림 5-2**).

1) 직무기술서

직무분석의 첫 과정으로 직무의 특성을 이해할 수 있는 관련된 모든 객관적인 사실들을 조사하여 기록한 것이 직무기술서(Job Description)이다. 조사는 인사관리 부서 혹은 외부기관이 주체가 되어, 직원 또는 관리자를 대상으로 면접, 설문지등을 통해 심층적으로 이루어진다(**표 5-1**).

최근에는 직무기술서 작성을 위한 전산시스템이 개발되어 직무문석에 활용되고 있다. 사전에 직무와 관련된 모든 자료 및 정보를 컴퓨터에 입력시켜 데이터베이스화 시킴으로써 매뉴얼에 따라 직무기술서가 작성되는 데 시간과 조사비용이 절감되지만, 조사 대상자의 정서 · 감정적인 측면에서 파악될 수 있는 신호 및 암시적 표현이 간과될 수 있다는 단점이 있다.

표 5-1 직무기술서 예시

- 담당직무: 의무기록
- 부서: 의무기록실
- 감독자: 의무기록실장

- 직무요약: 환자의 의무기록과 보관
- 작업환경: 대체로 양호

직무내용	근로시간(%)	의무	책임
• 환자의 진단내용 등과 관련된 사실을 기록	40	매우 강함	매우 강함
• 환자의 의무기록과 관련된 비밀정보 차단	10	매우 강함	매우 강함
• 타 부서에 정보 제공	20	강함	강함
• 의무기록 누락 등 점검	10	보통	보통
• 환자와의 상담 및 고충 처치	10	약함	약함
• 전화상담 및 기타업무	10	매우 약함	매우 약함

계층에 따라서 조사방법의 차이가 있는데 하급 직원의 경우, 직무파악은 세부적이고 구체적인 측면에서 이루어지고, 상급자의 경우, 개괄적인 측면에서 직무파악이 이루어진다.

직무기술서는 직무명세서 및 직무재설계 그리고 직무평가를 위한 다양한 기초정보를 제공하므로 직무분석의 가장 핵심요소이다. 따라서 다음과 같은 사실에 주목해야 한다.

첫 번째, 수집된 정보를 기초로 과업 및 의무, 책임 등으로 분류하여, 다른 직무와 구별될 수 있는 기능중심의 적절한 기술이 요구된다. 지나치게 장황하거나 난해하게 기술된다면, 문서로서의 명료성과 용이성이 떨어지므로 장황하지 않으면서 핵심을 요약한 기술이 요구된다.

두 번째, 직무의 명칭, 내용, 구체적인 직무범위, 통제방식, 보고체계, 수행절차 및 방법, 각 직무수행 단계에서 요구되는 의무와 책임, 물리적 환경, 고용조건, 감독자와의 관계, 직원 간의 관계, 부서와의 관계, 직무의 난이도, 숙련도, 전문성 그리고 직무와 관련된 자격요건 등 직무의 특성을 파악하는 데 필요한 모든 정보를 수집, 분석하여 이를 기술한다. 직무의 명칭과 같이 단순히 확인하는 것에 불과한 것도 있고, 직무와 관련된 자격요건과 같이 직무명세서에서 한 번 더 확인하는 것도 있지만, 대부분의 조사내용이 직무분석의 핵심 대상에 해당되므로 시간과 노력이 많이 요구된다.

직무의 내용 및 명칭 등이 사실 그대로 기술되어야 하지만, 현실적인 어려움이 있는 것이 사실이다. 미국 의료기관의 경우, 직무의 명칭 또는 내용이 과대 포장되는 사례가 있다. 실제, 조직의 대외적 관리 및 이미지 차원에서 계장이면서 부원장 직급으로 명함을 새기는 경우가 흔히 있는데 이는 정확한 직무분석을 위한 장애가 될 수 있으며, 만일 대인관계에서 업무상 문제가 발생한다면 직무와 관련된 책임의 유·무를 밝히는데 혼선을 야기할 수 있다.

세 번째, 직무의 정체성을 표현하고, 다른 직무와의 차별화를 위해 직무의 전체적인 내용을 간결하게 요약해서 기술한다. 직무와 관련된 모든 사실을 상세하게 이해하고 습득했을 경우에 직무의 전반적인 내용을 간결하게 요약할 수 있다.

2) 직무명세서

앞서 지적한 것처럼 직무기술서에서 얻은 자료를 기초로 직무명세서(Job Specification)가 작성된다, 직무를 구성하는 모든 사실들은 직무기술서에 기술되고, 직무를 수행하는 데 적합한 자격요건은 직무명세서에 기술된다. 시간적 · 경제적인 여건 등으로 인해 편의상 직무기술서의 유추에 의해서 직무명세서가 작성되기도 하지만, 일반적으로 정상적인 직무분석 과정을 통해 이루어진다. 직무수행에 요구되는 자격요건으로는 교육, 현장경험, 판단력, 대외적 능력(사교성, 대화기술 등) 신체적 · 정신적 · 지적 능력, 자격증, 연수경험 등이 직무명세서의 대표적인 기술대상이 된다(**표 5-2**).

직무기술서가 직무 중심의 분석인 반면, 직무명세서는 인적사항 중심이라는 점에서 양자 사이의 인사관리에 대한 차이점을 엿볼 수 있다. 의료현장에서 신규채용 요구가 인사부서에 전달되면, 인사관리자는 직무명세서를 기준으로 자격요건의 점검을 통해 채용과정이 진행되므로 직무기술서와 함께 직무명세서가 인사관리자와

표 5-2 직무명세서 예시

<table>
<tr><th>연령</th><td colspan="2">23세</td></tr>
<tr><th>교육</th><td colspan="2">전문대 졸업</td></tr>
<tr><th>현장경험</th><td colspan="2">1년 2개월</td></tr>
<tr><th>판단력</th><td colspan="2">양호</td></tr>
<tr><th>정신적 · 심리적 상태</th><td colspan="2">보통</td></tr>
<tr><th rowspan="3">신체적 조건</th><td>시력/청력</td><td>대체로 양호함</td></tr>
<tr><td>육체적 노동력 및 지구력</td><td>다소 문제가 있으며, 주기적인 체크 필요함</td></tr>
<tr><td>순발력</td><td>다소 문제 있음</td></tr>
<tr><th rowspan="2">의사소통</th><td>동료</td><td>대체로 문제 없으나 특정 동료와의 문제가 있어 관찰이 필요함</td></tr>
<tr><td>상사</td><td>다소 문제 있음, 지속적인 관찰이 필요함</td></tr>
<tr><th>동기부여</th><td colspan="2">상황에 따라 변동이 심함</td></tr>
</table>

직원 모두가 숙지하고 적절하게 인사행정에 활용될 수 있도록 잘 보존 · 비치되어야 한다.

3. 직무분석의 기여

직무기술서와 직무명세서에서 획득한 자료를 가지고 직원의 채용, 보직순환, 승진, 보수 그리고 후생복지 등의 의사결정이 이루어지므로 직무분석은 인사관리의 핵심으로서 조직성장에 기여하는데 아래와 같은 사실 또한 직무분석에서 비롯된다.

1) 노사 간 분쟁 조정

노사(勞使) 간 분쟁의 요인은 다양하지만, 대체로 직무의 내용, 범위, 수행절차 및 방법 등의 오류에서 발생한다. 고용자가 열악한 근무조건에서 불필요한 과업을 변칙적인 방법을 동원하여 근로자에게 강제한다면, 양자 간에는 분쟁의 소지가 발생하는데 이는 직무분석의 부재 및 오류에서 비롯된다. 사전에 세밀하게 기술된 직무분석을 비치하여 노사측에게 동시에 열람하게 하여 숙지시킨다면, 직무수행 과정에서 발생할 수 있는 오류 및 오해를 사전에 차단할 수 있거나 원만하게 조정할 수 있다.

2) 직원의 권익 옹호

직무와 관련해서 법적인 분쟁이나 권리가 침해되는 경우가 발생한다면, 직무분석을 통해 직원의 권리는 보호된다. 직무분석은 직무수행의 지침이기 때문에 권리장전의 역할을 한다. 잘 정리되고 비치된 직무분석은 고용자나 상사의 외압을 막아주는 방패가 될 수 있으며, 분쟁 시 직원에게 유익한 보호막이 된다.

직무분석을 새롭게 작성하거나 개정할 때 직원이 두려움을 느끼는 경우가 있다. 기존 과업의 내용 및 절차의 변경 또는 직무의 재설계를 통해 현재의 과업이 축소되거나 확대되어 불이익을 받거나 현재 직위에 변화가 발생할 것을 염려하여, 직무분석에 소극적으로 임하는 경우가 현장에서 흔히 발생한다. 특히, 중소형 의료기관의 경우는 직원의 신분보장이 제대로 이루어지고 있지 않아, 직무분석의 실시 과정에서 직원의 불안이 가중될 가능성이 있다. 이러한 불안을 최소화하기 위해서는 첫 번째, 직무분석은 고용자의 이익을 위해서가 아니라, 현재의 직무에 대한 정보 및 자료를 파악하여 직원의 권익을 보호함으로써 민주적인 작업장을 만들기 위해 필수적인 것임을 확인시키는 과정이 필요하다.

두 번째, 직원은 직무분석의 직접적인 대상이므로 직원의 참여를 통해서 직무와 관련된 근무조건, 작업환경 등을 설명하게 하고, 직원의 이익이 반영될 수 있도록 인간적인 배려를 한다. 세 번째, 직무분석은 계약관계가 아님을 사전에 직원에게 숙지시킨다. 계약은 상대방에게 의무를 부여하여 법적으로 기속하는 힘을 가지고 있으므로 직무분석이 자칫 직원에게 의무를 부과하는 것으로 간주된다면 심리적 압박감이 가중될 수 있다.

3) 성과 기준

직무수행의 성과를 측정할 수 있는 성과 기준을 직원이 수용하고 이해한다면, 인사고과에 대한 불만은 최소화된다. 직무분석은 성과 기준을 작성하고 측정하는 데 필요한 기초적인 정보 및 자료를 제공함으로써 성과 기준의 객관성과 공정성을 보장한다.

실제, 직원이 달성한 실적과 성과 기준과의 비교를 통해서 실적에 대한 만족이 결정되므로 직무분석을 기초로 직원의 욕구를 충족할 수 있는 성과 기준의 작성이 필요하다. 보통 직무기술서에서 성과평가 방법, 절차 그리고 이의제기 등이 기술되어 있으나 좀 더 자세한 성과 기준은 직무명세서를 바탕으로 이루어진다.

4) 직무의 변화

조직은 환경의 변화에 대응하기 위해 기존의 직무를 변화시켜야 한다. 직무의 변화는 직무재설계(Job Re-Design)와 직무확대(Job Enrichment) 등에 의해서 이루어지는데 이를 위해 직무분석이 기초가 된다.

직무재설계는 환경의 변화에 맞게 기존의 직무 내용, 의무, 책임 등을 다시 설계하는 인사관리이다. 재설계는 다양한 형태로 나타난다. 새롭게 과업을 담당하는 직위가 만들어질 수 있고 과업의 축소나 확대 그리고 통폐합 등 직무의 변형이 이루어질 수도 있다. 반면에 직무확대는 직무재설계의 한 형태로 볼 수 있으나 직무의 영역 확대에 보다 초점이 주어져 있다. 직원의 직무에 대한 동기부여를 위해 직무분석을 기초로 직무확대를 활용하는데, 예를 들어, 병원장의 인사권 및 병원의 제반 관리업무 중 일부를 사무장에게 위임하는 경우이다.

5) 직무의 개선

업무의 적정배치, 근무환경 개선 등에 필요한 자료제공이 직무분석의 기본적인 기능이다. 직무분석이 없다면, 직원들의 효율적인 관리가 불가능하여 직원들의 사기진작은 물론 적정한 근무환경을 달성하기 어렵다. 따라서 의료기관은 현재 직원이 수행하고 있는 직무를 보다 간결하고 이해하기 쉽도록 잘 정리하여 이를 보존하고, 환경의 변화에 따라 주기적인 직무분석의 개정을 통해 직원이 소신껏 일할 수 있는 우호적인 작업장을 만들어갈 수 있는 기회를 확대해야 한다.

4. 직무분석의 방향

직무분석은 직무의 영역 등을 분석하여 이를 기술함으로써 업무의 효율성과 만족도를 증가시키므로 오늘날 기업에서는 인적 자원의 효율적 활용을 위한 전략적 수단으로 이를 적극 활용하고 있다. 의료분야에서도 최근 인사관리의 중요성이 크게 부각되고 있는 추세이므로 의료기관에 직무분석의 적용이 필요한 시점이라 판단되므로 의료기관장, 관리자, 직원 모두가 상생할 수 있는 다음과 같은 직무분석이 요구된다.

1) 변화에 순응

조직 내 · 외의 환경이 변하면, 직무의 특성이 변하므로 직무의 재설계가 이루어진다. 따라서 현재 보존되어 있는 직무분석은 그 효용 가치가 더 이상 없게 되므로 시기적절하게 직무분석을 새롭게 작성하거나 신속하게 개정이 이루어져야 한다. 신속성의 결여는 변화에 대응하는 인적 자원의 효율적 관리를 어렵게 하므로 유연성을 가지고 동태적인 차원에서 직무분석의 접근이 이루어져야 한다.

2) 목표와의 일치

직무분석은 조직의 목표달성을 위한 수단이므로 간호사, 행정직원 등의 직무분석도 목표달성을 위한 수단이어야 한다. 따라서 조직의 목표, 이념 및 가치 등을 분석과정에 반영시켜 직무분석이 작성되어야 한다. 간호사의 직무분석이 조직의 목표를 고려하지 않고 개인 또는 부서 중심으로 이루어진다면, 그 직무분석은 조직과 분리된 자기중심적이고 이기적인 사적 상황의 기술에 불과할 수 있다.

3) 미래지향성

조직은 끊임없이 변화하는 속성이 있기 때문에 직무분석은 미래지향적이어야 한다. 환자의 의료 욕구의 변화에 맞도록 미래를 예측한 상태에서 직무의 내용, 범위, 수행방법 및 절차 등이 설명되고 기술되어야 한다. 하지만 미래를 지나치게 강조한 직무분석은 현실성을 상실하여 직원의 직무영역을 모호하게 할 수 있으므로 현실성을 근간으로 미래지향적인 직무분석이 강조되어야 한다.

미래지향적인 직무분석을 위해 의료관리자에게 신속한 변화에 대한 대처능력으로서 예지력이 요구되는데 예지력은 형이상적인 것이 아니라 신속한 변화를 재치있게 감지하고, 이를 직무분석에 적시에 반영하는 심리적 · 정신적인 능력이다.

III. 직무평가

1. 직무평가란?

직무분석이 종료되면, 이를 기초로 조직은 직무평가를 수행한다. 직무평가는 직무의 상대적 가치를 평가함으로써 인사관리의 과학적 관리를 위한 정보를 제공하는 데 그 목적이 있다. 특히, 직무평가를 합리적인 직무 · 직급별 보수체계를 유지하기 위한 수단으로 기업에서 적극 활용하고 있다. 유능한 직원을 채용하고 유지하기 위해서는 현실적이고 합리적인 보수체계 마련이 우선이므로 스타기업들은 공통적으로 보수체계를 직무의 특성에 맞게 개발하여 시행하고 있다.

합리적인 지불 방법을 통해 노동에 대한 대가가 적정하게 직원에게 주어질 때 직원은 직무에 대한 만족감과 성취감을 갖고 직무에 몰입할 수 있는 열정을 갖는다. 따라서 보건의료조직은 가능하면 노동과 관련된 모든 요소들의 상대적 가치를 세밀히 파악하여 임금의 합리적인 산정을 위한 방안을 모색해야 한다.

2. 직무평가요소

직무의 상대적 가치를 평가할 수 있는 요소는 기능, 노력, 책임, 작업환경으로 분류된다(**표 5-3**).

첫 번째, 기능은 직무수행에서 요구되는 지식, 경험, 판단력 등이다.

두 번째, 노력은 신체적 노력(에너지 소모량, 근육과 근력의 소모량 등)과 정신적 노력(피로감 등)으로 분류된다.

세 번째, 책임은 대인적 책임(통제 직원 수)과 대물적 책임(업무과정에서 비롯되는 직·간접적인 재물 피해)으로 분류된다.

네 번째, 작업환경(근로시간, 작업장의 불쾌감, 주의력 요구 수준, 위험도, 보건 및 위생청결 수준 등)이다.

표 5-3 직무평가요소의 분류

평가요소	기능	• 지식 • 경험 • 판단능력 • 대처능력
	노력	• 육체적 노력 • 정신적 노력
	책임	• 감독인원의 수 • 재물피해 정도
	작업환경	• 근로시간 • 재해위험 • 불쾌조건 • 주의력

3. 직무평가방법

위에서 지적한 평가요소가 선정되면, 노동의 상대적 가치를 산정할 수 있는 합리적인 평가방법을 개발하거나 또는 기존에 개발되어 일반적으로 임금체계에 적용되고 있는 방법 중에서 조직의 특성에 적합한 평가방법의 하나를 찾아 적용하는데 현재 일반적으로 기업에서 적용하고 있는 평가방법에는 아래와 같은 비계량적 방법과 계량적 방법이 있다.

1) 비계량적 방법

비계량적 방법은 크게 서열법과 분류법으로 분류되는데 직무의 난이도, 숙련도 등을 기준으로 직무의 상대적 가치가 평가자의 주관적 평가에 의해서 이루어진다.

서열법은 평가요소의 가중치를 A, B, C, D, E 등급에 의해 단순하게 분류한 것으로 평가에 대한 용이성은 있지만 직무에 대한 평가 기준이 모호하고, 따라서 어떠한 보편적인 기준을 적용하여 등급을 정했는지에 대한 의문점과 함께 객관성 부족이 지적된다. 이런 단점을 보완하기 위해 구체적인 산정기준을 제시한 것이 분류법이다.

표 5-4에서 처럼, A등급은 완전 미숙련자에 해당하는 업무, B등급은 간단한 정규 업무 등, C등급은 정규 업무, D등급은 관리기술 및 지식을 요하는 업무, E등급은 전문성과 경영능력을 요하는 업무 등으로 분류함으로써 산정기준을 구체화하여

표 5-4 분류법 예시

등급	내용
A등급	완전 미숙련 업무(예: 복사, 잔심부름, 서류정리 등)
B등급	감독 하에 한정된 정규 업무
C등급	감독 없이 할당된 정규 업무 수행
D등급	할당된 업무를 자체적으로 수행할 정도의 관리기술 및 지식
E등급	전문적인 지식 및 기술

용이하게 분류했지만, 동일한 업무가 여러 등급에 동시에 해당될 수 있다는 단점이 있다.

2) 계량적 방법

비계량적 방법의 단점을 보완하기 위해서 국제노동기구(International Labour Organization, ILO)에 의해 개발된 계량적 방법으로 아래와 같은 점수법과 요소비교법이 있다.

(1) 점수법

점수법은 초기에 준비 작업을 하는 데 많은 시간이 소요되지만, 평가요소의 점수가 객관적 기준에 의해 평가되고, 각 평가요소에 대한 점수의 합을 통해서 직무의 상대적 가치가 환산되므로 관리자와 직원 모두가 쉽게 이해하고 받아들일 수 있다는 점에서 널리 사용되고 있다. 국제노동기구가 권장하고 있는 점수법은 아래와 같은 단계를 거친다(**표 5-5**).

표 5-5 점수법 예시

요소 \ 등급		1	2	3	4	5	6	가중치
기능	지식	1	2.8	4.6	6.4	8.2	10	10
	경험	2	5.6	9.2	12.8	16.4	20	20
	응용	1	2.8	4.6	6.4	8.2	10	10
노력	육체적 노력	1	2.8	4.6	6.4	8.2	10	15
	정신적 노력	1.5	4.2	6.9	9.6	12.3	15	10
책임	대물적 책임	0.5	1.4	2.3	3.2	4.1	5	5
	대인적 책임	1	2.8	4.6	6.4	8.2	10	10
작업환경	작업조건	1	2.8	4.6	6.4	8.2	10	10
	위험	1	2.8	4.6	6.4	8.2	10	10
합계		10	28	46	64	82	100	100

◆ **평가요소의 결정**

직무의 상대적 가치를 구하기 위해서는 평가요소가 먼저 선정되어야 하는데 국제노동기구는 기능(지식, 경험, 응용), 노력(신체적 · 정신적 노력), 책임(대인적, 대물적 책임), 작업환경(작업조건, 위험)을 평가요소로 권장하고 있다. 위에서 지적한 평가요소는 굴뚝 산업의 전성기 전후로 권장되었기 때문에 현재는 다른 평가요소가 권장될 수 있으며, 의료기관은 제조 산업과 같은 공정과정을 거치는 조직이 아니므로 직무의 특성에 맞는 평가요소가 개발되어야 한다.

◆ **가중치 배분**

평가요소가 결정되면, 직무평가에서 백분율로 나타내는 평가요소의 가중치가 중요하다. 평가요소별 가중치는 양 측면에서 결정된다. 한 측면은 고용자 및 평가자의 주관에 따라 가중치가 결정된다. 주관에 의한 일방적인 결정이므로 피평가자와의 분쟁이 발생할 수 있다. 예를 들면, 의무기록사는 노동에 높은 가중치를 원하고 있으나 고용자나 평가자가 일방적으로 책임 또는 기능에 높은 가중치를 원한다면 원만한 급여체계 수립이 어렵다.

다른 측면은 직무의 유형에 따라서 가중치가 결정된다. 전문성을 요하는 직무일 경우, 기능에 가중치를 많이 배분하고, 생산직일 경우, 노력에 가중치를 많이 배분한다. 분진이 발생하는 위험한 곳의 작업장에서 일하는 경우, 작업조건과 노력에 가중치를 많이 배분한다. 서비스 산업에 종사하는 경우, 책임에 가중치를 많이 배분한다.

하지만 앞서 지적한 것처럼 평가자나 피평가자의 주관에 따라서 위의 가중치는 달라질 수 있다. 실내공기가 탁한 곳에서 작업하는 노동자는 작업조건에 높은 가중치를 원할 것이다. 하지만 고용자나 평가자가 책임에 높은 가중치를 원한다면, 가중치는 달라질 수 있으므로 가중치의 결정은 평가자와 피평가자의 조정의 대상이 된다.

의료기관의 행정직의 경우는 직무와 관련된 면허소지를 요구할 정도로 부분별로 상당 수준의 전문성을 요구하므로 일반적으로 노력과 기능에 높은 가중치를 요구할 것이다. 간호간병통합서비스에서 근무하는 간호사는 간병에 대한 책임에 높은 가중치를 요구할 것이고, 정신병원에서 근무하는 전문 간호사의 경우에는 기능에 높은 가중치를 요구할 것이다.

개업한지 3개월이 된 요양병원의 경우, 고용자는 환자 확보가 우선이므로 기능에 해당하는 평가요소로 섭외능력을 결정하여 이에 대한 높은 가중치를 요구할 것이다. 홍보마케팅에 대한 지식, 심리적 상황의 파악 및 활용, 친근감의 표현, 대화기술 그리고 호감을 주는 외관 등은 모두 외부인과의 접촉을 통해 환자를 유치하는 데 필요한 섭외능력의 변수가 된다.

가중치 배분과 관련된 경향을 보면, 첨단산업의 개발과 함께 자동화된 기계 시스템이 인간의 두뇌를 대신하므로 직무평가에서 기능의 가중치가 낮아지고 있고, 책임이 상대적으로 강조되는 추세이다. 최근에는 근로자의 인권이 강조되면서 안전과 보건을 근로자의 인권으로 규정짓는 추세여서 작업조건이 중요시되고 있다. 의료기관의 경우에 방사선에 근무하는 직원의 경우, 피폭 및 각종 세균 등에 노출되어 있으므로 작업조건에 가중치를 많이 배분하는 추세이다.

◆ **평가점수 및 임금체계 수립**

각 평가요소의 점수를 종합하면 최고 점수와 최저 점수가 집계되고, 이로써 직무평가에 대한 점수가 산정된다. 이를 기초로 임금체계가 수립된다. 임금체계를 수립할 때 직무기술서 및 직무명세서가 기본적으로 활용되기도 하지만, 다른 조직에서 현재 활용되고 있는 임금체계를 참고한다면, 합리적인 임금체계를 수립하는 데 도움이 된다.

(2) 요소비교법

요소비교법은 서열법을 개선하여 직무평가를 계량화함으로써 각 직무의 평가요소비교가 가능하도록 설계된 방식이다. 기업의 특수직무의 가중치를 산정하는 데 적합하도록 설계되어 있으므로 특수직무로 구성되어 있는 의료기관의 직무평가에 긍정적이다(**표 5-6**).

점수법의 평가요소가 10개 내외로 설정된 데 반해, 가급적이면 요소비교법은 7개 이하를 권장하고 있다. 요소비교법은 대표직무에 대한 평가요소의 서열

표 5-6 요소비교법 예시

요소 \ 직무유형	A	B	C	D
기능	10,000원	6,000원	10,000원	4,000원
노력	4,000원	8,000원	4,000원	10,000원
책임	8,000원	10,000원	8,000원	6,000원
작업환경	8,000원	4,000원	8,000원	8,000원

※ 10,000원 = 1등급, 8,000원 = 2등급, 6,000원 = 3등급, 4,000원 = 4등급

과 임금배분에 의해 비교직무의 직무가치가 결정되므로 먼저 대표직무의 선정이 이루어져야 한다. 대표직무의 선정과정은 평가자의 주관이 개입되지 않도록 객관성 유지에 주의를 요한다.

아래 표에서 보는 바와 같이 대표직무가 선정되면, 각 요소별로 등급별 가중치로서 임금 산정이 결정되고, 이에 따라 적정 임금이 정해진다. 예를 들어, A라는 사람의 직무가 기능에서 3등급인 B 유형(6,000원), 노력에서 4등급인 C 유형(4,000원), 책임에서 3등급인 D 유형(6,000원), 작업환경에서 2등급인 C 유형(8,000원)에 각각 해당된다면, A의 임금은 총 24,000원으로 산정된다.

위에서 직무의 적정 임금체계의 수립을 위해 개발된 방식들을 살펴보았는데 평가요소의 선정과 가중치 배분이 적정 임금 산정의 기준이 됨을 알 수 있다. 적정 임금체계가 확립되지 않은 의료기관의 경우에 경영자와 직원 간의 평가요소와 가중치를 결정할 때 갈등이 발생할 소지가 많다. 경영자와 직원은 각자의 이익 측면에서 평가요소와 가중치가 결정되기를 희망한다. 의료기관의 특성상 야근과 초과근무시간이 빈번한 점을 상기할 때 직원의 입장에서는 작업조건 등이 평가요소로 선정되길 바라면서 작업조건에 가중치가 많이 배분되도록 요구할 것이고, 경영자 입장에서는 병원에 기여할 수 있는 새로운 평가요소의 개발을 모색하면서 이에 대한 높은 가중치 배분을 요구할 것이다.

시대의 변화와 함께 새로운 직무가 나타나기도 하고, 기존 직무의 형태나 내용이 변하면서 직무의 특성도 변화한다. 그러므로 직무평가는 경영자와 직원 사이의 이해관계의 틀을 벗어나 변화에 민첩하게 대응할 수 있도록 디자인되어

야 한다. 기업에서는 환경에 적응하기 위한 다양한 새로운 평가요소를 개발하고 있다. 의료기관 역시 문제해결 중심과 같은 새로운 평가요소가 필요한데 문제해결 중심은 기능에 포함될 수 있는 핵심요소이다. 의료 욕구가 변하면서 진료 및 사무적 측면에서 환자와 직원 사이에 문제 발생의 소지가 커지고 심각해져 가고 있다. 그러므로 사전에 문제를 인지하고 파악하여 이를 예방할 수 있는 사전 조치적인 행위와 함께 신속하고 능동적으로 문제를 해결할 수 있는 인적 자원이 필요하다는 점에서 새로운 평가요소로서 문제해결 중심이 강조되어야 한다.

CHAPTER 6

조직의 원리

1. 조직의 원리란?

조직을 효율적으로 관리하기 위해서는 조직의 구조를 어떻게 합리적으로 편제하느냐가 중요하다. 조직의 합리적인 편제를 통해서 조직의 목표가 달성되고, 구성원의 조직에 대한 만족감이 증대될 수 있다. 여기서 편제란 목표를 달성하기 위해 조직의 구조를 적절하게 짜임새 있게 편성한다는 의미이다. 조직은 사람으로 구성되므로 결국 조직과 사람과의 관계를 잘 조합시켜 일의 효율성을 증대시키는 것이 편제의 핵심이다.

조직의 원리란 무엇인가?라는 질문에 여러 학자들에 의해서 다양하게 그 정의가 규정되고 있지만 간략히 정리하여 소개하면, "조직구조의 합리적인 편성을 통해 조직의 목표달성에 기여할 수 있는 보편적인 원리"를 말한다. 여기서 원리란 조직의 구조를 합리적으로 편성하기 위한 일반적인 지침이다. 19세기 이후, 미국에서 활동하던 조직들이 그 규모가 과학적 · 합리적 관리가 요구될 정도로 거대해지면서, Gulick, Mooney, Fayol, Urwick 등의 고전적 조직이론가들이 조직편성에 관한 연구를 수행하였다.

이들의 연구를 종합해 보면, 조직의 원리로서 다음과 같은 5가지를 제시했다. 첫 번째, 계층제의 원리로서 어떠한 일을 누구에게 어느 정도의 권한과 책임을 주면서 맡길 것인가?, 두 번째, 통솔범위의 원리로서 상급자가 몇 명을 관리하고 통솔할 것인가?, 세 번째, 명령계통의 원리로서 누구에게 보고하고 누구에게 지시할 것인가?, 네 번째, 분업의 원리로서 업무의 범위 및 양을 어느 정도로 나눌 것인가?, 다섯 번째, 조정의 원리로서 구성원 간의 업무조정 관계는 어떻게 할 것인가?에 관한 것인데 이 5가지 원리를 통해 조직이 관리됨을 주장했다.

이들 원리는 조직의 규모 및 문화적 특성, 조직의 경영상태, 최고경영자의 조직관리에 대한 관점 및 가치, 구성원의 자율성 및 민주성의 수준 그리고 조직 내 · 외의 인적 자원의 수급 상황 등에 의해서 민감한 영향을 받는다는 점을 유의해야 한다.

2. 계층제의 원리

1) 계층제의 원리란?

사람이 모인 집단에는 상하 관계가 존재한다. 상하 관계를 통해서 지휘, 감독이 이루어지고 행동의 통일이 이루어진다. 조직관리에서 상하 관계가 불분명하거나 존재하지 않는다면, 행동의 무질서가 수반되어 조직은 유지될 수 없다. Weber의 관료제 이론에서 계층제가 본격적으로 주장된 이래, 줄곧 많은 학자들에 의해서 계층제의 원리가 수정과 보완이 되고 있음은 조직관리에서 계층제의 중요성이 반영된 결과이다.

지금까지 주장된 계층제의 정의를 살펴보면, "계층제란 권한, 책임, 의무 등의 정도에 따라 개인의 위치를 동급화한 것"을 말한다. 권한, 책임 등의 정도에 따라서 계층을 구분하고 있는 것은 직무의 특성에 의해 구분하는 분업과는 차이가 있다. 개인의 위치를 등급화한다는 것은 직무상의 감독, 지시, 보고 관계의 설정을 말한다. 감독, 지시, 보고는 상하 관계에서 비롯되고 오직 직무상의 상하 관계를 말하며, 사회적 상하 관계와는 별개이다. 우리나라는 전통적으로 가부장제 또는 유교문화에 익숙해 있어 자칫, 직장에서의 상하 관계를 사회적 상하 관계로 인식하는 경향으로 인해 인간관계 및 직무상 관계에서 갈등을 유발하고 있다.

2) 계층제의 기능

계층제가 조직을 유지 · 성장시키는 핵심관리전략으로서 그동안 지적되어 왔지만, 부정적인 측면도 지속적으로 제기되어 왔다는 점에서 계층제의 기능을 순기능과 역기능으로 분류하여 살펴볼 필요가 있다.

(1) 순기능

계층제가 효율적 조직관리에 기여하는 바가 크다 할 수 있는데 계층제의 대표적인 순기능으로서 상하 간 의사전달의 통로와 부하직원과의 갈등해소를 들 수 있다.

◆ 의사전달

계층제를 통해 상의하달(上意下達) 또는 하의상달(下意上達)이 이루어진다. 윗사람의 뜻을 아랫사람에게 전달하고, 역으로 아랫사람의 뜻을 윗사람에게 전달하는 통로가 바로 계층제이다. 하지만 자칫 상의하달이 지나치게 강조되고, 하의상달이 경시되고 무시된다면 상하 간의 갈등이 발생하여 계층제의 역기능이 나타난다.

최근, 병원의 조직관리에서 가장 심각한 문제 중 하나는 상급자인 간호사가 하급자인 간호사에게 직무를 벗어난 지나친 지시 및 통제가 이루어지는 반면, 하급 간호사의 직무상의 고충과 애로사항을 상급자가 인간적인 측면에서 경청하고 이를 요약하여 경영자에게 전달하지 않음으로써 동일 직군 사이에서도 갈등이 심화되어 있다는 것이다. 이러한 현상은 환자와 직접적으로 접할 기회가 많은 간호사의 직무에 대한 몰입도 및 동기부여 등을 낮추고 문제해결 능력을 크게 저하시키는 결과를 초래한다.

◆ **갈등해소**

부하직원에게 직무상 또는 인간관계의 왜곡에 의해 문제점이 발생하면, 이를 해결하기 위해서 먼저 상급자와의 접촉이 이루어진다. 이러한 접촉은 공식적인 접촉이 일반적이지만, 문제의 특성 또는 상하 관계의 인간성의 정도에 의해 비공식적 접촉으로도 이루어진다. 문제의 특성 및 상황에 따라서는 비공식적 접촉이 오히려 갈등 해결 능력을 향상시킬 수 있고 상사에 대한 신뢰성을 높일 수 있다. 예를 들어, 의료기관에서 간호사나 행정직원이 직무상의 문제가 발생하면, 문제해결의 공식 채널인 노조나 고충처리 전담부서를 찾지 않고 먼저 상급자와 개별 접촉을 통해 갈등 해결을 시도하는 것으로 조사되고 있는데 이는 계층제가 내부통제의 통로가 되고 있으며 분쟁의 조정과 해결을 위한 수단임을 의미한다.

(2) 역기능

계층제가 위에서 지적한 순기능을 통해서 효율적인 조직관리에 기여하고는 있지만, 의사결정의 지연과 같은 역기능적인 측면도 함께 존재한다.

◆ **의사결정의 지연**

계층의 수가 많아지면, 직무의 합리적 수행을 저해하는 결과를 초래한다. 계층의 수가 증가하면, 신속한 의사결정이 어려울 뿐 아니라 보고 및 지시 체계가 복잡하게 되고, 부하직원의 행동 및 심리적인 측면에서 경직된 현상이 나타나, 인간적인 근무환경 조성이 어려워져 창의적이고 문제해결 중심의 사고를 갖기가 힘들어진다. 최근에는 대기업을 중심으로 이러한 부작용을 줄이기 위해서 계층의 수를 줄여 조직구조를 평면화하는 추세인데 이는 보고 및 지시 체계를 단순화하고 신속한 의사결정을 확보하기 위함이다.

의료행정체계에서도 계층의 수를 줄이면 의사결정의 신속성과 함께 직원의 직무만족도를 증가시키고 직무의 효율성이 증가된다는 연구결과가 일반적이다. 2000년을 기점으로 미국의 존스홉킨스 병원 등을 비롯한 의료기관에서 간호사의 계층구조를 단순화시키는 추세인데 이는 분업의 확대를 통한 의시결정의 신속성과 직무의 효율성을 증가시키기 위함이다.

우리나라의 의료기관은 계층제의 장점을 살려, 직무수행을 위한 합리적인 조직체계를 구축하려는 이해가 부족하다. 계층제를 활용하여 의료인력을 비합리적으로 대하고 때로는 강압적으로 대하는 경우가 현실이다. 의료기관에서 발생하는 이러한 계층제의 역기능을 해결하기 위한 수단으로서 간호사 단체는 분업의 확대를 주장한다. 하지만 의료기관에 계층의 수를 줄여 분업을 확대할 경우, 반드시 긍정적인 효과를 가져온다고 단언할 수는 없다. 상황에 따라서는 계층의 수가 많으면, 상급자에게 의지하면서 하급자는 심리적이 안정감을 가질 수 있고, 의사결정 과정이 여러 단계를 거치는 과정에서 신중한 의사결정도 이루어질 수 있다.

3. 통솔범위의 원리

1) 통솔범위의 원리란?

지금까지, 학자들의 주장을 정리하면 통솔범위의 원리란, “조직의 효율적 관리를 위해 상급자가 통솔할 수 있는 최적의 부하의 수”를 말한다. 조직 내에 상하 간의 계층이 존재한다면, 상급자가 부하를 감독하고 통제할 수 있는 적정 인원이 존재한다. 만약, 인간의 능력이 전지전능하다면, 최대한의 부하를 거느릴 수 있지만 인간의 능력은 한계가 있으며, 조직의 특성과 부하의 기질도 다양하기 때문에 한 명의 상급자가 부하를 관리할 수 있는 최적의 범위가 존재한다.

조직의 제반 환경을 반영한 적정한 통솔범위를 산출할 수 있는 방식을 개발하여 현장에 적용한다면, 조직관리에 있어 여러 가지 긍정적인 효과를 가져 올 수 있는데 그중 3가지만을 지적하면 다음과 같다. 첫 번째, 효율적인 인력관리를 통해서 인력의 낭비를 막을 수 있어 조직의 재정 건전성을 유지할 수 있다. 두 번째, 상급자는 부하의 신뢰를 얻을 수 있어 상호 간 신뢰가 형성된다. 세 번째, 상하 간 직무의 만족도를 증가시키고, 상급자는 이를 통해 리더십과 관리기술을 키워나간다.

1930년대 초, Graicunas는 적정 인원의 산출을 위한 수학적 공식까지 만들어 이를 기초로 통솔할 수 있는 최적의 부하의 수를 6인으로 제시한 바 있고, Urwick은 상위계층은 대략 4~5인, 하위계층은 20인 정도를 적정 인원으로 제시했는데, 1930년대 학자들은 적정 인원을 지금보다 적게 제시한 것으로 보인다.

최근에는 통솔범위를 확대하는 추세인데 그 이유는 첫 번째, 교통, 통신의 발달로 인해 밀접한 접촉 없이도 원거리에서도 부하의 통제가 가능하다. 두 번째, 최근 계층의 수를 줄이는 경향인데 계층의 수를 줄이면 부하를 관리할 수 있는 적정 인원의 수는 늘어난다. 세 번째, 종이로 기록하는 원무행정에서 최근 전산원무행정으로 전환되고 있는데 이는 적정 통솔인원의 범위를 확대하는 요인이다.

2) 통솔인원의 결정요인

적정 인원을 결정하는 주된 요인은 조직의 규모 및 특성 등에 따라 다양하지만, 아래에서와 같이 직무의 성질, 공간적 요인 그리고 상급자의 능력이 대표적인 요인이다.

(1) 직무의 성질

직무의 전문성 수준에 따라서 적정 인원의 산출기준은 달라진다. 연구결과를 종합해보면, 하위직에 해당하는 생산직의 경우, 약 20명 내외를 그리고 준 전문성을 지닌 사무직의 경우 5~10명 내외를 제시하고 있다.

우리나라의 간호직의 경우, 종합적인 측면을 고려하여 적정 인원의 산출근거를 마련해야 하지만 아쉽게도 명확한 산출근거가 없는 것이 현실이다. 대체로 상급간호사가 예상되는 적정 인원보다 상회하는 부하직원을 관리하고 있기 때문에 상하 간 모두의 직무상 대표적인 불만 요인이 되고 있다. 따라서 직무, 인적, 조직 특성 등을 종합적으로 반영한 현실적인 적정 인원의 산출근거가 마련되어야 한다.

(2) 공간적 요인

직접접촉이 가능한 공간에서는 적정 인원의 범위가 확대되고, 직접접촉이 어려운 원거리에서는 적정 인원의 범위가 축소된다. 하지만 최근 스마트 폰, CCTV, 전자통신 등의 사용과 소프트웨어의 구축 등으로 인해서 원거리에서도 관리 및 감독이 근거리에서처럼 용이하기 때문에 적정 인원의 범위가 확대되는 추세이다.

(3) 상급자의 능력

상급자의 능력은 2가지 측면에서 살펴보아야 한다. 첫 번째, 평소 상급자가 조직에 기여하는 헌신도가 높아 조직으로부터 신임과 존경을 받고 있다면, 상급자는 부하직원에게 신뢰감을 줄 수 있다. 이러한 경우, 상급자는 민주적 권위를 지니게 되어 통솔할 수 있는 부하의 수가 많아질 것이고, 많아진다 해도 무리 없이 부하를 통솔할 수 있을 것이다.

두 번째, 선천적이든, 후천적이든 개인의 통솔능력이 부하의 수를 결정하는 요인이다. 예컨대, A 간호과장이 15명의 부하를 관리하고 있는데 이들 간에는 직무 또는 인간관계에서 지속적인 문제가 야기되어 상호 간 갈등이 항상 존재하는가 하면, 동일한 조건에서 B 간호과장은 20명의 부하를 관리하고 있음에도 불구하고, 직무상의 문제는 물론 사소한 문제 조차도 발생하지 않는다면, 이는 양자 사이의 통솔능력의 차이이다.

4. 명령계통의 원리

상하 관계가 존재하는 조직에는 필수적으로 명령계통이 존재한다. 명령계통이 어떤 유형을 지니고 있느냐의 차이일 뿐, 모든 조직은 상하 관계가 존재하면서 동시에 명령계통이 존재한다. 명령계통의 원리란 업무상 지정된 상급자에게만 보고를 하고, 지시를 받아야 한다는 지침으로서 다음과 같은 순기능을 지니고 있다.

하나는, 상급자의 지시에 따라 직무수행을 하고, 그 결과를 지시한 동일 상급자에게 보고함으로써 직무에 대한 책임의 소재를 명확히 할 수 있다. 다른 하나는, 상하 간 지시 체계는 부하의 자의적인 개별적 행위를 기속하게 되어 조직의 안정과 개인의 일탈을 예방할 수 있다.

Gulick은 명령계통의 원리를 통해 조직의 안정이 유지되고, 직무에 대한 무책임이 극복될 수 있다고 주장하였다. 하지만 명령계통의 원리는 여러 학자들에 의해서 다음과 같은 비판을 받고 있다. 즉, 계선(系線)에 있는 특정된 사람에 의해서만 명령을 받는다는 것은 현실성을 외면한 것이다. 실제로 예산, 기획, 인사 등 모든 행정행위가 공식적인 상급자가 아닌 비공식적 결정권자 예를 들면, 막료 등에게 직접 보고하고 지시를 받는 협조체계를 통해 이루어진다. 이처럼 막료 등 비공식적 라인을 통해 지시를 받아야 하는 경우, 명령계통의 원리를 적용하면, 비공식적 라인이 배제되어 이후에 다시 비공식적 라인이 개입하게 됨으로써 직무수행의 반복과 복잡성을 야기하고, 시간 낭비와 행정비용의 낭비를 초래할 수 있다는 것이다.

최근 행정업무가 전문화되면서 계선조직보다는 전문성을 갖춘 비공식적 집단의 일종인 막료를 적극 행정에 활용하는 경향이 뚜렷하므로 명령계통의 원리는 점차 그 실효성이 없어질 수도 있다. Simon은 일찍이 명령계통의 원리를 조직관리에 적용하는 것은 환상에 불과하고, 있을 수도 없는 일이라고 극단적인 단정을 한 바 있다. 의료기관에 명령계통의 원리를 적용하면 Simon의 지적을 실감할 수 있는데 의료조직은 의료, 의료지원, 행정 등 여러 다양한 영역으로 구성되어 있으므로 조직의 특성상 지시나 명령계통이 획일화될 수 없고 다원화될 수밖에 없다.

5. 분업의 원리

사람이 모든 일을 다 할 수 있는 전지적인 능력을 가지고 있다면, 일을 각자 나누어서 할 필요성이 줄어들 것이다. 하지만 사람이 업무의 종류나 특성에 관계없이 모든 일을 다 잘할 수는 없다.

어떤 사람은 회계 일에 재능이 있을 것이고, 회계 업무 중에서도 결산에 재능이 있거나 회계감사에 재능이 있는 직원이 있을 것이다. 어떤 직원은 기획이나 홍보에 재능이 있을 것이고, 어떤 직원은 판매 또는 상담에 재능이 있을 것이다. 물론, 모든 일을 구분 없이 다 잘할 수 있는 소수의 재능 소유자도 있지만, 조직관리는 이러한 소수에 의해서 이루어지는 것이 아니라, 구성원의 재능에 따라 업무를 각각 분담해서

하는 분업의 원리에 기초한다.

“업무의 종류나 성질에 따라서 동질성을 지닌 각자에게 적정한 업무의 범위 및 양을 분담하게 하는 것”을 분업의 원리라고 한다. 분업을 하게 되면, 전문성이 보장되기 때문에 전문성의 원리라고도 하며 Mooney는 분업의 원리를 기능성(functionalism)의 원리로 명칭하였다. 분업은 전문성과 기능성 모두를 포함하므로 모두 동의로 사용해도 무방할 것이다. 분업이 조직의 성과를 향상시키는 데 활용되는 이유는 사람은 자기 재능에 맞는 동질성의 일을 맡아서 하게 되면, 맡은 일에 쉽게 친숙해지고 적응하게 되어 빠른 시간 안에 일을 숙달할 수 있어 일의 능률을 올릴 수 있기 때문이다.

하지만 분업이 일의 능률을 반드시 향상시키지 않는다는 지적이 줄곧 제기되어 왔다. 고도의 분업화는 맡은 업무만을 지속적 · 반복적으로 수행하므로 결국 직원을 기계화하여 업무에 대한 흥미를 상실하게 하고, 지나치게 동질화가 진행되면서 자기계발 등에 대한 심리적 욕구가 충족되지 못하여 직무에 대한 나태현상이 초래될 수 있다는 지적이다. 따라서 업무의 양을 늘려주는 직무확대(Job Enlargement) 그리고 의사결정이나 판단력 등을 확대해주는 직무충실(Job Enrichment) 또는 새로운 업무를 부과하는 직무교체(Job Exchange) 등을 통해서 직원에게 동기를 부여하는 절충적인 수단이 필요함을 일부에서 지적하기도 한다.

분업을 하기 위해서는 재정지출이 소요되므로 재정이 어려운 조직에서는 형식적인 분업이 이루어진다. 즉, 분업은 되어 있으나 한 사람이 상황에 따라서는 이중, 삼중의 중첩된 이질성의 업무를 수행하기도 한다. 병원조직은 특히 중소병원에서는 분업의 형식화가 다른 조직에 비해서 일반적이다. 간호사의 업무가 분업화되어 있지만, 실질적으로 이질적인 업무를 수행하고 있고, 일반 행정직원의 경우도 마찬가지이다, 이러한 현상은 병원조직의 특성에서 비롯되기도 하지만 재정이 지출되므로 분업을 형식화하고 있기 때문이다.

분업이 조직의 발전에 기여하기 위해서는 뒤에 설명하고 있는 통합 및 조정의 원리와 함께해야 된다. 분업이 세분화되고 고도화되면 될수록 조정이나 통합이 어려워져, 결국 조직의 목표를 달성하는 데 장애 요인이 되므로 조정 및 통합의 원리를 고려해서 점진적으로 분업을 편성해야 한다. 분업은 계층제의 원리도 동시에 고려해야 하므로 조직관리에서 가장 어렵고 복잡한 핵심적인 원리이다.

6. 조정과 통합의 원리

조직의 효율적 관리가 강조되면서 조직의 구조가 분업화·전문화 과정을 겪게 되었고, 조직구성원은 부서별 맡은 직무에만 몰입하는 현상을 가져와, 조직 전체가 추구하는 가치나 목표를 등한시하는 경향을 보이고 있다. 따라서 구성원의 다양한 가치나 직무행위를 조정하고 통일하는 과정이 필요한데 이를 조정과 통합의 원리라고 한다. 조정이 되면 통합의 의미가 있기 때문에 조정과 통합의 원리로 칭하기도 하고, 분리하여 조정의 원리 또는 통합의 원리로 표현하기도 한다.

업무가 분업화되면 될수록 개인의 행위는 보다 개별화되어 조직에 대한 몰입보다는 개인의 몰입에 집중하여, 개인은 조직이 전체적으로 나가야 할 방향을 잘 감지하지 못한다. Parsons는 그의 구조기능주의 이론에서 모든 조직은 살아있는 미세한 유기체로 구성되어 있고, 이러한 유기체가 하나로 결합되어 조직이 살아 움직일 수 있다고 지적했다. 이렇듯 조직의 분업화된 다수의 하위체계를 하나로 결합하기 위한 조정과 통합은 유기체의 기능으로서 전체적인 인력의 조화를 이루는 데 매우 중요하다. 조정자는 분화된 다양한 유형의 전문화된 하위체계를 조정하고 통합하는 역할을 수행해야 한다는 점에서 연주의 조정자인 오케스트라의 지휘자로 비교된다.

현실적으로 부서 및 개인을 대상으로 업무 및 이해관계를 상호 조정하기가 어려운데 의료기관을 대상으로 그 어려움을 지적하면 다음과 같다. 첫 번째, 병원조직의 특성 중의 하나가 다양한 학력·배경·가치관 등을 기초로 부서의 이질성이 존재하고, 따라서 부서 이기주의가 지배적이다. 이러한 할거주의는 조직 전체를 고려하지 않고, 제한된 안목을 가지고 작은 부분만을 강조하는 경향이 있어 상호 이해관계를 조정하기가 어렵다.

두 번째, 병원조직은 의사, 간호사 등을 비롯해서 자격증을 소지한 직원들로 부서가 편성되어 있어 업무의 전문성이 강조되는데 이는 조정을 어렵게 하는 대표적인 장애 요인으로 지적된다.

세 번째, 직원이 지향하는 목표가 의료기관의 목표와 구별되기 때문에 직원의 욕구를 충족시켜 조직의 목표에 일치시키기 위한 조정이 현실적으로 어렵다.

위와 같은 조정의 어려움을 극복하기 위해 의료기관 관리자는 다음과 같은 수단을 강구할 필요가 있다.

첫 번째, 관리자가 이해관계 등을 조정할 때 우호적인 시각을 가지고 한쪽 직원에게 치우친다는 인상을 주면 경계심이 생겨 조정이 힘들 수 있다. 이럴 경우, 관리자 이외에 제3자를 활용하면 직원이 경계심을 풀고 조정에 협조적일 수 있다.

두 번째, 상급자에게 업무의 조정을 위한 민주적 권위를 부여하여 계층제를 잘 활용하면 조정이 용이해질 수 있다.

세 번째, 조정의 대상자를 각종위원회, 미팅 등에 참여시켜 사안에 따른 조정의 필요성을 스스로 인식시킨다.

CHAPTER 7

동기부여

1 동기부여란?

2 X · Y · Z이론과 관리전략

3 의료기관의 관리전략

4 동기이론

1. 동기부여란?

조직이 경쟁 관계에서 살아남기 위해서는 무엇보다 개인의 직무에 대한 관심과 열정을 키워 이를 조직의 성장에 활용해야 한다. 개인의 조직에 대한 관심과 열정은 조직의 목표달성에 필수적인데 관심과 열정에 대한 행위유발은 여러 동기 요인에 의해서 발생된다. 조직의 발전은 구성원의 행위유발에 의해서 비롯되므로 동기 요인은 조직관리에서 매우 중요한 위치를 점하고 있으며 미래 인사관리의 핵심 연구대상이다.

조직 내의 상황이 긴급한 상황임에도 불구하고 행위유발의 동기가 발생하지 않거나, 마지못해 유발된 행위조차 무익한 결과를 초래한다면, 조직은 더 이상 미래지향적인 발전을 기약할 수 없으므로 인사관리의 효율적 관리를 위한 동기부여에 관한 중요성이 강조된다.

지금까지 심리학자, 조직관리학자 등에 의해서 다양한 동기부여가 정의되고 있으나, 본서에서는 "조직의 목표달성을 위해서 자극과 유인을 통해 일정한 방향으로 특정 행위를 유발시키고, 이를 유지시키는 과정"을 동기부여라고 정의한다. 동기부여는 조직의 생산성을 극대화시킬 수 있는 경제적 수단으로서 효율적 조직관리에 크게 기여한다. 구성원의 욕구가 적시에 해결되지 않고, 지속적으로 누적되면 직무 스트레스로 전환되어 결국 동기유발의 장애가 된다. 구성원은 조직 속에서 다양한 유형의 욕구를 지니고 활동한다. 직무와의 접촉을 통해서 생성되기도 하고, 상사 및 동료와의 관계 그리고 개인의 특성에 따라 욕구가 생성되기도 한다. 욕구가 충족이 되면 심리적 상황 등의 변화를 가져와, 특정 행위가 자발적으로 유발된다. 욕구충족이 어렵거나 불가능하다고 판단되면, 일할 욕구를 갖지 않거나 다른 조직으로 전직할 수 있으므로 동기부여에 의해 행위유발이 될 수 있는 적절한 욕구충족에 관한 조직관리가 필요하다.

2. X · Y · Z이론과 관리전략

개인의 욕구에 관한 본질을 이해하기 위해서는 인간의 본성에 관한 분석이 필요하다. 인간의 본성을 먼저 살펴보고, 그 유형에 따라서 개인을 관리하는 맞춤형 전략의 모

표 7-1 X, Y, Z이론의 비교

특징 \ 분류	X	Y	Z
인간의 본성	• 게으르고 나태함 • 수동적이고 소극적임 • 통제와 지시 선호 • 책임회피	• 부지런하고 자율적임 • 능동적이고 적극적임 • 부분별 통제, 지시 선호 • 책임의식 추구	• 공유의식 추구 • 공동체 문화 중시 • 창의성 추구 • 자율의식 추구
관리전략	• 수직적 · 계층적 관리 • 당근과 채찍 병행 • 권위적 관리	• 수평적, 민주적 관리 • 우호적인 작업환경 조성	• 개인책임 • 집단적 의사결정
보상	• 금전적 보상 • 승진	• 자아실현 • 자기계발 • 직무만족	• 장기고용 등에 의한 조직의 소속감 제공

색을 통해 동기유발에 의한 조직의 목표달성을 기대할 수 있다. 인간의 행위는 인간의 본성에서 비롯된다고 많은 학자들은 주장한다. 그 중에서도 McGregor의 이론은 인간의 본성과 동기부여와의 관계를 잘 설명하고 있다.

그는 X · Y이론의 정립을 통해 인간의 본성을 2가지 형태, 즉 악한 사람과 선한 사람으로 구분하여, 이에 맞는 적절한 관리전략을 소개하였고, 이후 그의 이론이 여러 학자들에 의해서 지속적인 수정과 보완을 거치는 과정에서 Z이론이 제시되었다(표 7-1).

1) X이론

X이론은 사람의 본성을 악한 상태로 전제하고, 인간은 태어날 때부터 게으르고, 나태하고, 창의성이 없고, 타인에게 의존적이고 수동적이며, 비협조적이고 자기중심적인 이기주의라고 주장한다. 이러한 인간의 본성을 기초로 개인을 조직에 적응시키기 위해서는 개인을 엄격하게 통제 및 관리하고, 명령과 지시 등 억압적인 물리적인 행사가 필요함을 주장할 뿐 아니라, 행위유발에 대한 대가로서 급여 등 금전적인 측면의 보상을 강조한다. 경제적인 보상 등이 충분히 주어지면, X이론에 해당하는 사람들은 지시와 통제 등에 잘 순응하여 행위를 유발하고, 그렇지 않으면 행위유발에 소극적이라고 한다.

교육수준과 시민의식 등의 향상으로 인해서 자율적인 의사결정을 할 수 있는 지적 능력 및 판단력 등이 향상된 현대생활에서 억압적인 형태의 권위주의적 관리 전략이 과연 민주적인 조직 환경에 적합한지에 대한 의구심이 제기된다.

2) Y이론

Y이론은 사람의 본성을 기본적으로 선한 관점에서 바라본다. 대부분의 사람은 창의적이고, 협동적이고, 타인의 배려와 관심에 우선적이고, 능동적이고, 일하기를 선호하고 그리고 문제해결 중심의 사고와 책임의식을 가지고 있는 경향이 뚜렷하다고 주장한다. 이러한 성향의 개인을 X이론처럼 통제 및 처벌 등에 의해 관리하는 것은 적합하지 않고, 개인의 능력과 인품을 존중하면서 능동적으로 문제해결을 할 수 있도록 참여적 근무환경조성과 함께 참여적 리더십과 직무확대 등을 관리전략으로 제시한다.

X형처럼 금전적인 보상보다는 자아실현, 자기계발, 자기만족 그리고 직무에 대한 보람 및 성취감, 칭찬 및 격려 등을 행위에 대한 보상수단으로 지적한다.

3) Z이론

X · Y이론이 사람의 본성을 선, 악의 이분법으로만 단순하게 분류한 것은 환경의 변화에 따라 사람의 본성도 변한다는 사실을 간과하고 있는 점을 강조한다. 따라서 너무 단순한 조건에서 동기부여의 이론적 접근이 이루어진다는 비판이 지속적으로 제기되었고, 여러 학자들에 의해서 X · Y이론의 수정이 이루어졌는데 그중 대표적으로 Lundstedt의 Z이론을 들 수 있다. 그는 인간의 본성 중 구속되기를 싫어하는 자유분방한 측면이 존재함을 인식하고, 이를 기초로 개인의 관리전략을 수립하여 창의적이고 혁신적인 동기유발의 접근을 시도하였다.

3. 의료기관의 관리전략

위에서 살펴본 인간의 본성에 바탕을 둔 관리전략을 의료기관에 적용하여, 직원의 동기부여에 활용할 수 있다. 역량을 갖춘 의료관리자가 되려면, 조직의 동기부여에 관심을 가져야 한다. 특히, 직무분석을 통해 직원의 성품이 X형인지 Y형인지 혹은 Z형인

지를 사전에 파악하여 이를 인사 파일에 보관한 다음, 적절히 동기유발 수단으로 활용할 수 있다. 직원이 X형이라면, 동기유발을 위해 다음과 같은 여러 계층적 · 권위적 방식이 채택될 수 있다.

첫 번째, 지시와 통제로서 직원의 직무수행을 독촉한다. 두 번째, 직원의 자율성을 인정하지 않고, 뒤에서 따라오라는 식의 직무수행 매뉴얼을 개발한다. 세 번째, 상명하복(上命下服)의 엄격한 위계에 의한 업무관리를 한다. 네 번째, 연공서열이 높은 직원이라면, 명예퇴직, 임금 피크제 등의 심리적 압박을 가한다.

직원이 Y형이라면, 조직을 위한 자발적인 노력이 기대되므로 자기 주도적인 의사결정, 직무수행의 자기 결정권 보장, 개방적 의사소통, 정보의 공유화, 참여적 직무평가 등과 같은 민주적 관리방식을 채택한다.

직원이 Z형이라면, 상황에 따라 진지한 고민이 필요하다. 의료정보처리실에서 근무하는 직원이 기혼 여성이고 경력자라면, 재택근무 등 탄력근무제를 적용하여 자유분방한 근무환경 조성을 통해 동기유발을 높일 수 있으나, 신입직원의 경우, 조직 환경을 습득하기 위한 시간적 여유가 필요하므로 자유분방한 근무환경조성에 의한 동기유발을 기대하기란 어렵다. 대학병원의 연구 및 개발부서 등에 근무하는 경력직원은 자유분방한 근무환경에서 창의적인 아이디어 등을 생성할 가능성이 높기 때문에 외국의 저명기관에 위탁 등을 통해 통제가 약한 자율적인 근무조건을 만들어 준다면, 혁신적이고 창의적인 아이디어를 생성할 수 있는 동기유발을 기대할 수 있을 것이다.

위에서 의료현장에 적용될 수 있는 X, Y, Z형에 의한 관리전략을 간단히 살펴보았으나, 현실적으로 의료기관에 종사하는 직원들의 욕구 발생원인과 형태가 다양하고, 동기부여의 과정도 개인에 따라 상이하게 나타나고 있는데 이는 인간의 본성이 복잡함을 보여주는 것이다. 따라서 개인의 가치관 등 인간의 본성과 관련된 요소들을 면밀하게 관찰하고, 이를 체계적으로 분류하여 차별화된 동기부여를 위한 관리전략이 필요하다.

4. 동기이론

조직 내에서 인간의 행동은 본능적, 즉흥적으로 유발되는 것이 아니라 동기에 의해 유발되므로, 동기를 유발시키는 원인을 찾아 인간의 행위를 설명하는 것은 조직관리에서 중요하다. 동기이론(Motivation Theory)은 행위유발의 원인과 과정을 이해하는 것으로 크게 2가지 유형으로 분류되는데 Maslow의 인간동기이론에서 시작되는 내용이론과 Vroom의 기대이론에서 시작되는 과정이론이 있다.

1) 내용이론

동기부여의 원인이 무엇인가? 즉, 사람의 행동을 유발시키는 요인이 무엇이고, 그 내용은 무엇인가를 밝히는 과정으로서 대표적으로 Maslow의 욕구5단계이론과 Herzberg의 2요인이론이 내용이론(Contents Theory)에 해당된다.

(1) Maslow의 욕구5단계이론

Maslow는 1943년에 발표한 인간동기이론(A Theory of Human Motivation)에서 인간의 욕구를 생리적 욕구, 안전의 욕구, 소속과 애정의 욕구, 존경의 욕

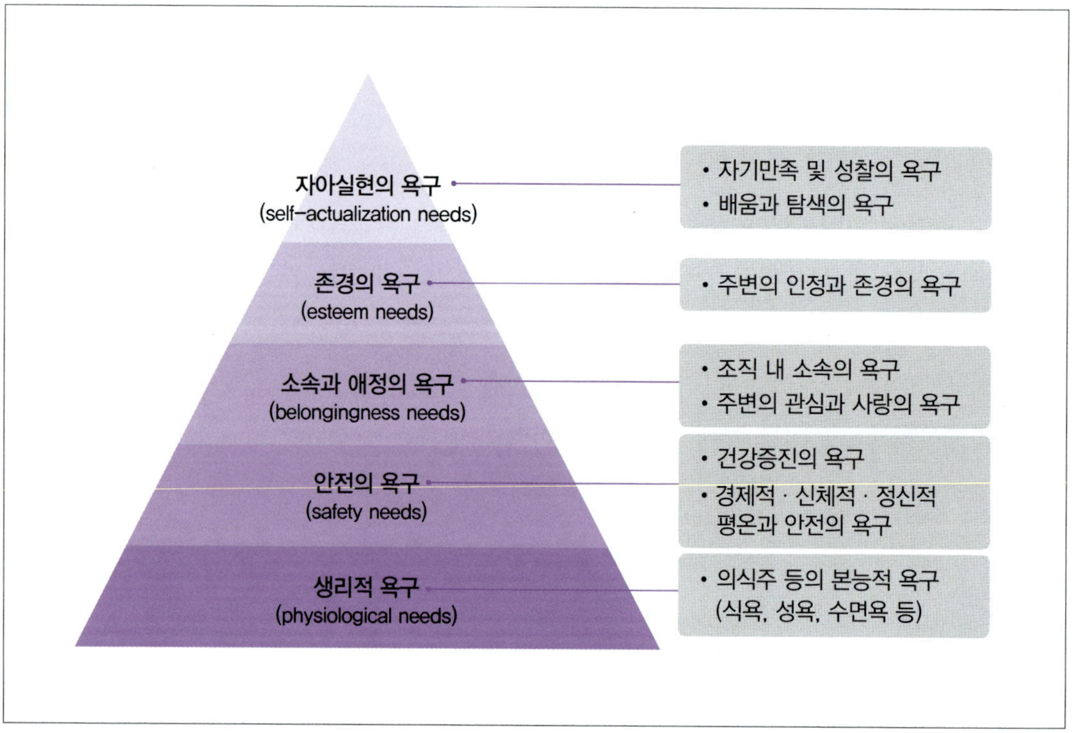

그림 7-1 | Maslow의 욕구 5단계

구, 자아실현의 욕구인 5단계로 구분하였는데 이를 욕구 5단계이론(Hierarchy of Needs)이라 한다(**그림 7-1**).

최하위 단계에 속하는 욕구를 생리적 욕구, 최상위의 단계에 속하는 욕구를 자아실현의 욕구로 분류하여, 인간의 욕구는 계층적으로 존재함을 지적하였다. 생리적 욕구가 충족되어야 안전의 욕구가 생기고, 안전욕구가 충족되어야 소속 및 애정의 욕구가 생기고, 소속 및 애정의 욕구가 충족되어야 존중의 욕구가 생기고, 존경의 욕구가 충족되면 비로소 최상위의 자아실현의 욕구가 발생한다는 것이다.

그의 동기이론은 지금까지도 많은 비판을 받고 있지만, 여전히 가장 보편적으로 인간의 동기를 설명하는 데 활용되고 있다. 그의 동기이론을 의료기관의 방사선과 A직원에게 적용하면, 이론의 단점을 이해할 수 있다. A직원은 3년제 방사선과를 졸업하고 총무과장으로 개인 의원에서 일하고 있는데 최근 신입직원들이 4년제를 졸업하고 입사하기 때문에 A직원은 학력과 능력에 대한 약간의 콤플렉스가 있다.

그래서 야간학과에 편입하여 현재 어렵게 학업을 진행 중이다. A직원의 경우, 학교를 다니면서 각종 세미나에 참석하는 등 자신의 자질, 역량 등의 잠재력을 키우고 실현하기 위해서 각고의 노력을 다하고 있는 것은 최상위의 단계인 자아실현의 욕구가 존재하고 이를 실현하기 위한 욕구가 존재하기 때문이다.

Maslow의 동기이론을 A직원의 사례에 적용하면, 다음과 같은 단점을 찾을 수 있다.

첫 번째, A직원은 최하위단계인 생리적 욕구는 가지고 있으나 아직은 젊기 때문에 건강이나 질병의 예방 등에는 별다른 관심이 없어 생리적 욕구 다음 단계인 안전의 욕구는 아직 없다. 또한 직장인으로서 사회적 관계가 필수적이므로 소속 및 애정의 욕구는 느끼고는 있지만, 일을 잘해서 부하직원이나, 거래처 직원들로부터 존중을 받고자 하는 또는 자신을 존중하고자 하는 존중의 욕구는 아직 느끼지 못하고 있다. 따라서, A직원은 Maslow의 단계별 욕구 충족에 의해서 자아실현의 단계에 진입한 것이 아니라, 단계를 거지치 않고 자아실현이라는 행위가 유발될 수 있는 동기가 부여되고 있다.

두 번째, A직원은 아직은 아니지만, 부모로부터 각종 질병에 노출될 수 있는 유전인자를 보유하고 있고, 더욱이 병원에 근무하고 있기 때문에 나이가 좀 들면, 건강에도 관심을 가질 것이고 안전의 욕구도 가질 예정이다. 그렇다면 이후에 A직원은 동시에 여러 욕구를 가지게 되고 동시에 충족되기를 바랄 것이다. 이처럼 동시 다발적으로 동기가 유발되는 현상을 Maslow의 이론은 설명할 수가 없다.

위의 동기이론의 단점을 수정, 보완하기 위해서 Alderfer는 ERG이론을 주장하였다. 그의 이론에서 각 단계별 욕구를 구성하고 있는 공통된 요소를 결합하여 인간의 욕구 단계를 3단계로 재구성하였다. 즉, 존재욕구(existence needs), 관계욕구(relatedness needs), 성장욕구(growth needs) 3단계로 구분하여, 상위의 욕구가 충족되지 않으면, 하위의 욕구로 다시 내려와 하위욕구의 충족에 관심을 갖는다는 주장을 제기하여, Maslow의 욕구충족에 의한 단계별 이동의 모순에 수정을 가했으며, 동시다발 욕구의 경우, 이것이 하나의 동기유발요소가 될 수 있음을 주장하기도 했다. 이러한 ERG이론을 위의 A직원의 사례에 적용하면, Maslow의 이론을 현실에 맞게 수정한 것으로 보인다.

(2) Herzberg의 동기 – 위생 2요인이론

직무성취감 및 만족감, 인정 등 만족요인에 해당하는 동기요인과 작업환경 및 보수 등 불만족요인에 해당하는 위생요인에 의해서 동기유발이 조성된다는 것이 Herzberg의 동기-위생 2요인이론(Motivation-Hygiene 2 Factors Theory)의 핵심이다. 그의 주장에 의하면, 인간의 욕구는 서로 대칭 관계의 2가지 형태인 만족 욕구와 불만족 욕구로 구분된다.

만족 욕구를 결정짓는 요소는 직무 내용에 해당하는 것, 예를 들어, 직무의 성취감 및 만족감, 인정, 승진, 자기성장 및 계발 그리고 잠재력 향상 등으로 이를 동기요인이라 한다. 반면, 불만족 욕구를 결정짓는 요소는 작업환경과 같이 직무와 관련이 있는 것, 예를 들어, 작업조건, 보수, 대인관계, 감독자와의 관계를 들고 있는데 이를 위생요인이라 한다.

동기요인은 만족 욕구를 높이고, 구성원의 행동을 적극적으로 유발시켜 조직의 생산성을 향상시키는 데 기여한다는 것이 동기이론이다. 동기이론에 의하면, 만족 욕구가 충족되지 않아도, 예를 들어, 직무의 성취감 및 만족감이 좀 떨어지더라도 만족 욕구의 수준이 낮아질 뿐, 위생요인인 불만족으로 이어지지는 않는다는 것이다.

마찬가지로 위생이론에 의하면, 작업조건 등이 열악하면 불만족 욕구가 높아지고, 만약 작업조건 등의 욕구가 해결되면, 만족 욕구가 증가하는 것이 아니라, 불만족 욕구가 감소한다는 것이다. 작업조건 같은 위생요인은 불편하거나 회피하고 싶은 욕구로서 욕구가 해소되면, 불편함이 감소할 뿐, 만족 욕구에는 전혀 영향을 미치지 않는다는 것으로 동기 요인과 위생요인은 상호 영향을 미치지 않음을 알 수 있다.

위생이론은 처음 보건의료현상을 설명하면서 주장되었다. 위생이론에 의하면, 질병의 예방이 치료를 대신할 수 없다는 것인데 이는 예방은 위생요인, 치료는 동기 요인으로서 치료의 성패가 예방에 영향을 미칠 수 없고, 예방의 성패가 치료에 영향을 줄 수 없음을 의미한다.

Herzberz의 2요인은 Maslow이론의 수정과정을 통해서 설명되고 있다. 위생요인은 생리적 욕구, 안전의 욕구, 사랑 및 소속의 욕구로 분류했고, 동기 요인은 존중의 욕구, 자아실현의 욕구로 분류했다. Maslow는 동기유발을 위해서 욕구 자체에 관심을 가졌지만, Herzberg는 욕구를 구성하고 있는 요소에 보다 더 관심을 가졌다.

Herzberg의 이론을 보건의료현장에 적용하면, 다음과 같은 사실들을 알 수 있다. 첫 번째, 의료기관의 인적자원이 양질화되면서 자기계발과 자기 성장을 위한 기회가 확대되고 있는 추세이다. 따라서 동기 요인으로 자기계발, 자기 성장, 잠재력의 향상 등을 지적한 것은 직원 및 의료기관의 경쟁력 강화를 위해 매우 긍정적이다. 하지만 위생요인으로 분류된 대인관계를 의료기관에 적용하면, 의료현실에는 적합하지 않다. 의료관리자는 사회적 관계망의 형성을 통해 대인관계를 구축하는데 대부분의 시간을 소비하면서 직무의 성취감 및 만족감을 느끼고, 원장으로부터 업무에 대한 인정을 받는다. 보건행정 자체가 대내·외적인 폭 넓은 인간관계를 요구하는 특성이 있기 때문에 행정직원의 경우, 상사와의 인간관계, 외부기관과의 인간관계 형성을 통해서 직무에 대한 보람을 느낀다. 이는 의료기관에서의 인간관계가 동기 요인, 즉 성취감, 만족감, 보람 등에 민감하게 영향을 미친다는 것을 의미하므로 동기 요인과 위생요인은 별개로 존재한다는 주장에 모순을 발견할 수 있다.

두 번째, 보수가 위생요인으로 지적되고 있으나 사실 동기 요인에 영향을 미친다. 직원에게 적정한 생활 유지가 가능한 보수가 보장된다면, 직무의 몰입을 가져와 직무의 만족감 및 성취감과 함께 조직의 생산성이 증가하므로 동기 요인에 직접적인 영향을 미친다. 최저 생계에도 못 미치는 보수가 직무 만족에 영향을 주지 않는다는 동기-위생요인을 의료현장에 적용하기란 현실적으로 어렵다.

(3) McClelland의 성취동기이론

McClelland는 학습 과정을 통해서 인간은 성취 욕구, 권력 욕구 등을 갖는 다고 주장하였다. 특히, 그는 성취 욕구를 통해서 동기를 설명했는데 성취 욕구가 강한 사람은 행위유발에 대한 강한 동기가 있다고 주장하였다. 그는 선진사회로 발전하기 위해서는 구성원의 성취 욕구가 변수라고 지적하였는데 성취 욕구가 강한 구성원들로 조직이 구성되어 있으면, 조직발전에 긍정적으로 작용하므로 성취 욕구에 우선 관심을 가져야 한다고 주장하였다.

그는 인간의 동기를 간단하게 설명하고 있어 그의 성취동기이론(Achieve-Ment-Motivation Theory)을 조직관리에 용이하게 적용할 수 있다. 의료기관은 신속하고 중요한 업무처리가 일상 발생할 수 있어 강한 성취동기를 요한다. 따라서 평소 사전에 직원의 개성을 파악하고, 성취동기가 강한 직원을 선발하여 상황에 맞도록 적절하게 활용한다면, 업무처리의 효율성을 기할 수 있다. 성취 욕구는 권력 욕구와는 달리 행위결과에 대해 특별한 사후보상 등을 전제하지 않으므로 더욱 더 활용가치가 있으며, 성취 욕구가 강한 직원은 확대된 직무를 선호하는 경향이 있어 직무확대의 병행과 함께 동기를 배가시킬 수 있다.

2) 과정이론

내용이론이 동기를 유발하는 요인에 관심을 기울인 반면, 과정이론(Process Theory)은 동기유발 요인이 왜, 어떻게 발생하는지에 대한 동기의 과정과 동기유발 요인 간의 상호작용에 관심을 갖는다. 대표적으로 Vroom의 기대이론과 Adams의 공정성이론이 있다.

(1) 기대이론

Vroom은 동기유발의 3요인, 즉 유의성(valence), 수단성(instrumentality), 기대(expectancy)의 상호 관계에 의해 동기과정을 설명한다. 유의성은 행위의 결과인 성과에 대한 가치를 말한다. 가치는 승진, 인정, 보수 인상과 같은 긍정적인 가치가 있는가 하면 징계 등 부정적인 가치도 있다. 수단성은 유의성이 실현될 가능성, 즉 성과를 통해서 승진 등이 될 가능성을 말한다. 기대는 성과가 달성될 수 있는 자신감, 즉 평소 일 처리 능력 등을 고려할 때 성과가 어느 정도 달성될 수 있을지에 대한 가능성을 말한다.

그는 유의성이 수단성에 영향을 미치고, 유의성과 수단성은 기대에 영향을 미치고, 기대는 유의성 및 수단성에 영향을 미침으로써 동기수준이 결정된다고 보았다. 유의성, 수단성, 기대의 값이 크면 동기가 강하게 유발되고, 낮으면 동기유발이 나타나지 않거나 기대보다 적다는 것이다.

Vroom의 기대이론(Expectancy Theory)을 의료현장에 적용해보자. 최근, 신설된 요양병원의 올해 목표는 병상가동률을 높이는 것이어서 원장이 인사고과에 환자유치를 반영할 가능성(수단성)이 매우 크다. 원무과장은 환자유치가 곧 승진(유의성)이라 굳게 믿고 있으며 환자유치를 통해 올해는 꼭 승진하기를 바라고 있다. 유의성, 수단성이 모두 그에게 긍정적이므로 다른 분야는 몰라도 환자유치에는 확실한 자신감(기대)이 있다. 이런 경우, 원무과장은 유의성, 수단성, 기대 3요인 모두가 긍정적이므로 적극적이고 열정적인 행위를 유발할 것이다. 만약, 원장이 환자유치를 인사고과에 반영하지 않는다거나 생각보다 적게 반영할 것이라고 예측되면, 수단성이 낮아 동기유발에 부정적인 영향을 미치고, 이는 결국 기대에도 부정적인 영향을 미친다.

(2) 공정성이론

Adams에 의하면, 개인의 동기는 타인과의 투입과 산출의 비교를 통한 공정성의 유 · 무를 기준으로 결정된다고 보았다. 직무수행을 위한 투입요소는 교육, 노력, 경험, 근로시간 등이고, 직무수행에 대한 보상으로서의 산출은 임금, 승진 등이다.

비교 대상자에 비해서 학력도 높고, 근로시간도 많은데 승진이 느리거나 보수가 낮다는 사실을 자각한다면, 공정성이 유지되지 못하므로 동기를 낮게 조정하여 소극적인 행위를 보이고, 만약 공정성의 유지가 자각된다면, 동기를 재조정 하여 적극적인 행위를 보인다는 것이다. 내가 조직을 위해서 밤낮으로 헌신적으로 열심히 일을 함에도 불구하고 동료 직원에 비해 차등적으로 낮은 대우를 받는다면, 과연 내가 열심히 일을 할 수 있을까?라는 질문이 공정성이론(Equity Theory)의 핵심이다.

의료기관은 교육 배경, 교육 이수 기간 그리고 직무의 다양성으로 인한 업무의 난이도 차이, 근로시간의 편차가 심하여 개인, 조직 간의 공정성의 문제가 발생할 가능성이 높은 조직이다. 행정직원의 경우에 2년제, 3년제, 4년제 대학 교육을 이수한 직원들과 면허증 소지 유 · 무에 의한 직원들로 구성되어 있는데 인사관리에서 교육 이수 기간과 면허소지 여부를 적절하게 반영하지 않는 경우가 있어, 공정성의 문제가 야기되어 근무 의욕의 저하와 함께 결근율을 높이고, 나아가 이직 등의 현상을 가속화시키고 있다.

방사선과, 임상병리과 등도 일반 행정직군과 비교하여 업무의 난이도 등 질적 차이가 존재하므로 조직 간 직무 비교에 있어서 불공정성이 자각될 가능성이 있다. 이는 결국 부서 간 협조체계를 어렵게 하고, 대화를 차단시킬 수 있다.

공정성의 자각은 매뉴얼 등에 의해서 확인되는 경우도 있지만, 경우에 따라서는 개인의 주관적인 판단 등에 의해서 결정되므로 조직관리에 있어서 보이지 않는 관리대상이다. 보이지 않는 내면의 상태를 파악하여, 이를 조정하고 관리하기란 상황에 따라서는 매우 어렵기 때문에 누구라도 수용할 수 있고, 이해할 수 있는 보편타당한 객관화된 업무수행의 표준을 마련하는 것이 공정성의 유지를 통해 조직을 발전시킬 수 있는 효율적인 방안이다.

CHAPTER 8

리더십

1 리더십이란?

2 리더십의 구성요소

3 리더십의 이론

4 리더십의 유형

5 보건관리자의 리더십에 영향을 미치는 요인

1. 리더십이란?

인류가 집단생활을 유지하고 경쟁관계를 형성하면서 동시에 리더십(leadership)이 요구되었는데 이는 리더십이 없이는 집단이 유지될 수 없고, 상호 간 경쟁이 이루어질 수 없음을 의미한다. 집단생활의 특징은 경쟁을 통해 다른 집단을 복속시켜야 집단이 성장 · 유지될 수 있는데 이를 위해서는 리더가 있어야 한다. 리더 없이는 어떠한 조직도 형성 · 유지될 수 없고 발전할 수 없다. 오늘날 조직은 상호 경쟁을 최우선으로 여기고 있어, 과거에 비해 절대적으로 리더를 필요로 한다.

한 사람의 리더가 조직성장의 성패에 결정적인 영향력을 미치고, 나아가 한 국가의 존립 자체에 영향력을 미칠 수 있는 점을 역사적으로 상기한다면, 리더십의 중요성은 아무리 강조해도 지나침이 없다.

2007년까지만 해도 노키아는 이동통신사업의 세계 점유율 40%를 차지할 정도로 부동의 세계 1위를 차지하고 있었으나, 오랫동안 리더십의 부재로 인하여 2013년 역사 속으로 사라지는가 싶었는데 2014년 직원 출신의 Rajeev Suri가 CEO로 영입되면서 그의 탁월한 리더십 하에 과거의 영예를 되찾아가고 있음은 한 사람의 리더십이 특히 위기 상황에서는 얼마나 소중한지를 보여주고 있다.

또한 우리는 역사 속에서 임진왜란 중에 이순신 장군의 리더십이 국가의 존립에 얼마나 큰 영양을 미쳤는지를 익히 잘 알고 있다. 크고, 작은 조직에서부터 국가에 이르기까지 리더십의 영향력이 광범위하게 미치므로 조직의 관리자라면 리더십의 이해가 필요하고, 특히 보건행정의 관리자라면 리더십의 본질을 보다 이해할 필요가 있다. 의료환경의 변화에 대처하기 위해 보건행정조직은 리더십의 필요성을 그 어느 조직보다 더 실감하고 있다는 점에서 앞으로 의료분야에서의 리더십에 관한 연구가 활발히 이루어져야 한다.

리더십의 정의가 지금까지 여러 학자들 및 실무진들에 의해서 다양하게 규정되고 있으나 일반적으로 리더십이란, "개인이나 집단의 특정한 행위를 유도하거나, 사상 및 가치 등의 전환을 유도하는 기술 및 영향력"을 말한다. 리더십은 행위 및 사상 등의 변화를 유도하여 조직의 변화와 발전을 모색하므로 최근 조직관리에서 그 중요성이 강조되고 있다.

2. 리더십의 구성요소

리더십은 상대방에게 변화를 주는 영향력이라는 점을 근거로 Gibb은 리더십을 아래와 같이 리더, 상대방, 상황, 과업으로 구성되어 있음을 지적하였다.

1) 리더

리더십은 리더(leader)에 의해서 발휘되므로 리더십과 리더는 바늘과 실 같은 불가분의 관계이다. 그렇다고 조직의 리더가 반드시 리더십을 동시에 가졌다고 단언할 수는 없다. 리더는 대인관계를 통해 사람의 사고 및 의식 등을 움직이게 하지만, 대인관계가 결여된 리더는 사람과의 원만한 관계를 형성, 주도해갈 수 없어 리더십을 발휘할 수 없으므로 진정한 리더라고 볼 수 없기 때문에 단지 관리자일 뿐이다.

2) 상대방

리더를 추종하는 자로서 리더의 의도에 따라 움직이는 개인 또는 집단을 말한다. 개인은 주로 부하직원이 해당되지만, 동료직원도 해당될 수 있고 심지어는 상사도 해당된다. 리더십의 대상이 상사라는 점이 생소하겠지만, 이론적 근거에 의한 적극적인 설득, 실질적인 자료에 근거한 청사진 그리고 누구나 공감하고 공유할 수 있는 비전 등의 제시를 통해서 상사를 설득, 감복시킴으로써 상사를 추종세력으로 만들 수 있다. 리더십의 대상은 부서 및 집단도 해당된다. 부서끼리의 갈등 등을 조정하고 해결하는 데 있어서 리더십의 영향은 중요하다. 조직 내에는 공식적인 집단 또는 동창회, 향우회와 같은 비공식적인 집단이 있는데 이들도 마찬가지로 리더십의 대상이다. 조직을 이루고 있는 실체라면, 모두 리더십의 대상으로 분류된다.

3) 상황

리더십은 조직 밖에서 이루어지기도 하지만, 대체로 조직 안에서 이루어지므로 조직 안의 상황, 즉 조직관리체계, 조직문화, 조직규범, 구성원의 가치관 및 신념, 조직의 자율성의 수준, 직원의 몰입도 및 충성도 등이 리더십을 구성하는 요소로서 이들 요소는 각기 또는 상호작용을 통해 리더십에 영향을 미친다.

4) 과업

과업은 리더십에 영향을 미칠 뿐 아니라 리더십의 유형을 결정짓는다. 조직의 유형에 따라서 과업의 특성이 다르므로 이에 따라 리더십의 유형이 분류된다. 연구소, 군대, 제조기업의 과업은 각각 다르므로 서로 다른 유형의 리더십이 요구된다. 동일 조직 내에서도 과업의 특성이 부서별로 차이가 존재한다. 예를 들어, 의료기관 내에서 간호부서와 진료부서의 과업의 특성이 다르므로 리더십의 유형이 다르다.

3. 리더십의 이론

리더가 될 수 있는 자질과 관련해서 많은 논쟁이 존재해 왔는데 그중 3가지 논쟁을 소개하면, 초기의 특성이론, 1950~1960년대의 행동이론 그리고 1970년대의 상황이론이다.

1) 특성이론

특성이론(Trait Theory)은 초기의 리더십 이론에 해당된다. 리더는 남들과 다른 특성을 지니고 있어, 이러한 특성이 리더십에 영향을 미친다는 것이다. 예를 들어, 학벌 · 학력 · 지능지수 · 언변 · 외모 등이 다른 사람에 비해 뛰어나면 리더의 자질로 보았다. 하지만 이러한 주장은 시간이 지날수록 현실과 괴리되어 있다는 사실을 발견하게 되었다. 뛰어난 외모와 고학력의 소유자라 해도 현장에서 리더십을 발휘하지 못하는 사례가 흔히 관찰되면서 비판을 받게 되었고, 이어 행동이론이 제기되었다.

2) 행동이론

행동이론(Behavioral Theory)은 외적 표현의 상태가 리더를 결정짓고, 리더십에 영향을 미친다고 주장했다. 예를 들어, 적극적이고 진취적인 활동, 미래지향적인 행동, 감성적인 행동, 충성스럽고 헌신적인 행동, 포용과 배려를 우선시하는 행동, 솔선수범해서 앞장서는 실천 행동 등이 리더를 만들고 리더십에 영향을 미친다고 보았다.

3) 상황이론

1970년대 경제 및 사회상황이 변하면서 행동이론에 의한 외적 행태가 리더를 결정한다는 주장은 그 한계를 나타냈다. 조직관리체계, 조직문화, 조직구성원의 참여의식 및 민주주의 의식 수준, 조직의 경영상태 등 조직 내의 상황이 리더를 결정하는 중요 요인으로 지적되었다. 상황이론(Contingency Theory)에 의하면, 의료기관이 경영이 악화되어 도산의 위기에 처했을 때 이러한 위기가 리더를 만들고, 동시에 리더십을 발휘할 수 있는 계기가 되어 위기를 극복할 수 있다는 것이다.

4. 리더십의 유형

시대변천에 따라서 여러 기준에 의한 리더십의 유형이 학자들에 의해 다양하게 주장되고 있다. Lippitt와 White는 의사결정의 양태를 기준으로 권위주의형, 민주주의형, 자유방임주의형으로 분류하였으며, 이후 조직변화의 특성에 맞게 카리스마적 리더십, 변혁적 리더십 등 다양한 유형의 리더십이 소개되었고, 이어 섬기는 리더십을 통해 리더십의 패러다임의 변화가 시도되고 있다. 우리는 이러한 리더십의 변화 속에서 보건의료분야에서 어떤 유형의 리더십이 필요한지 살펴보아야 한다.

1) 1차적 리더십의 유형

본격적으로 리더십이 학문적으로 연구되기 시작하면서 Lippitt와 White를 중심으로 리더십의 유형이 소개되었는데 이들은 리더의 의사결정의 양태를 기준으로 아래와 같이 세 유형으로 분류하였다.

(1) 권위주의형

권위주의형(Authoritarian Type) 리더는 자신의 의사결정만 최고로 여긴다. 직원의 의견, 건의, 충고 등을 무시하고 자기중심적으로 사고하며 판단하는 경향을 보인다. 리더가 판단하여 어떤 지시를 내리면, 직원은 이를 받아들이고 순응하는 것을 리더십으로 여긴다. 수직적 관리체계를 선호하는 조직에서 유용하게 활용될 수 있는 리더십 유형이고, 긴급한 상황에 대처하기 위해서도 적절히 활용될 수 있다. 특히 전통적으로 왕조 중심의 관리체계를 설명하는 데 유용하게 활용될 수 있고, 보수적 사회체계의 여러 사회현상을 설명하는 이론적 근거를 제시하기도 한다.

(2) 민주주의형

리더 혼자서 의사결정 및 업무 결정 등을 하는 게 아니라, 직원과 함께 의사결정 등을 함으로써 직원의 참여의식을 통해 리더의 영향력을 높인다. 민주주의형(Democratic Type) 리더는 의사결정과정에서 가급적이면 조언 및 충고 등을 하고, 직원들이 함께 모여 토론을 거쳐 의사결정을 할 수 있는 분위기를 조성한다. 조직구조가 수평적이고, 직원의 의식 및 교육수준 등이 높을 경우, 이 유형을 적절히 적용한다.

(3) 자유방임주의형

자유방임주의형(Laissez-Faire Type) 리더는 직원의 자율성을 최대한 인정해 줌으로써 직원 중심의 의사결정 등이 이루어지도록 리더는 방관자적인 입장을 취한다. 직원들이 정해진 규범 속에서 의사결정 등의 행위를 정상적으로 이행하는지에 대한 유 · 무를 확인하는 정도가 리더의 역할이다.

조직구조가 수직적 다단계일 때 이 유형을 적용했을 경우, 탁상공론을 유발하여 조직의 혼란을 야기할 수도 있고, 자칫 조직관리에 있어서 리더가 보이지 않는 상황이 연출될 수 있어 적용 시 득보다 실이 많을 가능성이 높다.

2) 현대 리더십의 유형

현대사회는 과거와는 다른 새로운 유형의 리더십을 요구한다. 특히, 오늘날 조직의 분화, 업무 조정 등을 강조하는 의료 환경의 변화는 새로운 유형의 리더십을 요구하므로 아래와 같은 신 리더십의 전개 방향을 살펴볼 필요가 있다.

(1) 카리스마적 리더십

Marx Weber에 의해 소개된 카리스마(charisma)는 절대적인 불굴의 힘, 의지, 신념, 가치 등과 같은 개인의 특성을 말한다. 이러한 카리스마적 리더십(Charismatic Leadership)을 지닌 리더는 상대방을 제압시키고 복종시킴으로써 상대방이 자신을 절대적으로 추종하도록 유인할 수 있는 강인한 힘, 즉 영향력을 갖는다.

리더는 메시지를 전달할 수 있는 뛰어난 웅변술, 강력한 비전 제시, 탁월한 설득력, 예리하고 정확한 사태파악, 논리 정연한 비판의식 등을 통해 상대방을 열광시킴으로써 그들을 추종자로 만든다. 리더는 열광시킬 수 있는 분위기를 연출하여 상대방을 옭아맴으로써 상대방을 그물에 갇힌 포로로 만들어 절대적으로 추종하게 만든다.

오늘날 기업들은 경쟁을 위해서 직원들의 힘을 한군데로 모아 결집시킬 수 있는 강력한 리더십이 필요하다는 점에 모두 공감한다. 따라서 최근, 카리스마적 리더십이 재해석 및 재조명되고 있다. 의료분야에서는 아직은 카리스마적 영향력에 관한 관심이 적지만, 의료분야에서 경쟁관계가 본격화되면 될수록 보다 요구될 것이다.

(2) 변혁적 리더십

변혁적 리더십(Transformational Leadership)의 리더는 상대방의 각성과 영감(inspiration)을 자극하여 상대방의 행동을 유발시킨다. 자극하는 수단은 개인 및 상황에 따라 다르지만 3가지만을 지적하면, 첫 번째, 도덕적인 가치 및 윤리, 정의 등을 주장하여 상대방의 의식을 높인다. 두 번째, 상대방의 장점, 지식, 능력 등을 돋보이게 칭찬해 줌으로써 뭔가 할 수 있다는 것을 깨닫게 한다. 세 번째, 상대방을 배려하고 이해함으로써 자신이 관심의 대상이라는 사실을 일깨운다. 이러한 상대방의 내적 상태를 자극, 충동하여 행위 및 사고 등을 이끌어 내는 것은 개인의 욕구, 가치, 신념 등을 존중해주는 리더의 포용력 및 배려에서 기인한다.

Bass와 Avolio는 리더가 현재의 상황을 극복하기 위한 각성을 극명하게 상대방에게 표명, 주입시킴으로써 상대방에게 난국을 타개할 수 있는 강한 신념을 갖게 하여, 그들의 행위를 유발시키는 것을 변혁적 리더십이라고 주장한다. 이런 관점은 카리스마적 리더십과 차이가 없어 보이지만, 다음과 같은 점에서 차이가 있다. 카리스마적 리더는 상대방을 일방적으로 복종시켜 리더를 맹목적으로 추종하게 하지만, 변혁적 리더는 상대방을 자각시켜 상대방 스스로 자율 및 자아실현 차원에서 자신을 추종하게 한다. 전쟁 시와 같은 긴급한 상황에서는 카리스마적 리더가 요구되지만, 의식수준이 높고 창의적인 조직에는 변혁적 리더가 필요하다.

전통적인 리더십은 관리자와 직원을 구분하지만, 변혁적 리더십은 관리자와 직원을 구분하지 않고 통합적 각성을 강조함으로써 조정된 집단적 행위를 촉진시킨다는 점에서 변혁적 리더십을 보건의료에 적용하기가 유리하다. 보건의료사업은 지역사회, 가정, 의료인력, 지역사회 보건의료사업 센터 등과의 조정과 협력을 통해 추진된다. 따라서 변혁적 리더십을 통해 모두에게 보건의료사업 추진에 대한 각성을 일깨워 상호 조정 및 협력 그리고 자발적인 참여를 유도할 수 있다는 점에서 보건의료에 이 유형의 적용이 요구되고, 실제적인 사례연구가 이루어져야 한다.

(3) 관계적 리더십

관계적 리더십(Relational Leadership)은 상호 간의 관계를 전제한다. 관계적 리더는 개인과 개인을 연결시키고, 단체와 단체를 연결시킴으로써 리더십을 발휘한다. 정치인이 정치를 성공적으로 이끌기 위해서는 관계적 리더십이 필요하다. 지역사회에서 활동하는 많은 단체들을 발굴하여 서로 연결시키고, 주변 사람들을 서로 연결시키는 인간관계기술을 통해 정치적 지지를 이끌어 낼 수 있으며 정치적인 성공을 기약할 수 있다. 보건의료 분야에서도 관계적 리더십은 매우 중요하다. 보건의료사업가는 개인 및 집단의 관계를 통해 보건의료사업을 추진한다. 사업의 효율성을 극대화하기 위해서는 지역주민들을 상호 연결시키고, 지역사회자원 등을 찾아서 이들을 상호 연결, 통합시키는 관계적 기술에 의한 리더십이 필요하다.

(4) 공유적 리더십

공유적 리더십(Shared Leadership)의 리더는 권한이나 업무를 분산시킴으로써 리더십을 키운다. 리더가 갖는 능력은 한계가 있기 때문에 업무 등의 분산을 통해서 업무수행의 참여적 동기를 진작시킨다. 특히, 최근에 의료분야에서 조직의 재편성 및 탈 집중화 현상이 요구되면서 공유적 리더십에 대한 관심이 높다. 업무의 양이 많고 전문성이 요구되는 대형병원의 사무국장의 경우, 환자 유치 및 홍보 등 대외업무 등을 관장하는 업무를 일부 분산시켜, 주된 업무인 행정관리에만 집중한다면, 업무를 위임받은 자는 자발적인 참여를 통해 위임받은 과업을 성실히 수행할 수 있고, 사무국장은 업무의 몰입을 통해 과거보다 더 직원 전체에게 미치는 영향력을 확대할 수 있다.

(5) 셀프리더십

Manz와 Sims는 자기관리 및 자기통제를 통해 스스로 셀프리더가 될 수 있도록 조직문화를 개선시키고, 자기강화를 위한 역할을 강조함으로써 상대방에 대한 영향력을 주장했다. 자기강화는 자기관리 및 통제 등을 통해서 자신을 강하게 만드는 상태로서, 이는 환자의 치료과정에 매우 중요하다. 급성질환의 경우에도 해당이 되지만, 특히 만성질환의 경우 환자의 자기관리 및 자기통제가 치료 효과를 향상시키는 데 매우 중요하다. 환자가 질환을 극복하기 위해 식습관 및 생활패턴을 바꾸는 것은 자기관리 등에 의한 자기강화에서 비롯된다. 환자가 자기강화에 태만하고 무관심하다면, 질환을 극복할 수 없음은 자명하다. 그러므로 의료인력은 환자 스스로 셀프리더가 되어 자신을 변화시킬 수 있는 셀프리더십(Self-Controlled Leadership)을 통해 치료 효과를 높일 수 있도록 다각적인 접근방식을 개발해야 한다.

(6) 섬기는 리더십

섬기는 리더십(Servant Leadership)은 상대방의 섬김을 통해 상대방에게 영향력을 행사한다. 지배를 통해서 충성을 이끌어 내는 것이 아니라 상대방을 섬긴다는 자세로 상대방의 욕구에 귀를 기울이고 관심을 가짐으로써 진정한 충성을 이끌어 낼 수 있다는 것이다.

Greenleaf는 섬기는 리더십을 "타인을 위한 봉사를 우선으로 여기고, 지역사회, 고객 모두의 욕구 충족을 위해 섬기는 역할을 우선함으로써 상대방에게 끼치는 영향력"으로 규정하였다. 그의 주장의 핵심은 부하가 리더로 부터 섬김을 받고 있다는 느낌을 받을 때, 부하는 리더를 신뢰하고 진정으로 추종한다는 것이다. 부하를 섬기기 위해서는 리더는 다음과 같은 점에 유의해야 한다.

첫 번째, 욕구불만에 관심을 갖는다. 부하가 무엇을 원하고 무엇에 불만을 가지고 있는지를 우선 파악하고, 이에 대한 관심과 함께 해결책을 마련하는 데 진지한 고민을 보여야 한다.

두 번째, 약점을 이해하려 노력한다. 부하의 약점을 찾아 불이익을 주기 위해 이를 이용하기보다는 부득이한 실수로 인정해주고 덮어두는 아량과 포용력을 보여야 한다.

세 번째, 주의 깊게 경청한다. 부하가 말하는 모든 것에 대해 세심하게 귀를 기울이고 관심을 보인다. 네 번째, 재능 등에 관심을 갖는다. 부하가 어떤 능력을 가지고 있고 그것이 부하의 성장에 어느 정도 기여할 수 있는지 등에 관심을 갖는다.

다섯 번째, 권위의식을 버린다. 탈 권위는 섬기는 리더십의 시작이며 끝이다. 권위는 타인에 대한 지배 욕구를 강화시킨다는 점에서 섬기는 리더십의 핵심인 타인의 우선 배려와는 대치적 관계이다.

여섯 번째, 약자를 배려한다. 약자를 먼저 생각하고 배려하는 것은 진정한 섬김의 정신을 갖게 하는 근원이다.

섬김에 의한 부하 중심의 리더십을 지배 및 통제에 의한 리더십과 비교한다면, 근본적인 리더십의 변화이다. 지배자인 갑의 입장이 아니라, 피지배자인 을의 입장에서 리더십의 본질을 이해하려는 것은 최근, 새로운 조직 환경의 변화에 맞춘 리더십의 혁신적인 패러다임 전환이라 할 수 있다.

보건의료 사업가는 섬기는 리더십의 이론을 보건의료 분야의 여러 측면에 적용하여 리더십을 발휘할 수 있다.

첫 번째, 섬기는 리더십의 핵심요소가 봉사 및 배려이다. 의료인에게 의료행위를 봉사로 주지시킬 수 있고, 환자의 우선 배려를 주지시킬 수 있다.

두 번째, 지역사회와 주민을 위한 헌신적인 우대와 섬김의 노력은 보건의료사업의 기본원칙인데, 이는 곧 섬기는 리더십의 기본원칙이다.

세 번째, 환자가 무엇을 생각하고 느끼는지에 대한 욕구파악은 섬김의 자세에서 비롯된다.

네 번째, 섬김의 자세는 의료기관, 즉 공급자 중심의 관리방식에서 환자, 즉 소비자중심의 관리방식을 촉진시킨다.

다섯 번째, 섬김의 자세는 의료인의 권위의식과 보수성의 이미지를 탈 권위의식으로 전환시킨다.

여섯 번째, 섬김의 리더가 부하들을 동등하게 대함을 강조하고 있듯이 보건의료도 모든 자에게 평등성이 적용되는데, 환자 및 그 가족, 지역사회단체 및 지역주민을 위한 평등한 대우는 곧 섬김의 마음에서 비롯된다.

5. 보건관리자의 리더십에 영향을 미치는 요인

오늘날 의료기관의 행정이 전산화 및 전문화되면서, 이에 대처할 수 있는 직원들의 직무능력 등을 향상시킬 수 있는 열정과 에너지를 이끌어 낼 수 있는 힘이 관리자의 리더십이다. 이는 보이지 않는 값진 무형에 해당하는 의료기관의 자산이라 할 수 있다. 이 책에서는 앞서 지적한 리더십의 유형을 참고로 보건관리자의 리더십에 영향을 미칠 수 있는 아래와 같은 요인들을 살펴보고자 한다.

1) 관계설정

앞서 관계적 리더십을 소개하면서 관계의 중요성을 설명한 바 있는데 관리자는 대인관계를 우선시해야 한다. 의료기관의 대내 · 외적인 활동이 모두 대인관계에서 비롯되므로 관리자는 대인관계를 설정 · 조정 · 활용할 수 있는 다양한 역할을 발휘함으로써 리더십의 중요성을 인식해야 한다.

의료진과의 관계, 환자와의 관계, 직원들과의 관계, 지역사회와의 관계 그리고 외부인과의 관계 등을 설정하고 이를 지속적으로 관리하는 과정이 중요하다. 위에서 지적한 관계들 중 어느 한쪽이라도 관계가 왜곡된다면, 관리자는 바람직한 리더가 될 수 없다.

요양병원의 사무장이 병원 내에서는 원장, 부하직원 등과의 관계가 원만하지만 대외적인 관계에 문제가 있다면 병원홍보 및 환자유치 등에 문제가 발생할 수 있어 리더로 인정받기 어렵다. 의료기관과 접할 수 있는 모든 사람들이 보건관리자의 관계의 대상이고 어느 한 측면이라도 소홀히 대할 수 없음을 인식해야 한다.

2) 자질향상

학력 등을 리더의 중요한 자질로 분류한 특성이론에서 지적했듯이, 변화하는 의료환경에 대응하기 위해서는 이에 맞춰 관리자가 자질을 향상시켜야 한다. 환경의 변화가 이론을 필요로 한다면, 산학(産學)과 연계된 학문을 지속적으로 습득해야 한다. 만약 학문을 게을리하여 지적 수준이나 판단능력이 부족하다면, 직원들은 관리자의 자질에 의심을 품고 관리자를 추종하지 않을 것이다. 반드시 공식적인 교육기관을 통해 지식을 습득할 필요는 없다. 연수 및 사설기관 등에서 주기적으로 실시하는 교육프로그램 등을 통해 필요한 지식이나 기술을 터득할 수 있다. 직원은 상사가 자기보다 학력이 낮은 것은 염두에 두지 않지만, 배움을 게을리하여 현 상황을 분석할 수 있는 지적 부족은 용서하지 않는다는 사실이다.

보건관리자가 배움을 통해서 습득할 수 있는 부분은 다양하지만 3가지만을 지적하면 다음과 같다.

첫 번째, 행정관리에 대한 지식습득이다. 직원을 효율적으로 관리하는 데 적용될 수 있는 조정, 인사관리, 통제, 성과측정, 의사소통기법 등을 환경의 변화에 맞춰 체계적으로 학습할 필요가 있다.

두 번째, 경영관리를 습득한다. 행정관리와 함께 경영관리의 습득은 조직이 성과를 올리는 데 중요하고, 실제적으로 의료기관의 성패를 결정짓는 요인이므로 습득을 통해서 관리자의 리더십이 가장 돋보일 수 있다. 주된 경영습득의 대상은 마케팅, 홍보, 정보 및 기술관리 그리고 목표에 의한 관리 등이다. 만약에 관리자가 간호사, 의사라면 의료의 질 측정, 평가 등도 경영 학습대상이 된다.

세 번째, 최신 의료 환경의 변화에 대한 경향 및 추세 등을 파악하고 이를 습득한다. 이러한 최신 경향을 통해 의료기관의 현재 및 미래의 체계변화를 예측할 수 있고 이에 대한 대응능력을 준비할 수 있는 정보를 습득할 수 있다는 점에서 최신 경향의 습득은 유익한 학습 대상이다.

3) 윤리의식

특성이론에서 지적했듯이, 높은 윤리의식과 가치관 등은 리더십에 민감한 영향을 미친다. 관리자가 의료종사자로서 기본적으로 지녀야 할 윤리의식이 결여되었거나 사회 상규상 보편적 기준을 벗어난 편향된 가치관을 지니고 있다면, 직원들은 관리자를 경계할 것이고 리더십의 영향은 제한적일 것이다.

조직의 특성에 따라서 요구되는 윤리의식의 형태나 수준은 다른데, 의료조직은 사람의 생명과 신체의 안전을 다루는 공간이므로 환자 중심의 다음과 같은 높은 윤리의식이 요구된다.

첫 번째, 생명보호에 관한 인식이다. 전쟁터에서 존경받는 지휘관은 부하의 생명과 안전을 최우선으로 여긴다. 마찬가지로 의료기관의 종사자 모두는 특히 관리자라면 자신의 생명의 안전보다 먼저 환자의 생명을 최우선으로 생각해야 한다.

두 번째, 사생활 및 비밀보호에 관한 인식이다. 환자가 의료기관을 방문하면, 행정부서 및 진료부서에서 실시하는 여러 접수과정을 거친다. 따라서 직원, 의료진 모두가 환자의 사생활에 대한 개인정보 및 비밀을 용이하게 습득할 수 있으므로 이에 대한 보호 및 보장이 이루어질 수 있는 윤리의식이 필요하다. 특히, 행정부서의 관리자는 환자 이외의 부하와의 관계에서도 윤리의식의 준수가 강조된다. 관리자가 부하의 개인적 또는 업무적인 차원에서 노출하고 싶지 않은 사생활 및 비밀 등을 취득했다면, 이를 보호하는 것은 부하의 인권을 보호하는 윤리의식에 해당된다.

세 번째, 진실성이다. 모든 부서의 종사자 특히 행정 및 진료부서의 관리자는 사실을 숨기거나 왜곡시키지 않고 사실 그대로 환자에게 전달하는 진실성을 가져야 한다. 환자에게뿐만 아니라, 행정부서의 관리자라면 부하에게도 직무와 관련된 모든 사실을 숨김없이 밝히는 진실성이 요구된다. 진실성은 직무 관계에만 국한된 것이 아니라 관리자와 직원의 사적 · 공적으로 접하는 모든 부분에 걸쳐 요구된다.

네 번째, 평등에 관한 인식이다. 진료부서 및 행정부서의 관리자가 환자를 차별해서 접한다면, 리더십에 부정적인 영향을 미치므로 사회적 신분 · 소득 · 학력 · 종교 · 나이 · 성별 등에 관계없이 모든 사람은 의료 앞에 평등하다는 윤리의식을 가져야 한다.

4) 위기관리 능력

조직이 위기에 처해있을 때, 조직개편 등을 통해 신속하고 선제적인 대응이 요구되므로 리더십이 절대적으로 요구된다. 안정이 유지되는 평상시에는 구성원들이 대체로 현상 유지에 만족하는 경향이 있기 때문에 관리자의 리더십이 크게 요구되지 않을 수 있다. 하지만 조직은 언제라도 조직의 내 · 외적 요인에 의해서 위기에 처할 수 있으므로 위기관리를 슬기롭게 극복할 수 있는 리더십이 요구된다.

위기관리를 위해서 관리자는 다음과 같은 역량을 발휘하여 난국을 헤쳐나갈 수 있는 리더십을 보여야 한다.

첫 번째, 조직의 위기를 알리고 협조를 구해야 한다. 위기는 조직의 약점 등을 의미할 수 있어, 사실 그대로 이를 구성원에게 알리기 위해서는 신념과 용기가 필요하다. 위기관리는 현실에 대한 냉철한 직시를 전제하므로 과학적인 분석의 결과물과 함께 조직이 안고 있는 현재 상황을 구성원 모두에게 알리고 협조를 구해야 한다. 구성원에게 위기가 곧 기회라는 희망을 제시하고 설득하는 과정에서 관리자의 역량을 엿볼 수 있다.

두 번째, 직무분석, 재무분석 등의 체계적 분석을 통해서 조직의 약점과 위협요인을 찾아 이를 보완할 수 있는 과학적 방안을 모색해야 한다. 관리자 본인 또는 자체기관에서 이러한 분석을 수행하기가 어렵다고 판단되면, 전문 외부기관의 도움을 받는 것이 바람직하다.

세 번째, 외부의 협조를 구한다. 조직의 위험은 외부기관의 도움을 필요로 하는 경우가 흔하다. 의료기관이 경제적인 위험에 처해 있을 때 조직구성원의 역량결집도 중요하지만, 금융이나 관계 공공기관의 원조 및 협조를 받기 위한 공조체계 형성이 매우 중요하다는 점에서 관리자의 평소 관계설정이 중요하다.

CHAPTER 9

갈등

1 갈등이란?

2 갈등의 기능

3 갈등의 원인

4 갈등의 조성

5 갈등의 해결방안

1. 갈등이란?

우리는 사회생활을 영위해야 하므로 사람과의 접촉이 필연적인데 접촉을 통해 좋은 사회적 · 인간적인 관계가 설정되기도 하지만 접촉을 통해 갈등을 접하기도 한다. 가정에서 부모가 자식에게 공부를 강요하면서 상호 간 갈등이 발생하기도 하고, 학교에 가면 여러 갈등요인에 의해서 친구 간, 사제지 간 다양한 유형의 갈등을 경험한다. 성장해서 직장에 가면 동료 및 상사 간 또는 부서 간 다양한 유형의 갈등을 경험한다. 우리의 거의 모든 삶 자체가 갈등상황에 노출되어 있는 것이다.

조직과 갈등은 함께 한다. 조직 안에 갈등상황이 없는 경우도 있지만, 그것은 일시적인 상태이며 갈등은 항상 조직 내에 존재한다. 이처럼 갈등의 존재를 부정할 수 없는 상황에서 갈등이란 무엇인가?라는 질문에 명확한 답을 해야겠지만, 갈등이 인류역사와 함께 하면서 시간의 변천에 따라 갈등의 상황도 끝없이 변화하므로 뚜렷하게 갈등의 정의를 규정하기란 어렵다.

최근에는 조직학적 관점에서 갈등을 바라보는 시각이 지배적이지만, 지금까지 인류학적 · 심리학적 · 사회학적 그리고 정치학적 관점 등 학자들의 연구 배경에 따라 다양하게 갈등의 정의를 규정하고 있는데 이처럼 다양한 시각에서 바라보는 갈등의 정의를 요약하여 정리하면, "양립할 수 없는 대립된 상호작용"을 갈등이라 규정할 수 있다. 좀 더 구체적으로 살펴보면 첫 번째, 양립할 수 없는 상태란, 상호 간 이해관계를 달리하는 상태를 의미한다. 이익, 권한, 직위 등을 함께 공유할 수 있다면, 상호간 조화로운 관계가 성립될 것이지만 현실적으로 이익, 권한 등의 이해관계를 양보나 협상을 통해서 상호공유하기란 어렵고 서로 양립될 수밖에 없다.

두 번째, 갈등은 상호작용에 의해서 발생한다. 사람 간의 언어 · 행동 · 신호 · 표정 등의 교환과 지각에 의해 발생한다. A의 말이나 행동이 B에게 불이익을 가져다준다면, B는 A에게 그에 상응하는 반응을 나타낼 것이고, A가 이를 지각했을 때 양자 사이에 갈등상황이 전개된다. 하지만 반드시 갈등은 상호작용을 전제하지는 않는다. 사람의 접촉 없이 혼자 있을 때, 정신적 · 심리적 고통을 경험하게 되고 이를 극복하지 못했을 경우, 우울증 등 정신질환을 경험하는데 이는 상호작용이 없는 갈등의 한 유형이다.

2. 갈등의 기능

의료기관은 다른 조직에 비해 상대적으로 갈등이 유발될 가능성이 매우 높다. 의료기관의 기본 업무인 진료는 여러 부서의 상호작용에 의해서 수행되므로 상호작용은 갈등의 핵심요인이다. 또한, 구성원의 학력 · 전공 · 가치관 · 배경 등의 뚜렷한 차이점도 갈등의 중요 요인이다. 의료조직의 특성으로 인한 갈등은 경우에 따라서 조직발전에 기여할 수도 있고, 해악이 될 수도 있는 양면성을 지닌다.

최근, 기업의 경영자들은 상당한 시간을 갈등의 본질을 이해하는 데 보내고 있다. 지적 능력과 비판의식의 향상 등으로 인해서 직원들의 욕구가 증가하고 있고, 상호간의 교류가 활발해지면서 과거와는 다른 양상으로 갈등상황이 형성, 전개되고 있는 추세여서 경영자 입장에서는 이에 보다 많은 관심을 기울이지 않을 수 없는 상황이 되었다.

의료조직의 경영자 역시 갈등의 상태가 경영에 긍정적으로 반영될 수 있도록 조직을 점검하는 데 시간을 투자해야 한다. 갈등요인이 있으면 즉시 찾아내어 조직에 유익한 갈등은 적극 장려하고, 해악이 예측되는 갈등요인은 사전에 이를 제거할 수 있는 해결방안을 제시함으로써 조직의 안정화에 노력해야 한다. 갈등의 본질을 이해하기 위해서 아래와 같은 갈등의 양면성, 즉 순기능과 역기능을 살펴볼 필요가 있다.

1) 순기능

갈등을 통해 나타날 수 있는 순기능은 조직의 특성 등에 따라 다양하게 지적될 수 있으나, 의료조직의 특성과 관련된 대표적인 순기능은 아래와 같다.

(1) 문제 인식

환자가 상처를 호소하지 않고 적시에 치료를 받을 기회를 놓치면, 결국 질환을 악화시키는 결과를 초래하여 목숨을 위태롭게 하는 경우가 있다. 마찬가지로 직원이 상사가 두려워서 또는 부서의 책임 추궁이 두려워 자신이 겪고 있는 갈등을 표출하지 않는다면, 그 갈등은 일시적으로 묻히지만 결국 나중에는 조직 전체를 해하는 결과를 초래할 것이다.

하지만 갈등이 여러 경로를 통해 표출된다면, 관리자는 갈등을 초래한 문제를 인식함으로써 문제의 원인을 찾아 해결책을 제시할 것이고, 결국 조직은 개선될 것이다. 갈등이 표출될 수 있는 경로가 차단된다면, 갈등은 잠재되고 잠재된 상태에서 암적인 존재로 변한다. 각종 사회적인 폭동, 노사분규 등은 표출되지 못한 갈등이 암적인 존재로 변하여 나타나는 현상이다. 민주 의식이 성숙된 조직에서는 갈등이 표출될 수 있는 여러 다양한 경로가 제도적으로 보장되어 있어, 갈등을 통해 조직의 문제를 파악하고, 이를 해결할 수 있는 기회가 보장되므로 갈등이 조직 내에 내재되어 물리적 행사로 이어질 가능성이 낮다.

(2) 예방효과

갈등이 일단 표출되면, 갈등이 확산되기 전에 문제점이 무엇인가를 사전에 지각하여 문제를 해결할 수 있는 실마리를 찾을 수 있다. 예를 들어, 방사선과에서 연명으로 급여인상을 요구했을 때 전 부서로 확산되기 전에 미리 문제에 대한 심각성을 지각한 관리자가 방사선과와 접촉을 통해 전반적인 애로사항을 경청한 뒤, 문제의 일정 부분을 해결해 줌으로써 갈등의 확산에서 오는 부정적인 효과를 사전에 차단할 수 있다.

(3) 대처능력

대체로 동태적인 조직일수록 갈등상황에 접어드는 경우가 흔한데, 이는 조직의 대처능력을 촉진시킨다. 조직 내 · 외의 환경이 빠르게 급변함에도 불구하고 조직 내 갈등상황이 전혀 감지, 조성되지 않는다면, 현상유지가 지속될 것이고 조직은 변화에 대처할 능력을 갖추지 못하여 결국 더 이상의 발전을 기약할 수 없다.

(4) 단합과 결속

갈등은 조직이 침체되어 있고 구성원 모두가 의기소침해 있을 때 자극을 가하여 긴장을 조성함으로써 단합과 결속을 촉진시킨다. 부서 간에 농구시합을 정기적으로 주최하면, 갈등이 조성되어 부서의 단합과 결속을 기대할 수 있는 것처럼 원무과와 총무과 간의 경쟁을 유도하여 긴장을 고조시킴으로써 갈등이 조성된다면, 부서의 단결이 이루어지고 역동적인 행위가 유발된다. 의료기관 전체의 역동적인 변화가 필요하다면, 이웃 병원과의 경쟁을 유도하면 병원 간의 갈등이 조성되어 직원 전체의 단결 및 결속을 위한 계기가 된다.

(5) 조직의 민주화

갈등은 민주주의의 수단인 의사표현의 실현이다. 의사표현의 방식, 경로가 보장되지 않으면 갈등은 표출될 수 없다. 간호조무사가 간호사의 위력에 억눌려, 또는 간호사가 의사의 위력에 제압당하는 작업환경이라면, 의사표현의 경로는 원천적으로 차단될 수밖에 없어 조직의 민주화를 달성할 수 없는데 바로 조직의 민주화는 갈등을 표출하기 위한 의사표현의 자유를 전제로 달성될 수 있다.

(6) 조직혁신

혁신은 사고의 전환을 의미한다. 사고의 전환은 기존의 사고와 미래에 대한 사고와의 충돌로 인한 갈등에서 발생하므로 갈등을 통해 혁신에 필요한 창의적인 아이디어 등을 얻을 수 있다.

(7) 직무만족

의료현장에서 갈등표출은 업무를 효율적으로 수행하는 데 도움을 제공한다. 특히 간호부서의 경우, 업무와 관련된 지시 및 통제 등과 관련해서 진료부서와 다양한 유형의 갈등이 상호 존재하므로 갈등을 표출할 수 있는 다양한 통로가 개발되어 보장된다면, 직무에 대한 만족을 증가시켜 이직의 증가를 억제할 수 있다.

갈등 해결의 통로가 막혀 갈등이 서서히 누적되면 정신적 스트레스를 야기하고, 직무에 대한 불만족으로 이어진다. 간호사에게 노동조합이나 고충처리담당부서 등 민주적인 처리장치 등을 통해서 갈등요인을 지적하게 하고, 갈등상황을 충분히 설명할 수 있는 기회를 주기적으로 제공한다면, 심리적인 안정감을 갖게 되고, 어느 정도의 갈등은 수용하면서 충실히 업무수행에 임할 것이다.

2) 역기능

갈등은 관리 여하에 따라 마약과도 같다. 마약이 의사의 손에 있으면, 치료제로 사용되어 환자에게 유익한 도움을 주지만, 일단 의사의 손을 벗어나면, 자칫 사람의 건강을 위협하는 무기로 변할 수 있으므로 마약이 순기능을 갖도록 의료관리자의 노력이 필요하다. 갈등 그 자체가 양면성을 갖는 것이 아니라, 관리자에 의해 양면성이 주어진다는 점에서 아래와 같은 역기능을 지적할 수 있다.

(1) 물리적 행사

간헐적으로 의료조직은 노사 간의 갈등요인의 미숙한 처리로 인하여 극단적인 물리적 행동을 보이기도 한다. 예를 들어, 노조는 업무분담, 임금인상, 후생복지 등의 요구가 관철되지 않으면, 부분별 파업, 가두 행진, 기물파손 등의 물리적 힘을 행사함으로써 갈등을 해결하려 한다. 이러한 경우, 양측 간의 불신이 형성되어 신뢰 조성이 어렵고, 결국 조직의 경쟁력 저하로 이어져 양자 간 모두 승자가 아닌 패자가 되므로 물리적 행사에 앞서 신중한 의사결정이 필요하다.

(2) 회피 현상

갈등이 처리되지 않으면, 갈등으로 인한 개인 간, 부서 간의 불신과 긴장이 조성되어 상호 의사소통의 단절과 함께 상호 회피 현상이 발생한다. 회피 현상은 의사소통 등을 어렵게 하여 조직관리에 부정적인 영향을 가져와 생산성을 저하시킴으로써 조직의 경쟁력을 저하시킨다. 상호의존성이 밀접한 조직일수록 회피 현상의 부작용은 큰 편인데 특히 의료기관은 개인 간, 부서 간의 밀접한 직무의 상호의존성으로 인해 상호 회피 현상의 부작용이 크게 나타나 직무의 몰입도를 낮게 하고 개인주의와 함께 부서 간 이기주의를 촉진시켜 진료의 효율성을 낮춘다.

(3) 신뢰 손상

Murphy가 지적했듯이, 자신의 부정적인 사실은 숨기고, 상대방의 부정적인 사실만을 찾아서, 이것을 크게 부각시킬 목적으로 상대를 감시하고 비난하면서 결국 갈등이 유발되는데 이러한 감시와 비난은 자신의 상황을 유리하게 이끌고 맹목적으로 관철시키기 위한 것으로서 서로의 인간적인 신뢰를 크게 손상시킨다.

(4) 목표달성의 지연

Dubrin은 갈등은 목표달성을 지연시킬 수 있음을 지적하고 있다. 갈등의 조정과정은 갈등의 원인을 찾는 단계에서부터 시작하여 여러 단계를 거쳐 이루어진다. 경영자나 직원에게 민감한 갈등일수록 조정과정은 복잡하여 절차와 시간이 많이 소요된다. 예를 들어, 식사 질 개선 등처럼 직원의 일차적 욕구충족의 갈등이 아니라, 근로시간 단축, 임금인상 등 재정지출의 확대를 초래하는 경제적 욕구의 갈등 등은 노사 측 양자에게 매우 민감하다. 따라서 협상의 결렬과정이 반복되어 많은 에너지가 소모되고, 그 결과 조직의 목표달성의 지연을 초래한다.

3. 갈등의 원인

갈등은 조직의 유형 및 특성에 따라 다양한 형태로 표출되므로 발생 원인이 다양하다. 연구직과 생산직에서의 갈등의 유형과 원인은 각각 다르고 해결방안 역시 다른 차원에서 접근된다. 의료기관은 구성원 및 조직 등의 특성에서 일반 조직과는 뚜렷한 차이점이 있으므로 갈등의 원인을 특별히 살펴보아야 한다.

1) 개성

개성은 개인의 특성을 결정짓는 기준이다. 가치관 · 태도 · 행위 그리고 성격 등이 개성을 이루는 요소이다. 사람은 사고하는 동물이므로 각기 다른 개성을 지니고 있다. 조직 생활에 조화롭게 순응하는 개성을 지닌 사람이 있는 반면, 독특한 개인 중심의 개성에 익숙한 사람도 있다. 둘 중 어느 것이 조직에 유익하다고 단언할 수는 없다. 단체생활과 개인생활을 각각 중시하는 조직이 존재하므로 그에 상응한 개성이 존중된다.

축구팀의 경우, 개인의 개성은 크게 존중되지 않지만, 연구 분야의 분업형 팀제의 경우는 창의성 · 독창성 · 가치관 등 개인 중심의 개성이 직무몰입에 기여한다.

의료행위는 협업을 요구하지만, 의료인력의 개성의 차이가 현저하므로 상호 간 갈등이 쉽게 조성되고 표출된다. 의사, 간호사 등 의료인력은 각기 다른 상이한 교육 배경, 훈련과정 그리고 삶의 배경을 지니고 있어 서로 다른 독특한 개성이 존재하므로 협업을 통해 의료행위를 수행하기가 상황에 따라서는 어렵다.

2) 조직구조

갈등은 조직구조의 특성에서 비롯된다. 업무의 수직적 · 수평적 관계, 업무의 분배, 업무의 상호의존, 인사관리체계 등은 조직구조의 특성을 결정짓는 요소로서 갈등관계에 영향을 미친다.

4. 갈등의 조성

의료기관은 조직의 특성상 필연적으로 갈등이 만연되어 있지만, 인위적으로 갈등을 조성하여, 이를 의료기관의 발전에 적극 활용할 수 있는 전략적 모색이 필요하다.

1) 권한배분

의료기관을 경쟁 분위기로 전환시키기 위해서는 공식적 · 비공식적 채널을 통해 기존의 권한을 재분배해야 한다. 권한의 재분배는 직원 간, 부서 간의 힘의 균형을 조정하여 상호 간 견제의식을 조성함으로써 업무에 대한 열정과 조직에 대한 충성을 이끌어 낼 수 있다. 예를 들어, 원무부장의 인사권한 일부를 과장에게 주거나, 구매부의 소모품구매의 일부 권한을 총무부에 배정함으로써 상호 간의 견제의식을 자극하여 갈등을 유발시킨다.

특히 조직이 수직적 조직구조의 형태일 경우, 권한 배분에 의한 개인 간, 부서 간의 갈등조성이 매우 용이하다. 공무원조직, 경찰, 군사조직 등을 비롯해 의료기관의 행정직군은 수직구조의 관리 형태이므로 상황에 따라서 적절한 권한 배분에 의해 업무의 긴장감을 높여 갈등 관계를 용이하게 조성시킬 수 있다.

2) 의사전달경로와 정보

공식적 · 비공식적 측면에서 의사전달경로를 변경하거나 정보의 양, 중요성, 횟수 등의 조정을 통해서 긴장을 조성함으로써 갈등을 유발시킨다. 관리자가 평소 대화 채널로서 과장을 활용하다가 계장을 활용할 경우 그리고 과장보다는 계장에게 중요한 정보를 자주 많이 제공할 경우에는 과장, 계장 사이에 갈등이 조성되어 이들로부터 직무의 몰입과 충성심을 이끌어낼 수 있듯이, 의료조직이 정상적으로 관리되지 않을 때 부장의 보고 대신, 상황에 따라 과장에게 중요한 특정 업무의 전부 또는 일부를 보고할 수 있는 기회를 주면, 양자 사이의 갈등으로 인한 긴장이 조성되어 양자의 충성을 동시에 이끌어 낼 수 있다.

3) 위협요인

내 · 외부로부터의 위협적인 공격대상이 없다고 판단되면, 개인이나 조직은 활력을 잃고 정형화된 행태를 보이는 경향이 있다. 이러한 정체된 분위기가 장기화되면, 조직은 안일무사에 젖어 결국 도태되고 만다. 이럴 경우, 조직 내 위협요인을 조성하여 외부로부터 공격의 위험성을 직원에게 인식시킴으로써 갈등을 조성시킬 수 있다. 예를 들어, 원무과에 근무하는 보수적 성향의 직원들과는 달리 상이한 가치관 · 지식 · 행태 · 경험 등을 가진 혁신적이고 진취적인 성향의 인적 자원을 새로이 충원한다면, 상호 간 여러 측면에서 충돌과 견제가 예상되므로 쉽게 갈등이 유발되어 경쟁 분위기가 조성될 수 있다.

5. 갈등의 해결방안

갈등의 해결은 갈등해소, 갈등관리 두 측면에서 이해된다. 갈등해소는 갈등이 발생되기 전에 그 원인을 찾아 사전에 이를 제거하는 경우로서 가장 경제적이고 합리적인 해결방안인 반면, 갈등관리는 이미 표출된 갈등을 제거하거나 조직발전에 유익하게 기여하도록 유도하는 해결방안이다. 의료환경의 변화에 적극 대응하기 위해서는 갈등해소, 갈등관리 양 측면을 통한 아래와 같은 해결방안이 요구된다.

1) 직무분석

업무의 모호성 등으로 인한 갈등은 직무의 책임 및 의무의 불명료한 상황에서 비롯된다. 따라서 개인 간, 부서 간의 업무한계를 명확하게 구분 짓고, 직위와 직책에 따른 권한과 책임을 명확히 기술한 직무분석이 주기적으로 이루어진다면, 이를 기초로 업무수행을 위한 매뉴얼 개발이 가능하다. 행정직원이나 간호사의 경우, 비치된 매뉴얼에 따라 규정대로 업무를 수행한다면, 갈등이 완전히 사라질 수는 없지만, 업무의 모호성 등에 기인한 갈등을 어느 정도 차단할 수는 있다.

2) 역량강화

의료관리자는 갈등을 해결하기 위한 역량강화를 위해 다음과 같은 2가지 접근이 필요하다. 하나는, 의료관리자는 직원과의 의사소통을 통해 가장 먼저 갈등표출의 신호를 찾을 수 있고, 이를 통해 해결의 실마리를 찾을 수 있다는 점에서 직원과의 인간적인 소통의 기회를 강화하기 위한 의사소통기법을 훈련 및 교육을 통해 습득해야 한다. 다른 하나는, 의료관리자는 개인과 부서를 장악할 수 있는 민주적 리더십을 갖추어야 한다. 리더십은 개인의 갈등유발을 억제시킬 뿐 아니라 갈등 관계를 조정시키는 역량이다.

3) 청원제도

의료기관에서 일단 갈등이 발생하면, 갈등해결의 통로는 동료나 상사가 일반적이지만, 이는 공식적인 통로가 아니므로 현실적으로 갈등해결에 큰 도움이 되지 않는다.

노동조합을 이용하는 경우도 있지만, 근무경력이 오래된 직원, 간호사는 가입을 회피하는 경향이 있고, 특히 진급을 원하는 경우, 탈퇴하는 경우가 빈번하여 갈등 해결의 창구로서 한계를 지닐 수밖에 없다. 따라서 직원의 갈등만을 해결하고, 상호 간 이해관계를 조정할 수 있는 청원담당기구의 설치가 필요하다. 이 기구는 항시 운영되는 것이 아니라 일단 갈등이 접수되면, 설치 · 운영되는 비상설기구로 운영되는 것이 타당하고, 전문성과 객관성을 위해 외부인을 포함한 전문 인력으로 구성하는 것이 권장된다. 의료기관에서의 상호 갈등은 의료의 질에 부정적인 영향을 미쳐, 의료의 불만족으로 이어지고, 결국 소중한 환자의 생명과 신체에 심각한 영향을 미칠 수 있다는 점에서 의료기관에서의 갈등해결에 대한 중요성을 지적할 수 있다.

CHAPTER 10

보건의사소통

1 보건의사소통이란?

2 보건의사소통의 기원

3 의사소통의 전달 과정

4 의사소통의 유형

5 환자와의 의사소통

1. 보건의사소통이란?

우리의 모든 일상생활은 의사소통으로 이루어져 있다. 학교에서는 선생님과 학생 간에 거의 모든 시간이 의사소통으로 이루어져 있고, 집에 돌아오면 가족 간에 모든 시간이 의사소통으로 소비된다. 사회에서는 지인들 간 의사소통으로 보내는 시간이 절대적이다. 우리가 자는 시간을 빼놓고는 의사소통의 연속이라는 점에서 의사소통은 마치 우리의 삶에서 없어서는 안 될 공기나 물 같은 존재이다.

질환이 발생하여 병원에 갔을 때 환자는 의사를 비롯해 의료인력 등과 상당 부분을 의사소통으로 시간을 보낸다. 접수처에 근무하는 직원과의 대화, 간호사와의 대화, 의료비 청구직원과의 대화, 의사와의 대화 등 끊임없이 의사소통은 이루어지고 반복된다. 만약, 의료기관에서 의사소통이 없다면, 모든 업무는 정상적으로 진행되지 못할 정도로 소통은 환자와 의료인력 사이를 상호 연결시키는 필수적인 매개체이다.

의료기관에서 의사소통은 개인 간에만 존재하는 것이 아니라 부서 간에도 존재한다. 원무부서와 진료부서 간의 팩스, 전자메일 등을 이용한 의료정보와 관련된 서류전달 등은 부서 간 의사소통의 매체로서 이를 통해 업무의 협조체계가 형성된다. 부서 간의 의사소통이 원활하지 못하면, 개인 간의 의사소통에도 부정적인 영향을 미칠 뿐 아니라, 업무관리체계가 정상적으로 작동될 수 없어 조직관리에 나쁜 영향을 미치므로 개인은 물론 부서 간 소통의 중요성이 간과될 수는 없다.

그뿐만 아니라, 지역사회 측면에서도 의사소통은 필수적이다. 의료서비스를 지역주민에게 제공하기 위해서는 지역사회에 접근하여 집단 의사소통의 유형인 교육, 홍보 등을 통해 의료생산물을 알리는 것이 의료기관의 이미지 향상과 이익창출을 위해서 중요하다. 이처럼 개인, 조직, 지역사회 측면에서 의사소통은 필수적이고 우리의 삶을 지배하고 있다는 점에서 보건의사소통이 무엇인가를 이해할 필요가 있다. 학자들에 따라서 다양한 각도에서 보건의사소통을 규정한다. 대표적으로 Kreps는 보건 의사소통을 "헬스케어 과정에서의 의사소통"이라고 짧게 함축적으로 표현하고 있다. 이 책은 보건의사소통을 "둘 사이에서 정보 · 의견 · 감정 등의 교환을 통해 공통된 이해를 형성하고, 나아가 상대방의 사고 및 행위의 변화를 기대하는 과정"으로 정의하고자 한다. 이를 좀 더 구체적으로 살펴보면 다음과 같다.

하나는 의사소통은 둘 사이에 존재하는데 이는 메시지를 전달하는 송신자와 이를 받아들이는 수신자가 존재함을 의미한다. 다른 하나는 일방적인 메시지 전달이 아니라 공통의 이해를 형성하여 양자 간의 행위, 사고 등의 변화를 기대한다. 공통의 이해를 형성하기 위해서는 반응을 전제한다. 반응은 메시지를 전달받았다는 것을 의식한 것으로 반응이 없는 소통은 일방적인 소통으로서 의사소통이 아니다. 반응은 사고 및 행위로 나타난다. 영업직원이 상품판매에 실패했다는 것은 고객과의 공통의 이해를 형성하지 못하여 고객의 반응을 얻지 못함으로써 결국 고객의 사고 및 행위의 변화를 얻지 못했음을 의미한다.

지역사회에서 신뢰받고 인정받는 의료기관으로 성장하기 위해서는 환자 또는 지역사회와 다양한 민주적인 의사소통의 통로가 적극 마련되어야 함은 재론의 여지가 없는데 세계적인 굴지의 미국 Mayo병원의 경영원칙 중 하나가 바로 '환자와의 의사소통의 최우선'을 추구하고 있음은 이를 잘 입증해주고 있다.

2. 보건의사소통의 기원

의사소통의 이론이 보건의료분야에 적용된 것은 최근이라 할 수 있다. 환자와 의료인력과의 소통의 필요성에서 보건의사소통이 시작된 것보다는 1980년대를 전후로 의사 및 의료기관에 대한 사회적 비판에서 시작되었는데 의료의 독점화 현상, 의료인의 권위주의 및 보수주의, 의료기관의 영리화 등은 거센 사회적 비판의 대상이었다. 따라서 의료기관은 지역주민과의 소통을 통해서 이러한 오해를 설득할 필요성을 절실히 실감하게 되었고, 설득할 수단으로 보건의사소통의 필요성을 인식했던 것이다.

이와 같은 분위기를 감안하여, 1985년에 미국의 국제커뮤니케이션학회에 이어 전미커뮤니케이션학회(National Communication Association, NCA)에 보건 의사소통 분과가 생겼으며, 1990년 전후에는 독자적인 학회인 「보건의사소통학회지(Health Communication)」가 발간되었고 이후 지속적으로 전문학회지가 발간되고 있다.

우리나라는 2006년을 기점으로 헬스커뮤니케이션학회가 시작되었고 2009년에 전문학회지가 발간되었다. 최근에는 유행성 신종질환이 발생하면서 지역사회의 동참을 통한 예방관리 사업의 필요성이 제기되면서, 지역주민을 대상으로 보건교육, 의료홍보 등 과거와는 다른 의사소통의 통로가 새롭게 개발되고 있다.

3. 의사소통의 전달 과정

의사소통은 송신자와 수신자 그리고 그 사이에 메시지를 전달하는 수단과 피드백이 존재한다. 메시지의 전달 수단은 상황에 따라서 다를 수 있는데 언어 · 제스처 · 표정 등일 수 있고, 서류전달 · 팩스전달 · 전화 등 다양한 수단이 있다(**그림 10-1**). 송신자가 메시지를 전달하면 수신자는 메시지에 대한 반응으로서 피드백을 한다(**그림 10-2**).

1) 송신자

송신자란 특정한 의도를 가지고 메시지를 수신자에게 전달하는 자를 말한다. 의료인력이 송신자일 수도 있고, 환자가 송신자일 수도 있다. 송신자는 메시지 전달을 통해 수신자의 반응을 기대하므로 송신자는 피드백을 얻기 위해 아래와 같은 점에 유의해야 한다.

(1) 명료한 메시지 전달

전달하려는 메시지에 대한 명확성의 부족은 수신자에게 혼란을 주어 기대한 반응을 얻기가 어렵다. 요점이 정리되지 않은 난해한 강의는 선생님의 의도가 제대로 전달되지 않고 왜곡되어, 학생들의 이해력을 저하시켜 학생들로부터 기대한 반응을 얻을 수 없다. 만약 의료인이 송신자가 되었을 때, 환자에게 전달하는 메시지가 요점이 없고 불분명하다면, 환자는 의사에게 명확한 반응을 줄 수

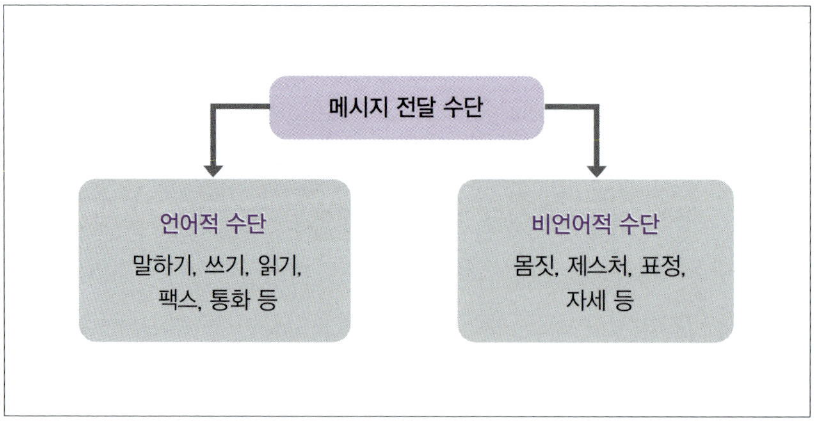

그림 10-1 | 의사소통 전달 수단

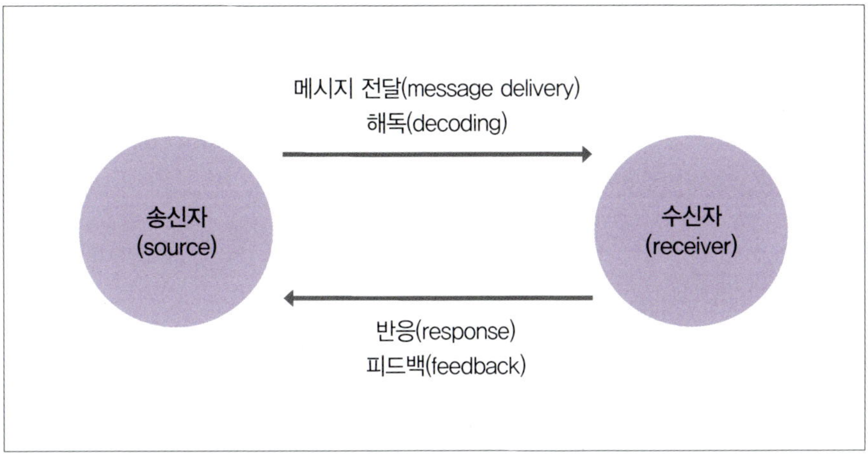

그림 10-2 | 의사소통의 전달 과정

없다. 환자가 송신자일 경우에도 마찬가지이다. 환자가 의사에게 애매한 불분명한 메시지를 전달한다면, 의사는 환자의 메시지를 해석하려고 시간을 할애하지 않기 때문에 의사로부터 원하는 반응을 얻기 어렵다. 반면에 환자가 전달하려는 의도를 정리하여 명료하게 전달한다면, 정확하고 신속하게 피드백을 받을 수 있어 의사와의 상호 신뢰성을 높일 수 있고, 의사가 자기편임을 인식할 수 있다.

(2) 비전문적인 메시지 사용

전문성이 담긴 메시지 전달은 금물이다. 의사가 송신자일 경우, 특히 주의를 요한다. 의사가 환자와 대화를 할 때 이해하기 쉬운 용어를 선택해야 하고, 전산 및 의무기록 등을 통해 메시지를 전달할 경우에도 환자가 이해하기 쉬운 단어나 용어를 선택해야 한다. 일반적으로, 의무기록 등을 포함하여 의사가 작성하는 문서는 일반인이 알아보기 어려운 필체와 전문용어로 구성된 문장으로 작성되므로 환자 입장을 고려한 메시지 전달 방법의 배려가 필요하다.

(3) 신뢰성

고객에게 물건을 판매하려면, 무엇보다 먼저 고객에게 판매자에 대한 신뢰를 갖게 해야 한다. 일단, 신뢰를 갖게 하는 데 성공하면 90%는 성공한 셈이다. 특히 의료인력이 송신자일 경우, 환자에게 신뢰감을 주어야 한다. 처음 보는 의사와 환자가 상호 간 신뢰감을 갖기란 어렵지만, 진지한 모습과 성실한 태도에서 상호 신뢰가 형성된다는 점을 감안하면, 초면임에도 상호 간 신뢰는 가능하다. 의료인력이나 환자 중 누가 송신자이든 상호 신뢰성이 없이 소통에 임한다면, 사무적인 관계에 의한 소통일 수밖에 없고, 상호 원하는 진정한 반응을 기대하기 어렵다.

(4) 포용적 자세

효과적인 의사전달의 출발은 상대방을 이해하는 포용력이다. 특히 의료인력이 송신자일 경우, 의료인력의 입장이 아닌 환자나 그 가족의 입장에서 환자의 심리적 · 정신적 · 육체적인 고통의 측면은 물론 주변의 환경, 경제적인 측면까지도 세심하게 배려하고 이해하는 포용적 자세가 의사전달의 성공에 기여한다.

2) 수신자

송신자의 메시지를 받아들여 이를 해독, 반응하는 자를 수신자라 한다. 송신자가 보낸 메시지를 수신자가 해독하여, 그 결과를 나타내는 것을 반응이라 하고, 이러한 반응이 피드백이 된다는 점에서 의사전달은 송신자와 수신자 간 상호작용이다.

피드백을 통해 성공적인 의사전달이 되기 위해서는 수신자는 아래와 같은 점에 유의해야 한다.

(1) 관심 집중

송신자가 제공한 메시지를 가감 없이 받아들일 수 있는 이해력, 청취력, 주의력 등이 요구된다. 언어로 메시지가 전달되었을 경우, 이를 잘 이해하고, 청취해서 누락됨이 없이 언어에 담겨있는 숨은 의도를 이해하는 자세가 요구된다.

환자가 의사나 간호사의 지시에 잘 따르지 않는 경우가 흔히 있는데 이런 경우에는 의사나 간호사가 전달하는 메시지를 충분히 이해하지 못했거나 주의 깊게 청취하지 않고 간과했기 때문이다. 메시지 전달이 팩스, PC 문자 등 전자메일일 경우에도 주의 깊게 내용을 체크하는 주의력이 필요하다.

(2) 편견은 금물

상대방에 대해 갖는 기존의 선입관, 사회에 대해 갖는 편향된 가치관 등은 의사소통에 민감하게 영향을 미친다. 특히 수신자로서 환자가 의사에 대해 갖는 편견 또는 의료에 대해서 갖는 부정적인 가치관 등은 소통을 왜곡하게 하는 대표적인 요인이므로 환자의 긍정적인 의료에 대한 가치관 형성이 필요하다.

3) 피드백

피드백(feedback)은 송신자가 보낸 메시지에 대한 수신자의 반응이다. 피드백은 의사전달의 결과로 표현되므로 의사전달의 효과성을 측정할 수 있다. 메시지가 잘 해독되고, 이해되고 수용되었는지의 여부는 피드백을 통해 측정되고 이해된다.

4. 의사소통의 유형

의사소통은 조직 내 다양한 통로를 통해 이루어지고 있지만 크게 공식적 유형인 상의하달, 하의상달, 수평적 의사소통 그리고 비공식적 유형으로 분류된다.

1) 공식적 유형

공식적 유형은 조직 내 공식적으로 인정된 구성원 간의 의사소통을 말하는데 비공식적 유형과는 달리 공식적 유형의 의사전달은 보다 엄격성이 요구된다.

(1) 상의하달

Marx Weber의 조직이론에서 알 수 있듯이 어느 조직이든 조직이 성장·유지되기 위해서는 지시나 명령이 필수적인데 상의하달(上意下達)은 상급자가 하급자에게 지시 및 명령을 하달하거나 행동방침 및 성과지침 등을 전달하는 의사소통의 유형이다. 지시나 명령은 구두와 문서로 이루어진다. 구두는 간결한 일을 지시하는 경우, 긴급한 일을 지시하는 경우 그리고 문서로 지시한 것을 한 번 더 확인하는 경우에 이루어지고, 반면에 문서는 공식적인 업무를 지시하는 경우, 업무의 진행 과정이 장기간을 요하는 경우, 순차적으로 세밀한 업무를 지시하는 경우 그리고 책임을 명백히 규정하고자 하는 경우 등에서 이루어진다.

하지만 반드시 위의 경우에 한정되지 않고, 상급자의 업무에 대한 판단에 따라 구두지시를 할 건지, 문서지시를 할 건지를 결정할 수 있다. 보통 행정기관에서 상급부서의 하급부서에 대한 지시는 문서 형태가 일반적이고, 의료기관은 특성상 응급상황과 긴급처치가 빈번하게 발생하므로 구두지시를 활용하는 경우가 빈번하다.

피라미드 구조의 조직 형태인 보건행정은 엄격한 지시, 명령 그리고 보고를 통해서 업무 관계가 형성되고, 계통을 통해서 권한이 형성되므로 상급자가 지시나 명령을 할 때 다음과 같은 점에 특히 유의해야 한다.

◆ 강제성 배제

군대와 같이 철저한 상명하복(上命下服)이 지배하는 구조에서는 조직 특성상 강제성이 용인되지만, 의료기관에서의 지시는 긴급행위 등을 제외하고는 강제성을 배제해야 한다. 의사가 간호사에게 업무지시를 할 때 “이걸 하시오, 저걸 치우시오.”와 같은 지시보다는 “다른 간호사 보다 이일을 더 잘 하니, 시간 날 때 이일을 좀 해 줄 수 있나요?”와 같은 지시는 상대방을 배려한 부드러운 표현의 지시로서 동기를 부여할 수 있고, 친근감을 높일 수 있는 의사소통이다.

◆ 우선순위 및 업무의 적정한 양

해야 할 일이 많을 경우에 그 중에서 먼저 해야 할 일을 정한 다음, 무리 없이 해낼 수 있는 업무의 양을 정해서 지시 및 명령을 내려야 한다. 한꺼번에 많은 일을 동시에 하도록 지시를 한다면, 지시를 받는 하급자는 과부하현상을 느껴 짜증을 내게 되고, 결국 지시를 수용할 수 없는 상황에 도달할 수 있어 상급자와의 불신이 형성된다.

◆ 눈높이 맞추기

초등학생에게 지시할 때와 고등학생에게 지시할 때 각각 그 지시내용 및 방법이 다른 것처럼 근무 및 업무능력을 참고로 지시가 이루어져야 지시 효과가 크다. 근무경력이 짧은 직원에게는 보다 상세한 설명과 함께 반복적인 설명을 통한 지시가 실수를 줄일 수 있고, 업무 수행에 대한 관심을 유도할 수 있다. 반면에 근무경력이 오랜 직원에게는 업무를 잘 숙지하고 있으므로 장황한 설명을 통한 지시는 오히려 따분함을 유발하여 업무수행에 대한 저항으로 나타난다.

◆ **일관성**

지시 및 명령이 조석으로 변한다면, 하급자는 방향을 잡지 못하고 갈팡질팡하다가 결국 결과 없이 일을 마무리할 것이고, 나아가 상급자에 대한 불신으로 이어지므로 상급자는 지시를 내리기 전에 충분히 내용을 숙지, 검토한 상태에서 일관된 지시를 내려야 한다.

◆ **사적 감정 배제**

조직생활을 하다 보면, 상하 간에 악의적인 감정에 노출되는 경우가 흔하다. 특히 권한을 이용한 상급자가 평소의 사적인 감정을 가지고 하급자를 대하는 경우가 있는데 만약 지시 및 명령이 사적인 감정에 의해서 이루어진다면, 하급자는 반감을 갖게 되고 지시에 저항하거나 불응하게 된다.

◆ **중간 점검**

지시를 내린 다음, 지시한 일에 대한 추진 과정을 살펴볼 필요가 있는 경우에 시간 간격을 두고, 지시의 이행 여부와 달성 정도를 점검하는 행위는 업무수행의 긴장을 조성한다는 측면에서 중요하다. 환자의 질환이 심각성에 해당될 때 의사가 환자케어를 지시한 내용을 간호사가 얼마나 잘 세심하게 이행하고 있는지의 여부를 주기적으로 점검하는 것은 긴장 조성과 함께 환자의 안전을 보다 확보할 수 있다는 점에서 중요하다.

◆ **간결성**

지시가 정리되지 않고 장황하게 내려진다면, 하급자는 혼란에 빠져 지시를 수용할 의사가 있음에도 불구하고 제대로 이행하지 못하는 결과를 초래할 수 있다. 따라서 하급자에게 충분히 의사전달이 될 수 있는 간결한 지시가 이루어져야 하고 이에 상응하여 간결한 보고가 이루어져야 상호 혼란을 예방할 수 있다.

◆ **명확성**

명확한 업무지시가 이루어지지 않는다면, 일의 진행방향과 흥미를 상실하여 하급자의 불만이 쌓이고 상급자에 대한 불신으로 이어진다. 상급간호사가 부하간호사에게 명확한 업무를 지적하지 않고 잡다한 업무를 지시하는 사례가 현장에서 흔한데 이는 곧 상호 간 신뢰 관계를 해치고 직무만족도를 낮추는 결과를 초래한다.

◆ **상호이해 및 협동**

지시는 지시자와 지시를 받는 상대방과의 상호이해와 협동을 전제로 한다. 일방적으로 상대방에게 지시를 내리고 지켜만 보는 상황은 바람직하지 못하다. 응급실에 실려 온 환자를 케어하는 과정에서 의사가 간호사에게 응급처치에 대한 지시만하고 본인은 뒤에서 지켜만 보는 상황은 환자를 위험에 처하게 할 뿐 아니라 간호사의 사기를 저하시키는 결과를 초래한다. 지시를 내린 다음, 의사도 간호사와 함께 합류하여 환자를 케어할 때 지시 효과는 극대화된다.

◆ **권위의식 배제**

상급자는 직급이나 직책에 상응하는 권위를 갖는 것이 일반적인데 이때 권위를 앞세워 윽박지르듯 지시를 내릴 경우, 상급자에 대한 존경심이 사라져 일할 의욕을 상실한다. 그러므로 하급자를 대등한 관계로 인식하고, 동반자적 관계에서 지시를 한다면, 하급자를 감동시킬 수 있고, 업무수행에 대한 동기가 부여된다. 특히 의사의 권위는 지시의 근거가 된다는 점에서 권위에 의한 지시가 일반 조직에 비해 매우 심각하므로 탈 권위의식의 민주적 의사소통이 필요하다.

(2) 하의상달

하의상달(下意上達)은 하급자가 상급자에게 업무의 현황, 진행 과정 및 결과 등을 보고하는 의사소통의 유형이다. 보고는 지시 및 명령처럼 구두와 문서형태로 이루어진다.

구두보고는 직접 대화, 전화 등으로 이루어지는데 구두보고 후에 다시 문서로 보고할지의 유 · 무는 보고내용 및 보고자의 판단에 따라 결정된다. 하지만 구두보고가 선(先)보고의 성격을 지닌 경우에는 상급자를 찾아가 재(再)보고를 하거나 문서로 보고하는 것이 필요하다. 문서보고는 정보체계의 발전으로 인하여 대부분 전자시스템을 활용하여 작성되므로 특별히 주의를 요할 필요는 없으나 도표, 테이블, 예시 등을 작성하여 이를 통해 일목요연하게 내용을 정리할 수 있는 문서작성 기법의 활용이 필요하다.

의료기관에서 상급자에 대한 보고를 위해 하급자는 아래와 같은 점에 특히 유의해야 한다.

◆ 간결성

상급자가 쉽게 이해할 수 있도록 보고내용을 분리 · 정리하여 깔끔하게 보고가 이루어져야 의사전달의 효과가 크다. 원무과장이 사무국장에게 잡다한 내용을 정리하지 않은 채 보고를 한다면, 사무국장은 곧 피로감을 느껴 보고에 대한 관심을 잃을 것이다. 하지만 상황에 따라서는 보고내용을 정리하지 않은 채 모두 보고하는 경우가 의료기관에서는 필요하다. 예를 들어, 전문적인 이해와 판단이 필요한 심각한 질환의 치유과정과 관련된 환자의 정보를 간호사가 보고할 경우에는 분리, 정리과정을 생략하고, 모든 정보를 담당 진료 의사에게 제공하는 것이 바람직하다.

◆ 적시성

상황에 따라서 시기를 놓친 보고는 조직과 개인에게 심각한 피해를 안겨줄 수 있다. 의료기관에서는 일반 조직에 비해 보고가 적시에 이루어져야 할 경우가 의료의 특성상 많다. 환자의 수술에 관한 보고를 할 경우, 시기를 놓친 보고는 자칫 환자의 생명을 위태롭게 할 수 있고, 질환의 악화를 초래할 수도 있다.

◆ 논리성

총무과장이 금년도 자재 구입비 20% 인상안을 병원장에게 보고할 경우, 20%를 인상하는 이유가 충분히 논리적으로 설명되어야 한다. 전년도에 비해 금년도 자재비의 인상비율 및 물가상승 비율, 노후화된 장비의 교체에 대한 필요성 그리고 신기술 장비 도입의 필요성 등이 구체적으로 제시되고 설명되어야 한다.

◆ **객관성**

주관적인 감정을 배제하고 사실에 기초한 객관적인 보고가 필요하다. 사무국장이 병원장에게 인사관리를 보고할 경우에 직무분석에 의한 실적 중심의 인사파일을 근거로 보고하는 것이 객관적 보고이다. 만약 개인적인 원한 관계나 사적 관계에 의해 작성된 인사파일을 가지고 보고가 이루어진다면, 차후에 객관성, 공정성 등의 문제가 발생할 수 있어 상호 간 의사소통의 통로가 제한될 수 있다.

◆ **우호적 분위기 활용**

긴급을 요하지는 않지만, 상급자에게 심리적 · 경제적 부담 등을 주는 보고일 경우에는 상급자의 기분이나 사내의 분위기를 파악하여, 우호적 분위기라고 판단될 경우 보고한다. 사무국장이 병원장에게 3주 후에 외국 여행을 위한 일주일의 휴가신청을 할 때, 또는 업무추진비의 인상을 요구할 때, 사내 분위기 및 병원장의 기분 등을 참고하는 것이 의사소통의 효과를 극대화시킬 수 있다.

◆ **책임감**

업무에 대한 책임의식은 보고의 기본이다. 원무과장이 사무국장에게 보고할 때, 자신의 업무상 과오 등과 관련된 내용은 누락시키고, 인정받을 만한 내용만을 취사선택하여 이를 보고하는 경우가 있으나, 이는 업무에 대한 책임을 회피하는 것으로 결코 바람직하지 못하다. 책임의식을 가지고 과오에 대한 충분한 설명과 함께 양해를 구하는 것이 앞으로 상호 간 원만한 의사소통 관계를 유지하는 데 도움이 된다.

(3) 수평적 의사소통

조직에서 의사소통은 하급자와 상급자 간의 관계에만 국한된 것이 아니라 수평적인 관계에서도 이루어진다. 위에서 지적한 상의하달, 하의상달의 의사소통은 상급자의 권위가 지배적이지만 수평적 의사소통은 구성원 간, 부서 간 상호작용의 표현이므로 지배체계가 아닌 협력체계이다. 구성원 간, 기능 간, 부서 간, 집단 간의 상호작용을 통해 수평적 의사소통이 형성되는데 협의체, 조정위원회, 각종 위원회 등이 수평적 의사소통의 유형이다.

간호사나 행정직원들은 수직적 관리체계에 의해서 관리되므로 현실적으로 수평적 의사소통의 어려움이 존재하지만, 의사의 경우는 상호작용에 의한 협력행위가 필요한 사례가 흔하다. 예를 들어, 교통사고로 인한 수술을 위해 외과, 정형외과, 흉부외과 등의 다수의 의료진이 모여 정보교환을 하는 것 등은 수평적 의사소통에 해당된다.

수평적 의사소통은 직원 간의 상호작용을 활발하게 촉진시켜 동기부여를 진작시키므로 조직에서 이를 권장할 필요가 있는데 이를 위해서는 조직구조의 변화가 요구된다. 조직이 수직적 구조라면, 먼저 직원 간의 의사소통이 활발하게 이루어질 수 있는 협업 중심의 수평적 구조로 전환시켜야 한다. 아무리 조직이 수평적 의사소통을 강조하고, 경영자 및 직원들이 이를 수용할 수 있는 자세를 갖추었어도, 제도적인 뒷받침이 없다면 조직 내 수평적 의사전달체계가 정착될 수 없다.

2) 비공식적 유형

의사소통은 공식적인 경로를 통해서만 이루어지는 것은 아니다. 다양한 비공식적인 경로를 통해 직원 간의 의사소통이 이루어지기도 하는데 아래와 같이 내부와 외부의 비공식 통로를 통해 이루어진다.

(1) 비공식적 의사소통의 통로

◆ 내부의 비공식적 의사소통

비공식적인 내부의 의사소통의 통로를 포도줄기(grapevine)라고 하는데 이는 포도줄기가 복잡하게 얽혀있는 것처럼 비공식적 의사소통의 통로가 매우 복잡하여 그 통로를 찾기가 어렵다는 뜻이다.

조직이나 사회에서 비공식적으로 떠도는 정보는 그 출처를 찾기 어려울 뿐 아니라, 그 흐름을 파악하기 어려운 것은 마치 포도줄기처럼 복잡하고 다양한 통로를 통해 정보가 생성되고 전파되기 때문이다. 진료부장이 음주사고를 내고 뺑소니를 쳤다든가, 간호부장이 다른 병원으로 이직한다든가, 병원재정이 열악하여 급여를 인하하거나 구조조정을 한다든가와 같은 확인되지 않은 비공식적 소문은 개인의 사생활에서부터 시작하여, 조직의 와해를 초래하는 사실에 이르기까지 비공식적 의사소통의 내용은 광범위하고, 의사소통의 통로 또한 포도줄기처럼 복잡하다.

내부에서 비공식적 의사소통이 생성되는 이유는 다양하나, 대표적으로 조직 내에서 공식적인 의사소통이 용인되지 않거나 봉쇄되어 있어 조직관리가 경직되어 있기 때문이다. 간호부장의 이직이 소문으로 떠도는 이유는 상하 간의 의사소통의 부재에서 기인된다. 간호부장과 병원장과의 의사소통이 원만하거나 간호사들 간의 의사소통이 원만하게 이루어졌다면, 처음부터 이직의 소문은 발생할 여지가 없다. 직원들의 표현의 욕구가 원만하게 흐를 수 있는 통로가 좁거나 막혔다면, 자생적으로 여러 비공식 통로를 개발하여 욕구의 분출이 발생한다.

◆ **외부의 비공식적 의사소통**

오늘날, 우리의 일상생활은 인터넷에 의한 SNS가 지배하고 있다. SNS가 유익한 메시지를 전파시키는 의사전달 통로의 역할을 수행하기도 하지만, 빠른 속도로 수많은 악의적인 메시지를 전파시켜 개인은 물론 조직 그리고 사회 전체에 악영향을 미치기도 한다.

환자가 의료기관을 이용하면서 근거 없는 악의적인 메시지를 인터넷에 올린다면, 삽시간에 전국적으로 전파되어 의료기관은 감당할 수 없는 어려운 상황에 처할 수 있다. 의사 및 간호사의 불친절 등은 개인의 주관적인 감정 및 느낌 등에 의해서 판단될 수 있으므로 환자가 불친절을 문제 삼아 인터넷에 올린다면, 법적인 처벌을 떠나 심각한 결과로 이어질 수 있다.

전파를 타고 공중에 떠도는 악의적인 메시지는 사람들에게 흥미와 가십거리의 대상이 된다는 점에서 사실관계 유 · 무를 떠나, 일단 악의적인 메시지가 외부에서 제기되는 순간, 이미 의료기관은 치명적인 피해를 입을 수 있다.

SNS 이외에도 사람의 입을 통해 또는 다양한 통로를 개발하여 악의적인 메시지가 전파될 수 있는데 이때 포도줄기를 찾아 대처하기가 현실적으로 매우 어렵다. 따라서 외부와 대응하여 사전에 적시에 조치할 수 있는 전문적인 인력확보 및 부서의 기능 강화가 필요하다. 정보화 사회의 정착은 외부의 비공식적 의사전달 통로를 보다 다양화시킬 수 있으므로 이에 대한 대처방안이 절실한 시점이다.

(2) 비공식적 의사소통의 기능

칼이나 연장이 어떻게 관리되느냐에 따라 그 쓰임의 유 · 무익이 결정되는 것처럼 비공식적 의사소통도 어떻게 관리되느냐에 따라서 아래와 같이 조직에 순기능으로 작용하기도 하고, 역기능으로 작용하기도 한다. 조직을 관리함에 있어 비공식적 의사소통이 필연적이라면, 유익하게 활용될 수 있도록 노력해야 한다.

◆ 순기능

일부 학자들은 비공식적 의사소통의 부작용을 강조하면서 비공식적 의사소통이 개인과 조직에게 부정적인 영향을 미칠 수 있음을 지적하지만, 대부분의 학자들은 다음과 같은 점을 들어, 비공식적 의사소통이 오히려 조직의 발전에 기여한다고 주장한다.

첫 번째, 재충전이다. 비공식적 의사소통은 인간의 본능에 의해서 자연스럽게 형성되는 측면이 있으므로 유연함과 여유로움이 스며 있다. 이러한 여유로움은 경직된 업무에서 오는 긴장과 피로감을 해소시켜 업무수행을 위한 재충전을 촉진시킨다.

두 번째, 여론 파악이다. 비공식적 의사소통을 통해 사전에 여론을 파악하여 이를 사업이나 인사관리에 반영할 수 있다. 새로운 사업을 시작할 때 또는 인사관리에서 구성원의 반응을 미리 슬쩍 떠보기 위해 비공식 통로를 활용하는 경우가 있다. 예를 들어, 병원에서 직원을 줄이거나, 급여를 인하하기 위해서 먼저 소문을 유포하여 직원들의 반응을 탐색하는 경우 또는 외부에서 사무국장을 데려오기 위해 먼저 그에 대한 직원의 반응을 탐색하는 경우 등이며, 정부가 새로운 정책을 시행하기에 앞서 언론을 통해 미리 정보를 흘리고 국민의 반응을 살피는 경우 등이다.

세 번째, 동질성이다. 동일 직장 내에 자생하는 동문회, 향우회, 동호회 등을 통해 형성되는 비공식적 의사소통은 회원 간의 동질성을 확인시키고, 단결과 사기를 진작시켜 일의 능률성을 증가시킨다.

네 번째, 유연성이다. 공식적 의사전달 통로는 경직되어 있어서 새로운 아이디어나 정보의 형성을 어렵게 하지만, 비공식적 의사전달 통로는 유연성을 지니고 있어 잘 활용만 하면 공식적 통로에서 얻지 못했던 창의적인 아이디어나 정보를 얻을 수 있다.

다섯 번째, 심리적 만족이다. 감정, 욕설 등 본능적 욕구표현이 공식적 채널에서는 제한적이지만, 비공식 채널에서는 은밀하고 비밀스런 사생활 등을 포함해서 공식적으로 표현되기 불편한 거의 모든 표현이 자유로워 심리적 만족을 증가시킨다. 평소 리더십에 문제가 있던 원무부장의 은밀한 사생활 등을 공식적으로는 표현할 수 없지만, 비공식 채널을 통해 표현, 유포함으로써 직원들은 심리적 만족감을 느낄 수 있고, 이를 통해 업무에 대한 동기부여가 발생할 수 있다.

◆ 역기능

비공식적 의사소통의 순기능이 보다 강조되고는 있지만, 지나친 포도줄기의 성장은 오히려 다음과 같은 점에서 개인과 조직에 해를 끼친다. 하나는, 비공식적 의사전달의 속도는 매우 빨라 순식간에 악의적인 메시지를 생성 · 유포하여 개인의 명예, 조직의 이미지를 상황에 따라 심각하게 손상시킨다. 특히, 상급자에 대한 권위 및 명예 실추는 관리기능의 약화를 초래하여, 조직의 관리위기를 가속화시킨다.

다른 하나는, 외부에서 제기된 악플 등은 대체로 개인의 명예를 실추시키고, 조직을 와해시키는 목적을 지니고 있어 자칫 개인의 파멸은 물론 조직의 분열을 초래한다. 최근 악플이 SNS 등을 타고 유행병처럼 번져 조직은 물론 개인에게까지 악영향이 미치고 있어 사회문제로 대두되고 있음에 유의해야 한다.

(3) 비공식적 의사소통의 대응방안

비공식 의사소통이 조직에서 역기능으로 나타날 때, 그것이 조직 및 개인을 위협하지 못하도록 아래와 같은 신속한 강 · 온 양면의 방안을 모색해야 한다.

◆ **즉시 차단**

내 · 외부에서 생성된 악의적인 메시지는 즉시 차단해야 한다. 시간이 지체되면, 소문이 사실로 변할 수도 있다. 과거에 정상적인 절차를 거쳐 입사한 바 있는 원무과장이 부정으로 입사했다는 소문이 즉시 차단되지 않으면, 시간이 지나면 지날수록 사실로 굳어질 수 있다.

◆ **내 편 만들기**

비공식 집단을 내 편으로 만들기 위한 방안은 상황에 따라 다양하지만, 첫 번째, 비공식 집단의 리더를 포섭하여 그로 하여금 우호적인 인적 망을 형성하게 한다. 두 번째, 비공식 집단에게 경제적인 지원 및 편의 등을 제공하여 내 편으로 만든다면, 오히려 유익한 메시지를 확산시켜 우호적인 여론 형성이 가능하다.

◆ **교육 등**

비공식 의사소통의 본질 및 기능에 대한 주기적이고 체계적인 교육 및 강연 등의 실시를 통해 비공식적 의사소통의 부작용을 인식시킴으로써 비공식적 의사소통이 조직을 위해 유리하게 활용되도록 구성원의 의식의 전환을 모색한다.

◆ **통로개발**

유익한 정보를 생성할 수 있는 다양한 비공식적 의사전달 통로를 개발, 발견하고, 이를 유익하게 활용할 수 있는 상시근무체계가 아닌 비상설부서를 만들어 그 기능을 강화한다.

5. 환자와의 의사소통

1) 환자와의 의사소통의 중요성

환자는 의료기관의 주된 수입원으로서 의료기관의 존립에 대한 기초이므로 환자 관리는 매우 중요한데 환자 관리의 핵심은 바로 의료인과 환자와의 의사소통이다.

환자가 의료기관에 들어오는 순간, 대부분의 시간을 의료인과의 접촉을 통한 의사소통으로 보내는데 이는 곧 환자와의 대화가 의료행위의 한 부분이라고 해도 과언이 아님을 의미한다.

미국의 Johnshopkins, Mayo병원 등은 총 진료시간 중 약 50~60% 정도를 환자와의 대화시간에 할애하고 있는데 이는 환자와의 의사소통이 진료행위의 절대적인 부분임을 의미한다. 탁월한 의료기술 및 지식, 세계적인 명성에 의사소통을 추가했을 때 환자의 만족도가 크게 증가할 수 있음을 이들 병원의 관계자는 강조한다.

과거에는 의사가 뛰어난 의료기술 및 지식을 소유하고 있는 것 자체만으로도 인정받는 의료인이었으나, 오늘날에는 환자와의 친숙한 소통 관계가 없다면, 참된 의료인으로 평가될 수 없게 되었다.

우리나라는 그동안 의료인이 환자를 대하는 자세가 다소 억압적인 측면이 있었지만, 시대의 변화와 함께 환자를 응대하는 자세가 소비자 중심으로 변하고 있어, 의사소통을 경쟁력의 한 요소로 인식해 가고 있다.

세계적인 유명 병원들은 다음과 같은 측면에서 의사소통의 중요성을 인식한 결과, 환자와의 의사소통을 경영원칙으로 삼고 있다.

첫 번째, 의료분쟁을 줄인다. 의료인이 정보를 독점하고 환자에게 정보제공을 소홀히 함으로써 정보의 비대칭이 발생하면 양자 간에 분쟁이 시작된다. 특히, 암 환자와 같은 심각한 질환을 가진 환자에게 수술 전과 후에 걸쳐 환자에게 미칠 영향에 관한 충분한 의학적인 설명이 없는 상황에서 환자에게 문제가 발생했다면, 의료분쟁은 불가피하다.

두 번째, 환자의 의료만족도를 증가시킨다. 환자와의 대화는 심리적인 안정감을 제공하고, 의료에 대한 신뢰성을 심어준다는 점에서 환자의 의료에 대한 만족감을 증가시킨다.

세 번째, 환자 중심의 치료가 가능하다. 환자의 질환에 관한 기초 자료 등과 같은 의학적인 정보는 물론 비의학적인 정보가 대화를 통해 환자로부터 광범위하게 수집될 될 수 있어 이를 통해 환자 중심의 치료가 가능하다. 특히, 환자의 감정과 같은 비의학적인 정보는 진료동의서 등을 통해 얻어질 수 없고, 오직 친밀한 대화를 통해서만이 얻어질 수 있다는 점에서 의사소통의 중요성이 강조된다.

네 번째, 의료행위의 동기가 부여된다. 상대방이 어떤 생각을 가졌는지, 원하는 것이 무엇인지 등을 알았을 때 비로소 상대방의 의도에 맞는 적절한 행위를 제공하기 위한 동기부여가 발생한다. 상대방을 모르는 상태에서는 상대방을 위한 행위의 동기가 발생되기 어렵다. 환자가 상황의 변화에 따라 의료인에게 원하는 것을 소통을 통해 자주 요구할 때 의료인은 환자의 욕구를 파악할 수 있고, 이를 충족시킬 수 있는 동기가 발생되므로 의사소통은 의료행위의 촉진을 위한 동기부여의 원천이다.

다섯 번째, 인간관계 형성을 촉진시킨다. 특히, 환자의 감정 및 처해진 불우한 환경 등을 이해하고, 그리고 환자의 육체적 · 정신적인 아픔을 달래주는 인간적인 소통을 함께하는 것은 환자에게 큰 감동을 제공하고, 이러한 감동을 통해 환자는 닫힌 마음의 문을 열고, 의료인에게 한발 다가감으로써 의료효과를 상승시킨다.

2) 환자와의 성공적인 의사소통

환자와의 접촉 시 응대할 수 있는 매뉴얼이 개발된다면, 의료인과 환자와의 소통은 효율적으로 원만하게 이루어질 수 있지만, 의료기관에서는 다양한 상황이 연출되므로 매뉴얼의 개발이 현실적으로 어렵다는 점에서 환자와의 성공적인 소통을 위해서 의료인, 환자, 의료기관은 아래와 같은 점에 유의해야 한다.

(1) 의료인

의료인은 환자와의 친숙한 대화를 통해 환자의 심리적인 상태와 마음을 읽으면서 치유하는 것이 효율적인 의료행위임을 인식해야 한다. 이런 인식을 기초로 의사소통의 성공을 위해 의료인이 유의해야 할 점을 지적하면 아래와 같다.

◆ **관심과 배려**

약자는 강자의 애정 어린 관심과 배려를 통해 보호받기를 원한다. 마치, 어린 아이가 부모로부터 관심과 애정을 요구하듯이 질병을 겪고 있는 환자는 자신을 약자로 인식하고, 의료인의 관심과 배려를 요구하고 기다린다. 시간이 날 때마다 환자에게 던지는 인사 한마디가 환자에게는 큰 관심으로 보일 수 있다. 복도에서 우연히 만나는 환자를 그냥 지나친다면, 환자는 이를 무

관심으로 받아들일 것이고 이런 상황이 계속 반복된다면, 의료인에 대해서 마음의 문을 닫고 적개심을 가질 수도 있다.

관심은 장시간의 만남과 대화를 통해서 표현되는 것이 아니라 간단한 목례 · 웃음 · 몸짓 등과 같은 간단한 비언어적인 수단도 관심을 나타낼 수 있는 적절한 소통임을 알아야 한다. 환자는 무관심을 자신을 무시하고 소외시킨다고 여길 수 있으므로 무관심은 소통의 최대장애이다.

환자가 관심을 받기를 원하는 것은 동점심의 유발이 아니라 권리의 표현임을 인식해야 한다. 무료로 치료를 제공받는 것이 아니라 정정당당하게 돈을 지불하고 그 반대급부로서 의료를 제공받는다고 여기므로 환자는 관심을 권리로 인식한다. 음식점에서 손님은 음식값을 지불하는 대가로서 세심한 관심과 배려를 원하고 이를 권리로 인식한다. 관심이 없거나 부족하다고 느낄 때 손님은 즉시 항의하거나 다시는 그 음식점에 출입을 하지 않을 것이다. 이런 측면에서 의료기관과 식당의 경우에 있어서 무엇이 다른가를 한번쯤 생각해 보아야 한다.

◆ **전문용어 회피**

대화에 관심을 유도할 수 있는 쉬운 용어를 선택해서 사용한다. 전문 의학용어를 동원하여 의사소통을 시도한다면, 환자는 의료인의 말에 관심을 갖지 않고, 쉽게 피로감을 나타낼 것이다. 의료인의 말에 흥미를 느끼게 하고, 집중력을 높이기 위해서는 환자의 입장에서 이해하기 쉽고 납득하기 용이한 대화시도가 중요하다. 의료인의 입장에서는 상식적인 용어가 환자의 입장에서는 납득하기 어려운 용어일 수 있기 때문에 주의가 필요하다.

환자가 대화를 기피하고, 의료인의 지시에 순응하지 않는 경우는 의료인의 대화 시도가 잘못되어 환자에게 의도된 뜻이 충분히 전달되지 못했기 때문이다. 따라서 비전문가인 환자와 소통이 잘 이루어지기 위해서는 전문가인 의사가 대화를 시도할 때만큼은 환자와 눈높이를 맞추기 위해서 전문가의 입장이 아닌 비전문가적인 입장이 되어야 한다.

의료기관에서 소통은 대화로만 이루어지는 것이 아니고, 진료기록, 처방전 등 다양한 문서 형태로도 이루어지므로 쉽고 이해하기 용이한 용어를 사용하여 정확하게 기술하는 것이 바람직하다. 의사들의 진료기록을 살펴보면, 전문용어가 아니어도 글씨 자체를 지나치게 흘려 쓰는 경향이 있기 때문에 의사의 의도를 환자가 정확히 이해하기가 어려울 때가 많다. 다행히도, 최근에는 전자기록이 일반화되면서 문자해독의 어려움이 해소되는 추세여서 문서에 의한 의사소통의 편리성과 용이성이 보장되고 있다.

◆ **탈(脫) 권위의식**

성공적인 대화를 위해서는 송신자와 수신자의 수평적 관계가 유지되어야 한다. 의사가 권위의식을 가지고 수직적 관계에서 대화를 시도한다면, 환자는 성심껏 대화에 응하지 않을 것이다.

환자의 권리의식이 성장하기 이전에는 의사의 권위를 환자가 다소 수용하는 입장이었으나, 오늘날, 환자는 의료인과 대등한 수평적 관계에서 보건의료를 제공받기 원하므로 의사의 권위가 인정될 수 있는 여지는 거의 없다.

의사의 권위의식은 대화를 단절시키거나 왜곡시킬 수 있는 다음과 같은 사실로 나타난다.

첫 번째, 환자의 칭찬에 인색하다. 상대방을 존중하고 칭찬하는 것은 나를 낮추는 수평적인 관계를 통해 허심탄회하게 대화를 나누기 위함이다. 여성 환자가 그동안 초췌한 모습으로만 병원을 방문하다가, 모처럼 질환이 호전되는 것 같아서 기분전환도 할 겸 화장도 하고 화려한 옷으로 옷맵시를 내고, 의사나 간호사를 접했을 때 칭찬하는 경우는 드물다. 만약, 칭찬을 한다면, 환자는 보다 적극적으로 의료인과 대화에 임할 것이고, 치료 효과는 높아져 환자의 만족도는 크게 증가할 것이다. 칭찬은 고래도 춤추게 한다는 격언에 의료인은 공감해야 한다.

두 번째, 환자를 무시한다. 권위의식은 환자를 존중하지 않고 무시하는 결과를 낳는다. 환자를 대기실에서 장시간 기다리게 하고, 미안하다는 말은 커녕 당연한 것처럼 여기는 경우, 환자의 말에 듣는 둥, 마는 둥 관심을 보이지 않는 경우, 일방적으로 스케줄을 잡는 경우 등은 환자를 고객으로 여기지 않기 때문이며 이는 결국 소통단절을 불러온다.

한 사람의 고객 확보는 열 사람의 고객으로 이어지고, 이어 무한대의 고객으로 이어진다는 마케팅전략의 기본이 의료인의 탈 권위의식을 통해 의료 분야에도 적용되어야 함을 의료기관에 종사하는 모든 의료인들이 공감할 때 진정한 의사소통형성이 가능하다.

세 번째, 자신만을 최고로 여긴다. 상대방의 존재를 인정하지 않고, 자신만이 최고라고 여기는 것은 권위의식에서 비롯된다. 자신만을 최고로 여기는 가운데 상대방과 진정한 대화가 가능할까? 대답은 불가능이다. 의료인의 권위의식은 의료인을 중심으로 모든 걸 생각하게 하고, 판단하게 하는 편협된 가치관을 갖게 함으로써 환자와의 대화를 어렵게 한다. 자신을 낮출 때, 상대방의 가치가 인정되고, 거리가 좁혀질 수 있어 진정한 인간적인 대화가 가능하다.

(2) 환자

환자의 권익을 보호하고, 편익을 증가시키고, 그리고 치료 효과를 높일 수 있는 수단이 의사소통이므로 의사소통 과정에서 발생할 수 있는 장애 요인을 극복해야 한다. 장애요인을 극복하지 못할 경우, 환자는 물론 의료기관에도 악영향을 미친다는 점에서 환자는 의사소통 과정에서 아래와 같은 점에 유의해야 한다.

◆ 선입관 회피

선입관은 의사소통의 최대의 적이다. 상대방에게 고정된 선입관을 가지고 있다면, 전달되는 모든 사실이 왜곡되거나 변질될 수 있다. 아무런 근거 없이 평소 상대방이 성실하지 못하고 거짓으로 일관된 생활을 한다고 믿고 있다면, 상대방이 아무리 좋은 조건을 제시하면서 대화를 시도해도 성공적인 대화가 될 수 없다. 만약, 환자가 평소에 의료인에게 갖는 부정적인 선입관이 있다면, 의료인의 의사전달을 한번 굴절시켜 수용하므로 의사전달이 왜곡되고 신뢰 관계를 해친다.

◆ 학습 태도

학습 의욕이 부족하다면 대화에 관심과 흥미를 잃는다. 학생이 면학에 관심이 없다면, 선생님의 가르침에 관심을 갖지 않을 것이고, 상호 간 인간적인 관계는 물론 의사소통을 해친다. 마찬가지로 당뇨 환자가 당뇨의 심각성을 인식하고, 당뇨에 대해 호기심을 가지고 그것에 대해 적극적으로 알려고 하는 학습 태도를 가질 때 비로소 의료인의 한 마디 한 마디에 관심과 주의를 기울일 수 있고, 소통의 효과는 극대화된다.

◆ **신속한 반응**

수신자에게 의사전달을 하면, 신속히 반응을 주어야 송신자도 그에 대처할 수 있는 적절한 반응을 보임으로써 의사소통 과정을 종결시킬 수 있다. 수신자가 신속한 반응을 주지 않으면, 의사소통 과정은 진행될 수 없고, 정지된 상태가 되므로 서로를 아무 의미 없이 지치게 할 뿐 아니라, 조직의 발전에도 도움을 주지 못한다.

환자는 의료인과의 대화에 있어 신중함을 유지하는 경향이 있어 즉각적인 반응에 다소 인색하다. 하지만, 진료행위는 반응을 통한 피드백을 통해 진행되고 결정되므로 환자의 적정 진료 보장을 위해서 가급적 신속한 반응이 요구된다.

◆ **비 평가자**

환자는 의료인이 하는 말에 평가를 하거나 특별한 가치를 부여하는 것을 특별한 경우를 제외하고는 가급적 삼가해야 한다. 의료인의 지시가 과연 나의 질환극복에 도움이 될 것인가?, 아닌가?에 대한 평가를 떠나 의구심까지 갖는다면 의사소통이 왜곡되어 오히려 진료 효과를 감소시킨다. 평가는 의료인의 고유 영역으로서 이에 순응하는 자세가 의사소통은 물론 치료 효과에도 도움을 준다.

(3) 의료기관

의료기관은 의료인력과 환자가 모여 수익을 창출하는 소중한 의료행위의 공간으로서 상호 간 의사소통을 원만하게 할 수 있는 아래와 같은 점에 유의해야 한다.

◆ **아늑한 분위기 조성**

과거에는 의료기관이 딱딱하고 경직된 분위기였으나, 최근에는 내 집 또는 호텔과 같은 편안하면서 안락한 분위기를 조성하려는 의료기관이 늘고 있다. 서로가 모여 조용히 대화를 나누기 위해서는 주변의 분위기만큼 중요한 것도 없다. 특히, 인간관계가 경직된 상대방과의 대화를 나눌 때 아늑하고 편안한 분위기는 관계를 부드럽게 만들고 대화를 원만하게 진행시키는 요인이 된다. 호텔 라운지에서 활기 띤 모습으로 사람들이 담소를 나누는 이유는 바로 호텔의 고급스런 아늑한 분위기에서 기인된다.

사람의 심리 및 정서를 안정시켜 마음을 열게 하고, 서로를 대화로 이끌게 하는 것은 분위기 조성과 깊은 관련성이 있다. 의료기관의 분위기는 질환에서 오는 경직된 긴장감을 완화시키고, 의료인과의 관계를 보다 친숙하게 유도하여 의사소통을 원활하게 하는 데 도움을 제공한다. 미국의 대형병원은 물론 개인의원을 방문할 때 받는 인상 중의 하나가 호텔처럼 아늑한 분위기가 조성되어 있다는 것이다.

우리나라는 기업이 대형병원을 운영하면서부터 내부 인테리어에 보다 관심을 갖게 되었고, 분위기 조성을 환자 만족을 위한 수단으로 활용하는 추세인데 최근에는 개인의원은 물론 중소병원도 이러한 분위기에 동참하는 추세이다.

◆ **교육 강화**

의료인을 포함해서 모든 직원을 대상으로 주기적인 교육과정을 통해 의사소통의 장 · 단점을 알리고, 장점이 조직의 발전에 어떻게 기여하는지 등을 주지시키는 교육의 장이 필요하다. 환자와의 첫 대면에서 응대하는 자세, 대화기법, 환자의 심리적 반응 등을 파악하여, 이를 활용하는 기법을 교육시키고, 의사소통의 부재가 조직에 미치는 부정적인 영향 등도 함께 교육시킴으로써 의사소통이 의료행위의 중요한 한 부분임을 인식시킬 수 있는 계기를 마련해야 한다.

◆ **조직구조 변경**

의사소통은 조직구조에 의해 민감하게 영향을 받으므로 의사소통이 원활하게 이루어질 수 있도록 의료기관의 경영자는 다음과 같은 조직구조의 전환을 고려해야 한다. 하나는, 수평적 구조로 전환한다. 현재, 구조 형태가 수직적이라면, 의사소통이 용이하게 수평적으로 전환시킨다. 다른 하나는, 직무의 특성을 고려하여 부서 간의 장벽을 좁힘으로써 구성원 간의 밀집도를 높여 친밀감을 조성한다.

CHAPTER 11

보건의료조직과 팀제

I. 팀제의 본질

1. 팀제란 무엇인가?

20세기부터 미국을 중심으로 거대기업들이 생성되면서 조직을 효율적으로 관리할 수 있는 이론이 요구되었다. Marx Weber는 당시의 기업환경에 맞는 조직 관리이론으로서 관료제 이론을 주장하여 폭넓은 지지를 받았고, 실제 공조직이나 사조직에서 그의 이론을 널리 관리체계에 적용하였다.

하지만, 1960~1980년대에 걸쳐 정보 · 통신 · 교통 등의 발전으로 인해 정치 · 경제 · 사회 · 문화 등 모든 면에 걸쳐 커다란 변화가 발생하였고, 이러한 변화는 기업환경의 변화를 가져왔다. 그동안 조직이론으로 환영을 받던 Weber의 관료제 이론이 환경의 변화로 인해 그 단점이 부각되기에 이르렀고, 따라서 변화에 순응할 수 있는 조직이론에 의한 관리체계의 재편이 요구되었다.

수직적 기능 중심의 계층제를 특징으로 하는 관료제는 상급자 중심의 권한집중, 구성원 간의 의사전달체계의 어려움, 하급자의 참여의식의 결여, 그리고 의사결정 지연 등을 가져왔고, 더욱이 연공서열의 직급 위주를 강조함으로써 무사안일주의, 실적주의 배제, 연공서열 중심의 불합리한 보수체계 그리고 도전의식의 결여 등을 가져와 더 이상 신속성을 요구하는 환경의 변화에 부응할 수 없게 되었다. 따라서 조직들이 신속한 환경의 변화에 능동적으로 유연하게 대처하면서 신속한 업무처리가 보장될 수 있는 '팀제'이론이 제기되었다.

관료제가 대단위 집단을 대상으로 한다면, 팀제는 대단위 집단을 분리한 소수의 정예집단이 그 대상으로서 조직구조의 평면화를 기초로 소수의 팀에 의해 신속히 업무를 처리하기 위한 조직단위이다.

우리나라는 1997년 IMF 이전까지 고도의 경제성장만을 추구한 결과, 조직의 비대화를 가져와 생산성의 저하를 가져왔으며 이는 결국 IMF를 가져오는 직접적인 계기가 되었다. 따라서 2005년, 참여정부는 증가하는 행정수요에 적극적으로 대처하고 환경의 변화에 유연하게 대처할 수 있는 공조직의 관리체계 개편을 위한 혁신방안으로서 팀제를 도입했고, 이어서 기업과 병원에도 적용되기 시작하여 오늘에 이르렀다.

2. 팀제의 필요성

오늘날의 조직은 신속한 기동력을 발휘하여 조직간 상호 경쟁에서 우위를 점하지 않으면, 조직의 성장 및 유지가 보장될 수 없으므로 아래와 같은 점에서 팀제의 적용을 필요로 한다.

1) 조직혁신

모든 생물이 끊임없이 변화하고 진화하는 것처럼 조직도 변한다. 시간의 경과와 함께 환경은 변하는데 조직이 변하지 않으면, 결국 그 조직은 더 이상 성장 · 발전할 수 없음은 자명하다. 정보화 및 세계화 그리고 고객 욕구의 다양성 등은 기능 중심의 조직혁신을 요구하고 있으며, 이에 순응하는 조직만이 일류조직으로 생존할 수 있다. 세계적인 정보 및 제조회사인 Google, GM 등은 기존의 관리체계를 과감히 해체시키는 대신 고객의 욕구와 환경의 변화를 반영한 소규모 관리 단위의 팀제를 다양하게 개발하여 조직 관리체계를 지속적으로 디자인하고 있는데 이는 조직혁신의 좋은 사례이다.

2) 생산성 향상

생산성이란 투입과 산출의 비를 말하는데 모든 조직은 성장을 위해서 가능하면 투입을 적게 하고 산출을 확대하려 한다. 팀제에 의한 조직의 슬림화는 계층 수를 줄여 구성원을 줄인다는 의미이므로 투입요소인 인건비 등 관리비용 등을 줄이는 효과를 가져와 조직의 생산성 향상에 기여한다.

3) 전문가 양성

오늘날 전반적인 교육수준의 향상은 고객의 가치판단과 지적 능력을 키우고 있으며, 선진화된 사회 분위기를 조성하고 있으므로 조직에서 전문가의 역할이 중요하다. 사회구조의 전문화는 조직의 전문화를 요구하므로 앞으로 조직은 모든 영역에 걸쳐 전문가 수준의 인재를 육성하기 위해 노력해야 하는데 바로 팀제가 전문가 육성에 적절하다.

4) 인사 적체 해소

과거의 기업들이 성장단계에서 규모를 늘리면서 필요 이상의 직책을 많이 만들었고, 안정단계에 접어들면서 상위직책이 그대로 유지되면서 능력 있는 하급직원의 승진이 막혀 그들의 인사에 대한 불만이 증가되어 사기를 저하시키는 결과를 낳았다. 팀제는 직급과 직책을 각각 분리시켜 인사 적체를 완화할 수 있는 대안으로 꼽힌다. 예를 들어, 1, 2급에 해당하는 부장이 직급을 그대로 유지하되 팀원이 되고, 3, 4급에 해당하는 과장을 직급은 그대로 유지하되 팀장으로 보한다면, 승진의 효과가 나타나므로 인사문제에서 비롯되는 여러 폐단을 극복할 수 있다.

5) 책임 행정의 달성

민주적인 행정행위는 반드시 책임이 수반되는데 이를 위해서는 행정의 투명성이 전제가 된다. 행정이 불투명하면, 행정집행의 결과에 대한 책임을 묻기가 어렵고 책임소재를 밝히기도 어렵다. 팀제는 계층 수를 줄여 지시계통을 단순화시킴으로써 행정의 투명성을 가져와 특정 행위에 대한 책임소재가 명확하여 책임 행정을 실현하기 용이하다.

3. 팀제의 특징

관료제의 단점을 극복하고, 환경변화에 유연성을 가지고 탄력적으로 대응하기 위하여 팀제가 실시되고 있는데 아래와 같은 특징을 살펴봄으로써 팀제의 본질을 이해하고자 한다.

1) 수평적 조직구조

팀제는 다음과 같이 구조 및 업무 측면에서 조직의 수평화를 유지한다. 하나는, 구조적 측면에서 관료제는 부(部), 과(課) 중심의 다단계 형태의 수직적 계층구조를 이루고 있으나(**그림 11-1**), 팀제는 부, 과 중심의 관리체계를 없애고, 부, 과를 통합한 소규모 단위를 말한다. 부장, 과장, 계장을 없애고 팀장을 선임하여 팀원과

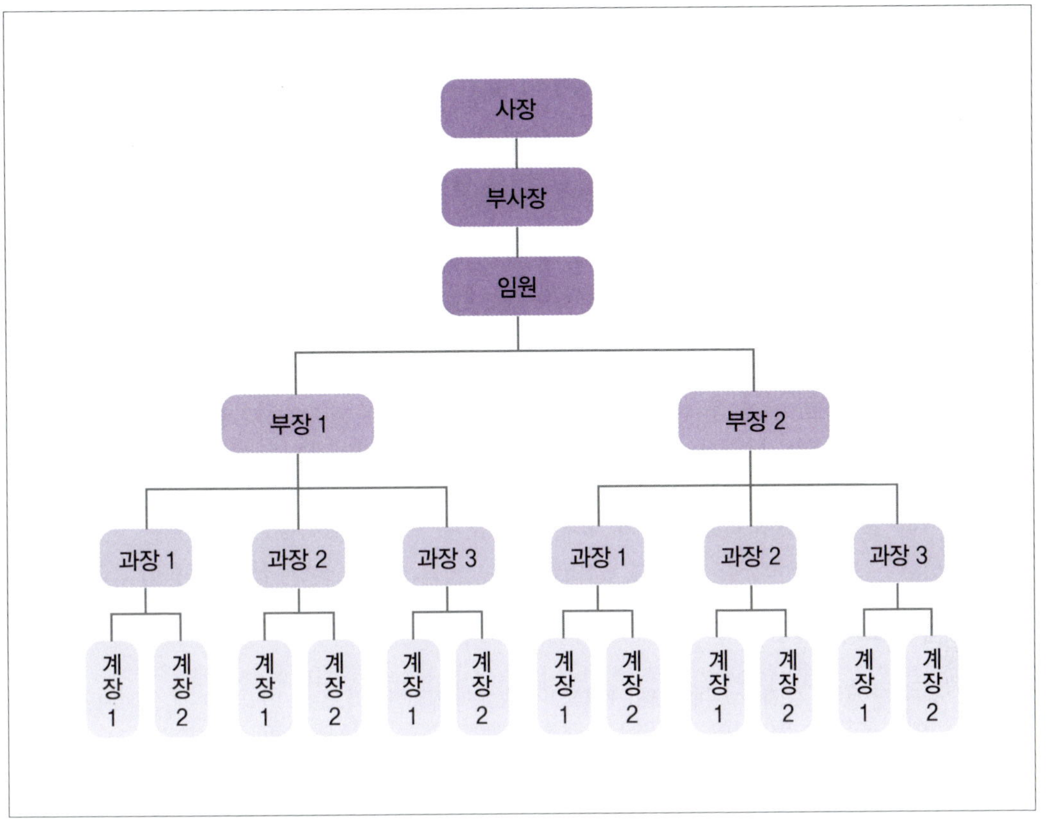

그림 11-1 | 관료제에 의한 조직관리 기구

함께 업무수행이 이루어지므로 조직체계가 수평적으로 단순화됨으로써 날렵하게 슬림화된다(**그림 11-2**).

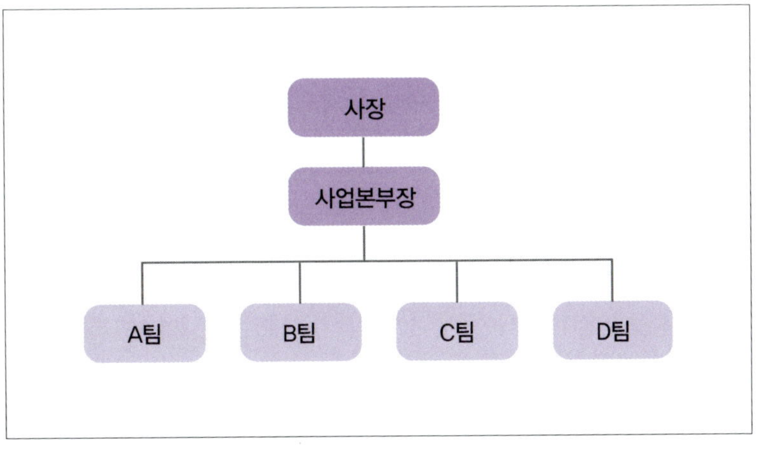

그림 11-2 | 팀제에 의한 조직관리 기구

다른 하나는, 업무적 측면에서 관료제는 상급자가 부하직원에게 일방적으로 업무를 지시하고 통제함으로써 조직을 이끌어가지만, 팀제는 팀장과 팀원의 업무관계가 수평적이다. 팀장은 업무의 방향 등을 제시하는 행정관리자일 뿐, 지시하고 통제하는 업무의 감독자가 아니라 동일하게 팀원과 함께 일하는 일원일 뿐이다.

2) 분업화

관료제는 상급자에게 직무에 관한 권한이 집중되어 있어 구성원 간의 분업이 어려우나, 팀제는 계층제의 해체를 통해 권한과 업무가 모든 팀원에게 분산되어 있다. 마치 농구장의 공격수, 수비수 등 5명의 선수가 각자 위치에서 맡은 업무가 수평적으로 분업화되어 있듯이 각자 팀원은 맡은 업무가 분업화되어 있다.

3) 팀워크의 중시

농구장에서 각자 선수의 개인기도 중요하지만, 팀워크에 따라서 결정적으로 승패가 결정되는 것처럼 단체에서는 팀워크가 중시된다. 팀워크를 형성하여 힘을 하나로 모으면 에너지 결집 현상을 가져와 조직의 시너지효과를 가져오는데 관료제는 개인의 실적 및 능력을 중시하므로 팀워크가 경시된다. 하지만 팀제는 팀장 및 팀원 간의 팀워크를 매우 중시하므로 조직의 시너지효과를 기대할 수 있다.

4) 능력 중심의 보수체계

관료제는 개인의 실적 및 근무 기간 등을 중심으로 연공서열식 보수체계를 유지한다. 아무리 능력이 있는 직원이어도 근무 기간이 짧으면, 장기간 복무한 능력이 없는 직원에 비해 급여 등이 상대적으로 낮지만, 팀제는 팀원의 능력 그리고 팀의 실적 및 경쟁력 등을 기초로 보수 및 후생복지 등이 제공되므로 근무 기간이 짧아도 능력이 있으면, 근무 기간이 장기인 직원에 비해 더 좋은 처우를 받는다.

5) 신속성

팀제의 특징인 조직의 슬림화는 다음과 같은 경우에 신속성을 가져와 조직의 유연성을 가져온다. 하나는, 업무처리 및 의사결정의 신속성이다. 관료제는 계층의 수가 많아 신속한 업무처리 및 의사결정이 어려우나, 팀제에서는 임원, 부장, 과장 등의 직책이 팀장이나 팀원으로 흡수되어 지휘, 보고, 통제계통의 옥상옥(屋上屋) 현상이 사라지므로 신속한 업무처리 및 의사결정 등이 가능하다. 다른 하나는, 대응능력의 신속성이다. 고객의 욕구 변화, 경제 상황의 변동, 제도적인 변화, 경쟁회사의 신 기술도입 등과 같은 외적 환경 그리고 노사 간의 갈등 및 내부의 재정상태 등의 변화와 같은 내적 환경에 신속하게 대처하지 않으면, 조직 경쟁력을 상실할 수 있다는 점에서 팀제는 환경의 변화에 대응하는 신속성을 강조한다.

6) 일 중심

관료제를 나타내는 단어인 Bureaucracy는 프랑스어의 테이블을 나타내는 단어 Bureau와 지배를 나타내는 단어 Cracy의 합성이다. 즉, 관료제는 직원이 테이블을 지배하고 있으면 자리가 보존된다는 것으로 '자리 중심'을 의미한다.

장기판에서 장(將)은 지켜야 할 자리가 있어 그 자리를 벗어날 수 없다는 점에서 자리 중심의 관료제와 유사하다. 반면, 팀제는 '일 중심'이다. 팀원은 테이블에 앉아 자리를 지키는 것이 아니라 일을 찾기 위해 분주히 움직여야 한다. 일을 찾지 못하면 팀의 실적평가는 낮고 최악의 경우에는 팀이 해체될 수도 있으므로 최선의 노력을 경주하여 일을 찾아야 하고, 작업과정에서 개인의 능력과 창의성을 최대한 발휘해야 한다. 바둑경기에서 바둑알은 고정된 자리가 없고, 자유로운 이동을 통해 한 개의 바둑알이 게임을 역전시킨다는 점에서 팀제는 바둑경기에 비유된다.

7) 다양한 욕구 충족

정보화 사회에서는 많은 정보를 함께 공유할 수 있어 욕구의 다양화 현상이 나타난다. 특히 신세대의 경우, 정보 접근이 용이하여 기성세대와는 달리 다양한 개성연출이 가능하고, 욕구의 표현이 다양하므로 이를 충족시킬 수 있는 새로운 유형의 조직 관리체계가 요구되는데 팀제는 분업체계와 신속한 의사결정체계를 활용하여 욕구의 다양화에 유연하게 대처할 수 있는 신세대에 맞는 관리방식이다.

II. 보건의료조직과 팀제

1. IMF와 팀제

1980년대 미국을 중심으로 '저비용 고효율'정책의 일환으로서 팀제를 대기업에 적용하던 것을 우리나라는 1997년 IMF를 겪으면서 팀제를 도입하였다. 당시, IMF를 불러온 주된 원인 중의 하나로 조직의 비대화를 지적할 수 있다. 그동안 경제개발계획에 의해 경제성장에 주력하다 보니, 기업경영이 방만하게 이루어졌고, 이로 인한 '고비용 저효율'현상은 기업의 경쟁력을 약화시켰고, 이는 결국 IMF로 이어졌으며 이를 극복하기 위해 정부는 팀제를 통한 기업의 조직개편을 권고하였다. 이에 행정자치부, KBS 등이 먼저 동참하였고, 삼성, 현대, LG 등도 동참하였으며 의료기관도 동참하였다.

처음, 의료기관에 팀제를 적용한 것은 전통적으로 관료제 성격이 강한 미국의 JohnsHopkins 병원이다. 팀제 적용 이전의 이 병원의 진료체계는 부장-과장으로 이어지는 수직적 기능 중심이었는데 팀제를 도입하면서 기능 중심에서 분권화된 일 중심으로 전환되었다. 부장, 과장을 팀장으로 흡수하였고, 팀장 중심으로 진료, 인사, 예산관리가 신속하게 이루어지면서 업무의 효율성과 환자의 만족도가 증가하였다. 이로써 의료기관에도 팀제 적용 가능성이 확인되었고, 이어 팀제 적용이 의료분야에 확산되었다.

하지만 아쉽게도 우리나라에서 의료조직에 팀제를 적용한 계기가 조직의 관리체계를 근본적으로 변화시켜 조직의 효율성을 확보한다는 차원에서 이루어진 게 아니라, IMF 당시의 사회적, 경제적인 분위기에 의해 팀제가 시작되었다. 따라서 기업과 의료조직에 팀제가 적용되는 과정이 각각 달랐고, 팀제의 효과도 다를 수밖에 없었다.

2. 팀제의 적용가능성

관리 및 인력 구조의 특성 등으로 인하여 팀제를 의료조직에 적용함에 있어 기업과는 본질적인 차이가 있으므로 의료조직에 팀제를 적용할 때는 다양한 측면을 고려하여 신중을 기해야 한다.

아래에서 의료조직에 팀제를 적용하기에 유리한 측면과 불리한 측면을 지적하고 있는데 이를 통해서 의료조직에 팀제의 적용 가능성의 유 · 무를 엿볼 수 있다.

1) 용이한 점

다음과 같은 3가지 측면에서 팀제를 의료조직에 적용하기 용이하다. 첫 번째, 병원은 인사 적체가 심하다. 특히 관리부서의 경우, 하급자보다 상급자가 많은 역 피라미드 구조의 형태를 형성하고 있어 승진의 기회가 제한되어 있다. 따라서 이를 해결하기 위한 방안으로서 직급과 직책을 분리한 팀제의 적용을 통해서 인사 적체를 완화하는 효과를 기대할 수 있다.

두 번째, 팀제는 큰 조직의 구조를 작게 슬림화하므로 규모가 큰 조직을 대상으로 한다. 500병상 이상의 규모를 가진 의료기관에서 팀제 적용의 가능성 및 효과가 큰 것으로 지적된다. 우리나라는 사회보험이 실시된 이후, 대기업이 의료분야에 진출하면서 의료조직의 규모가 커지고 있는 추세여서 팀제 적용의 가능성이 엿보인다.

세 번째, 2004년 도하개발어젠더(DDA)를 시작으로 OECD 국가 간의 상호 의료시장의 개방이 점진적으로 가시화되고 있는데 이는 병원 간의 치열한 경쟁을 예고한다. 생산성을 추구하는 팀제는 경쟁 분야에 그 적용이 요구된다는 점에서 향후 의료시장의 개방과 함께 의료조직에 팀제 적용의 중요성이 강조될 것으로 기대된다.

2) 불리한 점

위에서처럼 팀제를 의료조직에 적용하기에 용이한 측면도 있지만, 다음과 같은 불리한 측면도 있다.

첫 번째, 개인 또는 부서의 목표를 조직의 목표에 일치시키기 유리한 조직에 팀제 적용이 가능하다. 하지만 의료조직은 구성원과 부서의 각기 역할과 업무가 다르고 추구하는 목표가 달라 이를 통합시켜 조직의 목표에 일치시키는 과정형성이 어려우므로 팀제 적용이 어렵다.

두 번째, 팀제는 구성원 간의 자유롭고 격의 없는 의사교환이 가능한 조직에 그 적용이 용이하나, 의료조직은 개인, 부서 간 업무의 차별화로 인해서 의사전달이 용이하지 못하여 팀제를 적용하기가 현실적으로 어렵다.

세 번째, 팀제는 실적을 중시하므로 업무수행결과를 측정하기가 용이해야 한다. 하지만 의료인력의 업무에 관한 실적측정은 일반적으로 환자의 만족도, 완치도 등을 중심으로 이루어지는 데 만족도 등의 인과 관계의 입증과 측정기준이 어렵다.

네 번째, 의료조직은 전통적으로 보수적이고 폐쇄적인 성향이 강하다는 측면에서 개방적이고 신세대형에 적합한 팀제의 적용이 용이하지 못하다. 하지만 최근에는 의료기관도 보수적인 성향에서 다소 개방적인 성향으로 전환되고 있다는 사실을 감안하면, 팀제 적용을 통한 관리체계의 변화가 기대된다.

다섯 번째, 의료조직은 일반조직과 비교할 때 공급자중심이다. 반면에 팀제는 고객 중심의 조직에 그 적용이 용이하다는 점에서 의료기관의 적용에 대한 한계를 엿볼 수 있다. 최근, 의료조직이 경영이론 및 기법 등을 적극 도입하여 혁신적인 관리체제의 변화를 통해서 환자를 찾아가는 소비자 중심의 생산과정을 강조하는 추세이긴 하지만, 본질적으로 의료는 공급자 중심에서 관리된다는 점을 상기한다면, 앞으로도 의료조직과 팀제는 생각보다 잘 조합될 수 없는 관계임을 알 수 있다.

3. 팀제 적용의 문제점

2000년 전후로 서울대병원을 필두로 삼성의료원, 아산병원 등이 팀제를 처음 적용하였고, 이어 2004년에는 경북대병원이 팀제를 실시하였다(그림 11-3). 하지만 위의 병

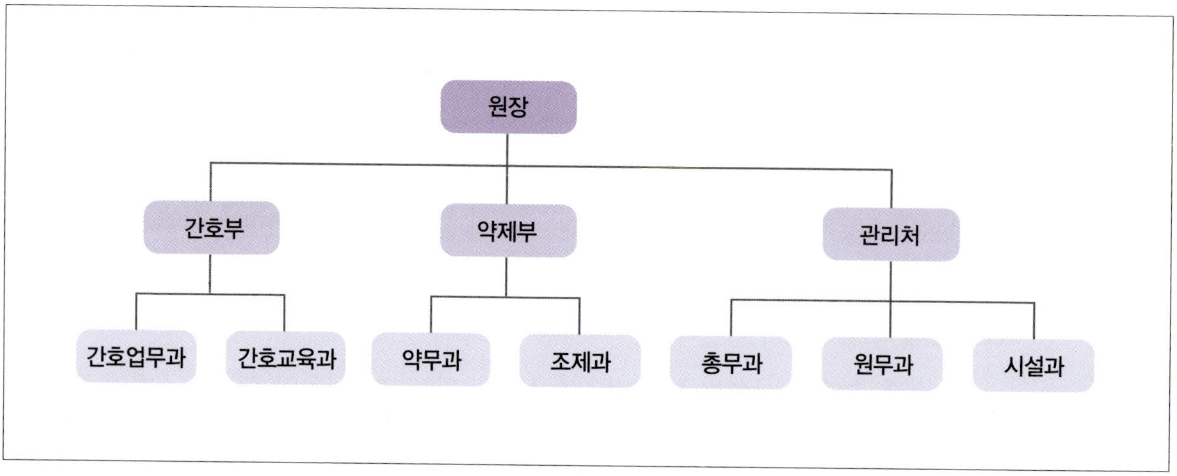

그림 11-3 | 경북대병원 팀제 이전 단순 조직기구표(1998년)

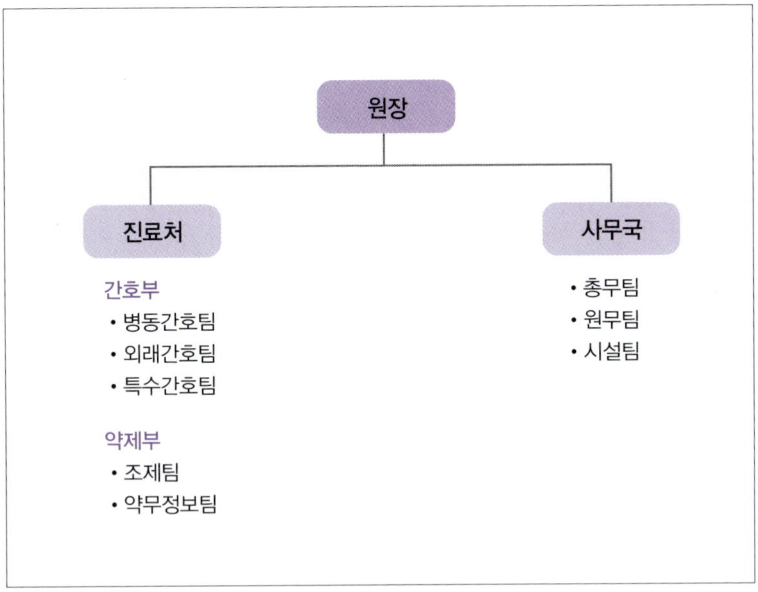

그림 11-4 | 경북대병원 팀제 적용 이후 단순 조직기구표(2005년)

원들의 팀제 적용이 형식에 그쳤다는 지적이다. 그동안 팀제를 적용한 병원들이 단지 부서를 팀으로 명칭만 변경하였는데, 이로 인해 관리체계의 기능상의 변화를 찾아볼 수 없고 팀제효과를 기대하기 어렵다는 지적이다. 예를 들어, 경북대병원의 2005년 기준, 팀제에 의한 조직기구표를 보면, 간호부와 약제부를 진료처에 소속시켰고 그 하부조직인 과를 팀으로, 과장을 그대로 팀장으로 명칭만 변경함으로써 조직구조 및 인력관리에 실질적인 변화를 찾아볼 수 없다(**그림 11-4**).

처음, 우리나라의 병원팀제의 적용과정을 보면, 성공요인들을 감안하여 실시한 것이 아니라, 충분한 홍보 및 준비기간 없이 갑자기 실시하였으므로 다음과 같은 적용과정에서의 문제점을 지적할 수 있다.

첫 번째, 팀제가 실시되면 조직 또는 구성원에게 어떤 유리한 점과 불리한 점이 있는지, 또는 조직발전에 어떤 기여를 하는지 등이 제대로 교육되지 못했고, 홍보되지 못함으로써 팀제에 대해 무지의 상태에서 팀제가 실시되었다. 따라서 팀제에 대한 수용보다는 오히려 경계심을 갖게 되어 팀제에 대해 우호적인 사회적 분위기를 만드는 데 실패하였다.

두 번째, 조직구조를 먼저 수평적으로 전환하지 않고, 기존의 수직적 조직구조에 팀제를 적용하다 보니 형식에 그칠 수밖에 없었다. 갓 쓴 사람에게 양복을 입혀놓은 상황처럼 어색하고 자연스럽지 못한 팀제 적용이 된 것이다.

세 번째, 팀장 및 팀원의 전문성에 대한 자질이 부족하여 팀제의 특성을 살리는 데 능력의 한계가 있었다.

네 번째, 업무영역이 명확히 구분되지 못하여, 업무조정이 어렵고 권한배분 및 위임 또한 어려워 팀제를 적용할 수 있는 우호적 분위기가 형성되지 못하였다.

4. 팀제의 성공요건

오늘날, 보건환경은 병원경영의 혁신을 요구하고 있으므로 혁신의 한 유형으로서 팀제가 성공하기 위해서는 경영진, 팀원, 그리고 팀장에게 각각 아래와 같은 점이 요구된다.

1) 경영진의 경영 마인드

병원 경영진이 팀제에 대해 적극적인 관심을 갖고 팀제를 배우고 이해하는 자세가 필요한데 다음과 같은 경영진의 경영 마인드의 전환이 있을 때 팀제 적용이 성공할 수 있다.

첫 번째, 병원도 기업과 같이 소비자 중심의 생산 및 소비과정이 가능함을 인식해야 한다. 이러한 인식이 없거나 부족하다면, 결국 공급자 중심의 경영방식에서 벗어날 수 없다.

두 번째, 보건환경의 변화가 국내에 한정된 것이 아니라 범세계적인 추세임을 감안하여 국제적인 경쟁력을 갖추기 위한 세계화된 의식이 필요함을 인식해야 한다. 환경의 변화에 순응하는 조직의 혁신을 통해 세계적인 명성을 갖춘 의료기관과 경쟁한다는 의식이 있을 때 세계적 수준의 성장과 발전이 보장될 수 있다.

세 번째, 병원의 조직관리 체계를 마케팅과 접목시켜 디자인해야 한다는 전환된 경영의식을 가져야 한다.

네 번째, 조직의 변화는 점진적으로 이루어진다는 신중한 사고를 가져야 한다. 직원의 의식구조 및 대응능력, 부서 및 업무의 특성, 조직의 변화과정, 병원의 전반적인 분위기 등을 파악하여 단계적으로 조직의 변화에 대응한다는 사고는 팀제의 성공을 위해 중요하다.

다섯 번째, 팀제는 수단이 아니라 목표라는 인식을 갖는다. 팀제를 직원의 욕구 불만해소, 동기부여 등의 수단으로 활용하기 보다는 조직의 목표로 삼아야 한다. 목표를 수단으로 여긴다면, 역기능적인 측면이 나타나 팀제의 부작용이 오히려 조직발전을 저해한다.

여섯 번째, 타 의료기관에서 팀제를 실시했을 경우 발생했던 부작용 및 문제점들 그리고 구성원의 반응 및 효과 등을 면밀히 분석하여 이를 교훈으로 삼는 배움의 자세를 가져야 한다.

2) 팀원의 수용 자세

팀원이 팀제를 수용함으로써 팀제는 성공할 수 있는데 팀제의 수용에 영향을 미치는 경우는 다양하나 특히 다음과 같은 경우에 팀제수용에 영향을 미친다.

첫 번째, 팀원이 아직 업무에 대한 전문성이 부족할 경우, 팀제는 이익보다는 손해를 더 가져다준다고 인식할 수 있으므로 전문성이 부족한 팀원일수록 팀제를 받아들일 수 있는 의지가 부족하다. 따라서 주기적인 교육 및 훈련을 위한 전문성 습득의 환경을 조성해야 한다.

두 번째, 팀제는 구성원의 근무 배치 및 조건 등을 바꾼다. 따라서 팀원은 새로운 근무환경에 적응해야 하므로 팀제에 경계심을 갖는다. 이러한 경계심을 늦추기 위해서는 팀제가 직원에게 제공하는 혜택과 조직에 기여하는 바를 사전에 충분한 교육을 통해 이해시키고 주지시킴으로써 팀제의 반감을 줄이고 수용 능력을 향상시켜야 한다.

세 번째, 의료기관은 전통적으로 보수적 성향이므로 구성원 역시 보수적 성향이 강한 측면이 있다. 팀원들이 각자 현상 유지를 원하고, 보수적이고 폐쇄적인 의식을 갖는다면, 의식의 변화를 전제로 하는 팀제가 성공할 가능성은 낮다. 따라서 팀원, 팀장, 경영진 모두가 미래지향적이고 개방적인 의식을 가질 수 있는 개방화된 조직문화의 조성이야말로 팀제 성공을 위해 중요하다.

3) 팀장의 역할

팀장은 조직 내 우호적인 팀제 문화의 조성과 함께 팀이 나가야 할 방향과 이념 등을 제시한다는 점에서 다음과 같은 팀장의 역할이 요구된다.

첫 번째, 팀제는 권한을 팀원에게 위임하는 단위이므로 팀장은 업무에 대한 권한을 적정하게 팀원에게 위임, 분배한다.

두 번째, 중요한 정보를 독점하는 것이 아니라 팀원에게 이를 제공하여 팀원이 적절히 활용할 수 있도록 도와주고 격려한다.

세 번째, 의사소통은 정보의 교류, 업무협조 그리고 인간관계 형성 등에 있어 필수적이므로 팀장은 의사소통이 잘 이루어질 수 있는 분위기를 조성해야 한다.

네 번째, 팀장은 인사부서와 협의하여 전문성을 갖춘 유능한 팀원들을 발굴하여 이들을 적재적소에 배치하는 데 주력한다.

다섯 번째, 팀장은 전문성을 갖추도록 자기계발에 노력해야 한다. 전문성이 없다면 관리자의 역할에는 큰 지장이 없겠지만, 팀원에게 업무를 조정 · 분배하고, 그리고 업무를 평가하는 데 있어서 전문성 부족으로 인해 객관성 및 공정성 유지가 어렵다.

여섯 번째, 지시와 통제를 통해 팀원을 일방적으로 이끄는 리더십이 아니라 격려와 칭찬으로 업무의 효율성을 향상시킬 수 있는 쌍방형 수평적 리더십을 발휘해야 한다.

일곱 번째, 새로운 환경에 적응해야 하는 팀제의 특성상 과거의 부서에서 터득했던 경험 및 사례 등을 현재의 팀에 적용하는 것은 위험하므로 팀장은 팀원이 과거를 잊고 새로운 환경에 맞는 경험을 터득할 수 있도록 격려와 지지를 보내고 안내하는 역할을 해야 한다.

여덟 번째, 팀제는 팀원 간, 또는 타 팀과의 업무조정과 협력을 중요시하므로 팀장은 팀원 간 또는 타 팀과의 업무 및 이해관계 등을 객관적인 입장에서 조정하고 타협하는 역할을 잘 수행해야 하고, 분쟁이 발생했을 경우에 즉시 이를 해결할 수 있는 조정자 역할을 해야 한다.

CHAPTER 12

보건의료조직과 SWOT

1. SWOT란?

조직은 내 · 외의 환경의 변화에 따라서 변하므로 조직이 생존하기 위해서는 환경의 변화를 극복할 수 있는 현실적인 방안을 마련해야 한다. 외적 환경의 변화로서 환자의 욕구 및 가치관의 변화, 의료이용 행태의 변화, 의료정책의 변화, 의료시장의 변화, 인구구조의 변화, 경제 상황의 변화 그리고 내적 환경의 변화로서 의료조직 내의 인사 및 재무상태의 변화, 신기술의 도입, 경영진의 경영능력 및 가치관의 변화 등은 긍정적 · 부정적 측면에서 조직에 민감하게 영향을 미친다.

이러한 변화에 능동적으로 대처하지 않는다면, 다른 조직과의 경쟁에서 이길 수 없으므로 능동적인 대처방안이 무엇인가?라는 질문을 하게 된다. 1971년, Andrews는 환경의 변화에 체계적으로 대응할 수 있는 과학적 분석방법에 의한 전략수립을 주장하였다. 그는 조직의 내부요소인 자원 및 역량과 외부환경과의 전략적 적합성을 개념화하는 과정에서 강점(S), 약점(W), 기회(O), 위협(T)의 영문 이니셜로 명칭된 SWOT를 처음 소개하였는데 오늘날까지도 조직의 과학적 분석방법으로 널리 활용되고 있다. 그는 조직의 내부환경을 분석하여 강점, 약점요인을 찾고, 외부환경을 분석하여 기회, 위협요인을 찾아 이들의 상호 전략적 관계설정을 통해 조직의 발전을 모색하는 전략으로서 SWOT를 소개하였다.

학자들에 따라서 내부환경요인보다는 외부환경요인의 중요성을 더 인식하여 강점, 약점요인보다 위협, 기회요인에 더 가치를 부여함으로써 SWOT 명칭보다는 TOSW 명칭을 더 사용하기도 한다. 하지만 조직에 영향을 미치는 요인은 내 · 외적 요인의 경중에 관계없이 동일하게 영향을 미치고, 그리고 조직이 처해진 상황에 따라서 외적 요인이 내적 요인보다 더 중요할 수 있고 또는 내적 요인이 외적 요인보다 더 중요할 수 있다는 점에서 명칭의 구분은 큰 의미가 없다 하겠다.

2. SWOT의 용어

SWOT의 본질을 이해하기 위해서는 SWOT의 내부환경요인인 강점, 약점 그리고 외부환경요인인 기회, 위협이 무엇인가를 먼저 살펴보아야 한다.

1) 강점(strength, S)

약점과 함께 내부 환경요인으로서 경쟁 조직에 비해서 상대적으로 우위에 있는 자원 및 역량을 말하는데, 우수한 의료진, 첨단의료장비의 설치 및 운영, 직원의 욕구에 맞는 교육시설 및 후생복지시설, 의료기관의 브랜드에 대한 높은 인지도, 노사 간 협력체계 구축, 직원의 높은 동기부여 그리고 생산성 증가를 위한 시스템 구축, 역사와 전통, 주변에서 인정하는 좋은 이미지 등이다.

2) 약점(weakness, W)

양질의 의료인력 및 투자재원의 부족, 의료시설 및 장비의 노후화, 의료기술 및 지식의 부족, 불리한 접근성, 직원들의 사기 저하 등은 대표적인 약점요인이다.

3) 위협(threat, T)

주변에 경쟁 의료기관의 신규 개업, 의료행위를 제한하는 법규 및 정책의 제 · 개정, 통화가치의 변화, 노조 파업, 의료시장 개방, 자재비용 및 인건비의 상승, 임대료 상승, 경제 불황, 의료소비자의 욕구 변화 등이 대표적인 위협요인이다.

4) 기회(opportunity, O)

새로운 생산방식 및 기술개발, 노령인구 증가와 같은 수요요인 증가, 첨단의료 복합 산업단지 조성, 의료 활동의 영역 확대를 촉진하는 의료법규 및 정책의 제 · 개정, 의료보장의 확대, 의료시장 개방 등이 대표적인 기회요인이다.

위에서 지적한 의료시장의 개방은 국내의료기관의 의료영역을 침해한다는 측면에서는 위협요인이 되지만, 경쟁 관계의 형성을 통해서 양질의 서비스가 개발될 수 있어 국제적으로 성장할 수 있는 기회요인이 될 수도 있다. 그러므로 상황에 따라서 특정한 하나의 요인이 여러 요인으로 동시에 분류될 수 있으므로 한 특정 요인을 다각적인 측면에서 분석할 수 있는 분석적 능력이 필요하다.

3. SWOT의 적용배경

환경의 변화에 맞서 타 의료기관과의 경쟁에서 살아남기 위한 전략으로서 의료기관에 SWOT를 적용한 배경은 아래와 같은 의료 환경의 변화에 기인하다.

1) 교통 및 정보통신의 발달

교통 및 항공 등의 발달로 인해서 지역 간, 국제 간 의료소비의 경계가 없어지면서 의료접근성이 시공(時空)을 초월해서 크게 향상되고 있어, 의료기관 간의 경쟁은 피할 수 없게 되었다. 또한 정보통신의 발달은 의료시장 영역의 확대를 가져와 새로운 유형의 의료행위를 개발하거나 습득하지 않으면, 경쟁력을 확보할 수 없는 상황이 되었으므로 과학적인 조직분석의 필요성이 제기되고 있다.

2) 의료비 절감

미국 및 유럽, 심지어는 영국에서 조차 의료비를 절감하기 위해 의료행위의 규제를 대폭 강화하고 있는데 이 같은 선진 각국의 의료비 규제는 의료기관의 수입 감소로 이어지므로 경쟁력 향상을 가져올 수 있는 전략수립을 통해 손실된 수익을 만회할 수 있는 SWOT 적용의 중요성이 점진적으로 부각되고 있다.

3) 노령인구의 증가

인구구조의 변화는 산업구조에 영향을 미칠 뿐 아니라, 의료소비에도 민감하게 영향을 미친다. 앞으로 노령인구의 증가와 함께 만성질환을 대상으로 의료기관 간의 경쟁이 본격화될 것으로 예상되고 있어 SWOT분석의 중요성이 기대된다.

4) 의료시장의 개방

의료시장 개방은 의료기관 간의 경쟁을 전제로 하므로 의료기관의 경영변화를 요구한다. 의료조직의 강점, 약점 등을 면밀히 찾아내어 기존의 의료관리체계를 경쟁력 중심의 관리체계로 전환시키는 전략적 모색이 필요한 시점이다.

5) 경영이론 중시

과거와는 달리 의료조직이 역량을 도출할 수 있는 경영이론 등을 바탕으로 생산성 향상을 시도하는 추세이므로 조직의 전략적 분석을 중요시하게 되었다.

4. SWOT전략

SWOT는 강점 및 약점요인 그리고 기회 및 위협요인을 찾기 위한 단순기법이 아니라, 이들을 찾아 조직을 환경의 변화에 적응시켜 발전시키려는 전략적 분석기법이다(그림 12-1).

SWOT분석 MATRIX 1은 조직의 강점, 약점, 위협, 기회요인을 찾아 이를 기술한 전략수립의 전 단계로서 SWOT분석 MATRIX 2의 준비과정이다.

MATRIX 1에서 얻은 자료를 기초로 SWOT분석 MATRIX 2가 작성되는데 MATRIX 2는 내·외적 요인과의 조합에 의한 전략적 적합성을 찾아 최종 완성된 전략 수립이다. MATRIX 2에서 제시된 전략유형과 그 특징을 살펴보면 아래와 같다.

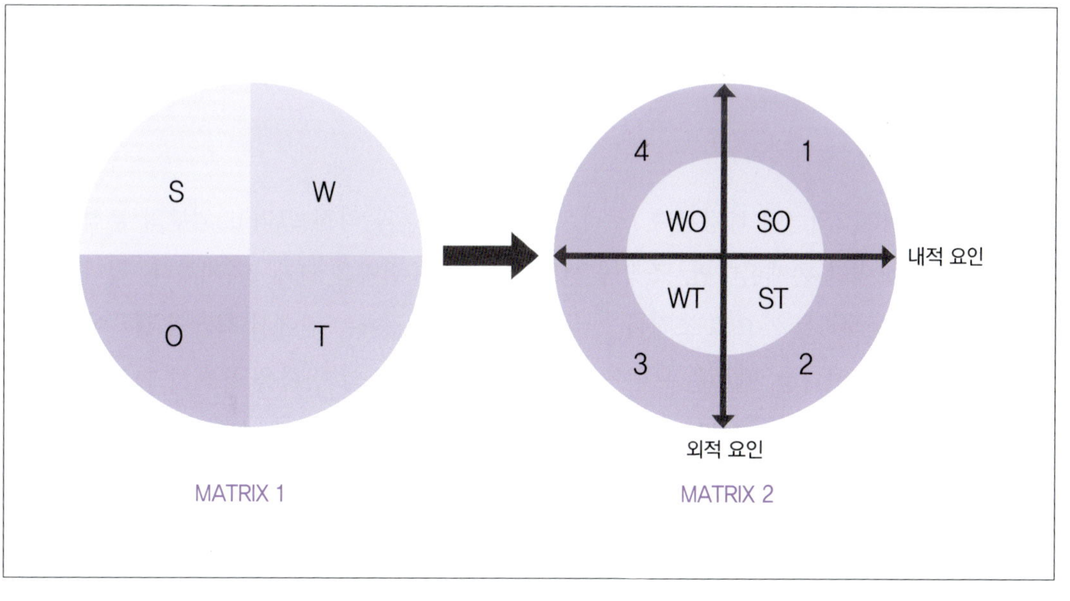

그림 12-1 | SWOT 분석의 전개 과정

1) SO전략

MATRIX 2의 1에 해당되는데, 기회요인을 포착하여 강점요인이 보다 조직발전에 기여하게 하는 공격적인 전략이다. 가장 이상적이고 발전지향적인 전략으로서 투자집중화, 제품의 다양화, 시장선점 등 공격적인 전략을 통해 M&A를 가속화시킨다. 최근, 의료시장 개방 가능성, 의료보험 확대 등으로 인한 보건의료 욕구가 크게 증가하면서 이를 기회로 여기고 인력 및 자금 등이 풍부한 대기업들이 현재 그들이 운영하는 대형의료기관을 중심으로 의료사업의 다각화를 위해 M & A를 가속화하고 있는데 이는 SO전략에 해당된다.

2) ST전략

MATRIX 2의 2에 해당된다. 비록 위협요인이 존재하지만, 그 기능이 발휘되지 못하도록 강점을 적극 활용함으로써 위협요인을 이용 또는 제거하는 전략이다. 우리나라의 결혼 기피 현상과 함께 나타난 저 출산율은 산부인과 입장에서는 위협요인의 하나이다. 강점요인에 해당되는 많은 자금과 다수의 전문 인력을 확보한 산부인과는 산후조리원, 산모건강관리센터, 육아교육시설 등 상품의 다양화를 시도하고 있으며, 소규모의 산부인과를 흡수, 병합하여 대형화 추세에 있음은 위협요인을 기회요인으로 활용한 사례이다.

3) WT전략

MATRIX 2의 3에 해당된다. 조직 내부의 분석 결과 약점 그리고 외부의 분석 결과 위협요인만 존재한다면, 조직이 선택할 수 있는 전략은 크게 2가지이다. 하나는 조직을 폐쇄하는 것으로 조직이 더 이상 활동할 수 없다는 점에서 최악의 경우이다.

다른 하나는 새로운 브랜드를 개발하는 등 업종의 전환을 통해서 활로를 모색해야 하는데 활로를 모색하기 전 경영진단 및 구조조정 등이 선결과제이다.

4) WO전략

MATRIX 2의 4에 해당된다. 조직내부가 비록 약점요인을 가지고 있지만, 다행히 외부에 기회요인이 존재하는 경우, 대체로 2가지 전략적 선택을 할 수 있다.

하나는, 약점을 버리고 기회를 쫓아 새로운 업종의 전환을 모색한다. 예를 들어, 전문 의료인력 및 자금 등이 부족한 의료기관이 노인 인구 증가 및 노인장기요양보험실시 등을 기회요인으로 삼아 요양병원으로 업종을 전환하는 경우, 또는 심혈관질환의 발생률 증가를 기회요인으로 삼아 심혈관전문 의료기관으로 업종을 전환하는 경우이고, 내과의 경우 전 국민의 주기적인 건강검진 의무화 정책, 국민의 건강검진의 중요성 인식 향상 등을 기회로 삼아 건강검진센터로 업종을 전환하는 경우이다.

다른 하나는, 약점을 보완하면서 기회를 포착하는 전략수립이다. 예를 들어, 기술 · 장비 · 자금 · 인력 등이 열악한 중소병원들이 비교 우위의 진료 분야 및 기술 등을 상호 제휴를 통해 약점을 단계적으로 보완하면서 기회요인을 발전의 계기로 삼는 경우이다.

5. 중소병원과 SWOT전략

대형병원의 선호현상, KTX 운행, 점진적 의료시장의 개방, 시설 및 장비의 노후화, 고급 의료인력의 부족 등 내 · 외적 환경의 변화가 비록 중소병원의 발전에 불리하게 작용하지만, 이에 대응할 수 있는 지리적 접근성의 용이, 노령계층을 위한 보건정책 확대 실시 등은 기회요인이 되고 있다. 이 같은 상황을 고려하여 SWOT분석에 의한 중소병원의 발전적 전략수립의 제시를 통해 SWOT분석의 본질을 이해하고자 한다(**그림 12-2**).

1) SO전략

중소병원은 대형병원에 비해 지역주민을 근접한 거리에서 밀접하게 접할 수 있는 강점요인을 가지고 있으며, 지역주민 중 노령인구가 많다는 기회요인을 가지고 있다. 따라서 지리적 접근성, 노령인구 그리고 지역사회자원 등을 조합시켜 시너지적 효과를 가져 올 수 있는 공격적 전략수립이 요구된다.

2) ST전략

환자의 의료욕구의 고급화 현상 등은 중소병원에게 위협요인이 되고 있다. 따라서

외적 요인 / 내적 요인	O	T
	노령인구 증가 • 요양보험 실시 • 간호간병통합 서비스 실시 **수요 증가** • 성인성질환 증가 (심혈관질환 등) • 예방사업 강화 • 여성 건강관심 증가 (피부미용, 다이어트 등)	• KTX 운행 • 대형병원 증가 • 대형병원 선호 • 진료비 차등제
S • 인근 지역 위치 (지리적 접근성 용이)	**SO** • 소규모 병원의 M&A로 인한 대형화 추진 • 지역사회자원과 연계 활동 강화 (보건소, 지역정신 건강상담센터 등과 유대관계 형성) • 지역산업체와 건강검진체계 구축 • 휴식처 제공	**ST** • 지역주민과의 만남의 기회 확대 • 특정진료과목 집중 투자 • 지역주민을 위한 무료 건강교실 운영 • 친근한 분위기 조성 및 친절 강조 • 노인을 위한 무료 휴식처제공 • 야간 주차장 지역과 공유
W • 전문의료인력 부족 • 의료제공의 단편성 • 시설장비의 노후화 • 재정 부족	**WO** • 틈새전략(심장, 암전문 의원으로 전환) • 노인 전문치료기관으로 업종 전환 • 지역건강검진센터로 업종 전환 • 중소병원과의 전략적 제휴 (상호 간 비교 우위의 진료 분야를 제휴하여 특성화)	**WT** • 구조 조정에 의한 혁신도모

그림 12-2 | 중소병원의 SWOT 분석

강점요인인 지역사회기반을 최대한 활용하여 위협요인이 그 기능을 발휘할 수 없도록 해야 한다. 예를 들어, 주기적으로 지역주민과 만남의 기회를 갖는 등 최대한 지역주민에게 다가가는 전략수립을 통해 중소병원이 지역 속에서 존재하고 봉사를 실천한다는 믿음과 신념을 지역주민에게 인식시켜야만 한다.

3) WO전략

기회요인을 최대한 활용하여 중소병원의 현재 약점이 그 기능을 더 이상 발휘하지 못하도록 약점을 보완할 수 있는 전략수립이 필요하다. 대체로 부유한 지역의 소규모 내과의 경우, 지역사회의 상류층 여성들의 미용건강에 대한 관심의 증가는 다이어트 의료기관으로 전환할 수 있는 대표적인 기회요인이다.

4) WT전략

중소병원이 처한 최악의 경우로서 자금 등을 비롯한 투입요소를 최소화할 수 있는 내부 환경의 혁신을 통해 약점과 위협요인을 동시에 극복할 수 있는 전략적 모색이 필요하다. 내부 환경의 혁신은 첫 번째, 직무분석을 통해 직원 수를 줄여 인사관리의 효율성을 높임으로써 재정의 안정화를 도모한다. 두 번째, 구성원 간의 의사소통을 위한 통로를 확보하는 등 근무환경을 개선하여 직원들의 사기진작과 동기부여를 향상시킴으로써 생산성의 향상을 꾀한다. 세 번째, 조직구조를 수평화하여 다운사이징을 통해 의사결정의 신속성과 함께 관리의 효율성을 통해 예산 등을 절감시킨다.

CHAPTER 13

행정서비스헌장

1. 행정서비스헌장이란?

1970년대 이후, 영국과 유럽이 복지행정을 지향하면서 선진 각국은 시민의 행정서비스에 대한 욕구충족에 관심을 갖게 되었고, 이로 인해 소비자중심의 행정서비스 관리체계가 중요시되면서, 사기업에 적용되던 소비자 중심의 경영방식을 공조직에 적용하였다.

영국은 1970년대부터 공무원의 전문성 확보, 인사관리의 공정성 등을 중심으로 점진적인 개혁을 추진하였으며, 1980년대 초, Thatcher 내각은 경제의 장기적인 불황을 극복하고, 경쟁력 있는 국가를 새롭게 건설하겠다는 정치적 의지의 표현으로 행정서비스의 질 향상을 위한 정책 등 행정의 탈 관리화를 위한 노력을 하였다.

본격적인 영국의 행정개혁은 1991년 보수당의 Major 총리의 취임과 함께 시작되었다. 그의 내각은 기존의 행정서비스 제공이 행정기관의 편의주의적인 관점에서 이루어졌고, 행정서비스의 내용, 절차 그리고 수준도 시민의 행정욕구를 충족시키기에는 한계가 있다고 판단하였다. 따라서 그의 내각은 시민의 행정욕구를 적절히 반영시켜 행정서비스 제공의 질을 향상시키고, 행정서비스의 경쟁력을 강화하는 등의 새로운 제도적 장치로서 '행정서비스 헌장'을 제정하였다. 행정기관이 제공하는 행정서비스의 기준과 내용, 절차 및 방법 그리고 잘못된 행정에 대한 시정 및 보상조치 등을 사전에 국민과 협의를 통해 발표하고, 이의 실현을 위해 시민헌장의 한 형태로서 행정서비스헌장의 제정이 필요했던 것이다.

영국에 이어, 1990년대 중반부터 미국, 캐나다 그리고 프랑스 등지에서도 정부, 시민단체, 압력단체 등 공동의 참여에 의해 주기적으로 시민의 행정욕구를 수집, 분류하여, 이를 기초로 고객지향형 행정서비스헌장을 제정 및 개정하고 있다.

우리나라는 1995년, 문민정부의 출범과 함께 행정의 효율성 증가차원에서 지방자치제가 실시되면서 공조직의 혁신적인 변화가 필요했고, 따라서 1998년 '대통령훈령 제 70호'에 의해 행정자치부가 주관이 되어 대부분의 공조직에서 행정서비스헌장을 실시하고 있다. 현재는 대부분의 공공 보건의료기관에서도 이를 실시하고 있으며, 주기적인 평가를 통해 헌장마크 등을 수여함으로써 이에 대한 시행을 독려하고 있다.

2. 행정서비스헌장의 기능

행정서비스헌장은 각국의 행정체계의 특성, 행정문화, 시민의 민주 의식 및 참여 의식 수준, 통치권자 및 행정관리자의 이념 및 가치 등에 따라 그 기능을 다양하게 지적할 수 있으나, 여기서는 중요한 공통된 기능만을 간추려 지적하고자 한다.

1) 신속한 행정

행정서비스의 내용 및 절차 등이 사전에 정해져 있으므로 행정서비스의 예측이 가능해져, 시민은 행정기관을 재방문할 필요성이 적고, 또한 방문 시 불필요하게 기다리는 등의 시간을 절약할 수 있어 신속한 행정처리가 가능하다.

2) 참여의식 향상

시민의 참여에 의해서 시민의 행정 욕구가 행정서비스헌장에 반영되므로 헌장제정은 시민의 참여의식의 향상에 기여한다.

3) 행정의 투명성 제고

행정이 투명하다는 것은 행정행위를 외부에 공개함을 의미한다. 헌장을 통해 행정활동이 시민을 위해 사전에 공개되므로 행정의 투명성이 확보되어 시민과 행정기관과의 오해나 갈등이 조정될 수 있다.

4) 감시체계 강화

감시체계는 행정기관을 통제하여 행정의 민주성을 확보한다는 차원에서 중요하다. 행정의 내용 및 절차 등의 사전고지(告知)는 시민단체 및 이익단체에 의한 감시체계의 강화를 보다 용이하게 함으로써 행정기관의 통제를 통해 자의적인 행정행위를 사전에 차단할 수 있고, 시민의 권리를 보다 강화할 수 있다.

5) 알 권리 보장

행정 활동을 사전에 공개하는 것은 시민의 행정에 대한 알 권리가 보장되기 때문이다. 알 권리를 통해 행정기관의 독선을 사전에 통제하고, 행정서비스에 대한 불만을 제기할 뿐 아니라 부적절한 행정행위에 대한 대응 능력을 갖는다.

6) 민주교육의 장

행정서비스헌장은 정부, 시민단체, 이익단체 등이 모여 민주적인 절차와 상호 협의 과정을 통해 제 · 개정되므로 헌장제정은 민주주의를 위한 교육의 장이다.

7) 전략적 수단

행정서비스헌장은 3C, 3E로 표현되는데 이는 행정혁신을 위한 전략적 수단임을 의미한다. 3C는 고객(customer), 경쟁력(competition), 의사소통(communication)의 첫 이니셜을 나타낸 것으로, 이는 시민과의 의사소통을 전제로 행정의 경쟁력이 증가됨을 의미하고, 3E는 경제성(economy), 효율성(efficiency), 효과성(effectiveness)의 첫 이니셜을 나타낸 것으로, 이는 적은 투입으로 행정의 산출과 만족도가 증가됨을 의미한다.

3. 이행 기준의 평가 및 실례

행정서비스헌장의 활동지침으로서 이행기준의 실행과 평가는 헌장의 성공적인 보장을 위해 중요한데, 이행 기준은 활동의 측정을 평가하기 용이하게 산술적, 객관적으로 명확하게 제시되어야 한다.

1) 이행 기준의 평가방법 및 원칙

이행 기준의 실행 정도를 측정할 수 있는 다양한 방법의 활용과 원칙을 제시하고 있으나, 3가지 평가방법과 함께 평가에 있어 지켜야 할 3가지 원칙만을 제시하고자 한다.

(1) 평가방법

◆ **제3자에 의한 관찰**

훈련된 조사원이 고객으로 가장하여 행정기관을 직접 방문하거나, 담당자와 전화함으로써 이행 기준을 준수하고 있는지의 여부를 평가하는 것으로 이를 블라인드 쇼핑(Blind Shopping)이라고도 한다.

◆ **직접조사(Survey)**

행정서비스 제공을 받은 바 있는 시민을 대상으로 이행기준의 준수상태를 직접 파악하기 위한 것으로 개별적으로 전화를 하거나 설문지를 작성하여 조사할 수 있다. 대상자가 비협조적일 경우, 설문지의 회수비율이 낮고, 시간이 흐르면 행정서비스 이용 당시 기억력의 감소로 인한 신뢰도 및 정확도 등의 유지가 어렵다.

◆ **서면평가**

조사의 신속성이 요구될 경우, 행정기관에게 특정 자료를 제출하도록 하여, 이를 토대로 평가한다. 불리한 자료를 누락시키고, 유리한 자료만을 선별하여 제출할 경우, 평가의 객관성과 공정성이 유지될 수 없어, 시간의 제약 등 특별한 경우에 한하여 이를 활용한다.

(2) 평가원칙

◆ **지속성의 원칙**

행정은 지속성을 유지하므로 행정행위의 평가 및 시정조치를 위한 자료를 얻기 위해서는 일정한 시차를 두고, 지속적 · 주기적인 평가가 이루어져야 한다.

◆ **계량성의 원칙**

고객을 응대하는 경우, 3분 이내에 맞이하고, 업무처리가 불가할 경우, 14일 이내에 대안을 찾는다와 같이, 평가의 용이성을 위해서 '3분', '14분'과 같이 수치화된 계량화가 필요하다.

◆ **정확성의 원칙**

정확성은 조사의 신뢰성, 타당성, 공정성의 확보를 위한 전제가 된다는 점에서 위에서 제시한 평가의 3가지 방법 모두에서 요구된다. 특히 서면평가의 경우, 주관성이 개입될 여지가 크므로 정확성의 확보가 보다 요구된다.

2) 이행 기준에 대한 실례

업무 및 기관의 특성에 따라 이행 기준의 영역을 다양하게 분류할 수 있다. 이 책에서는 우리나라의 보건의료기관에서 실시하고 있는 이행 기준을 참고로 아래와 같은 4가지 영역으로 분류한 이행 기준의 사례와 보건복지부의 사례를 함께 소개함으로써 이행 기준의 평가에 관한 이해를 돕고자 한다.

(1) 민원대응

◆ **전화 벨소리**

벨이 3번 울리기 전에 전화를 받으며, 직원 부재 시 3분 이내에 연락을 취한다. 중요한 부분의 전화 상담 시 반복하여 확인 점검한다. 전화 불친절이 3회 이상일 경우 인사조치한다.

◆ **방문객 맞이 및 담당자 부재**

방문객을 맞이할 때는 진행 중인 업무를 30초 이내에 종료하고, 노약자 및 장애우 방문 시에는 타부서의 업무를 보는 데 동행한다. 담당자가 부재일 경우, 2시간 이내에 타부서에 업무를 임시 이관하고, 1일 이내에 고객에게 연락을 취한다.

(2) 민원처리

◆ **민원서류**

민원서류처리는 실명으로 하며, 5분 이내에 신속, 편리하게 업무담당자와 상담이 이루어져야 하며, 민원처리가 장기간 소요될 경우, 중간에 이를 통보한다. Fax 민원일 경우, 1시간 이내에 처리해야 한다. 여권 민원일 경우, 14일 이내에 처리해야 하며, 여권만기일 최소 3개월 전에 재발급에 대한 사전 안내를 최소 1회 이상 통보해야 한다. 자동차 검사일 경우, 최소 2회 이상 사전 안내 통보를 하며 최대한 빠른 시간 안에 이를 처리한다.

◆ **불가민원**

민원처리가 불가할 경우, 그 사유를 고객이 충분히 이해할 수 있도록 구체적으로 친절하게 반복적으로 설명해야 하며, 민원처리를 위한 대안을 찾아 이를 고객에게 제시할 수 있도록 노력해야 한다.

(3) 보상

◆ **방문 및 불친절**

기관방문 또는 전화 상담 시, 담당자의 불친절로 인하여 고객이 불쾌감 등을 느꼈을 경우, 5,000원 상당의 교통카드를 지급하거나, 이에 상응하는 상품교환권 등을 지급한다.

◆ **착오 및 지연**

업무처리에 대한 착오가 관내에서 이루어졌을 경우, 재방문에 대한 일체의 경비를 지불하고, 관외에서 이루어졌을 경우, 5,000원을 지급하거나, 이에 상응하는 상품교환권 등을 제공한다. 또한, 최대 1시간의 업무처리 시간이 경과하여 지연이 발생했을 경우, 5,000원을 지급하며 1시간 추가당 1,000원의 가산금을 추가 지급한다.

(4) 의견제시

전화, 팩스, 이메일 등을 이용하여 서비스개선 및 불편함에 대한 의견을 제시할 경우, 그 처리 내용을 본인에게 14일 이내에 통보하며, 영화 1회 관람권을 제공한다.

보건복지부의 행정서비스헌장

■ 행정서비스헌장

- 우리 보건복지부 공무원은 국민의 공복으로서 사회복지, 보건의료, 사회보험분야의 민원행정 서비스를 고객인 국민에게 제공함에 있어서 민원을 신속, 정확, 친절하게 처리하기 위한 다음 사항을 열과 성의를 다하여 실천하겠습니다.
- 우리는 민원실을 방문하는 모든 고객에게 불편함이 없도록 쾌적한 환경을 제공하고 업무처리에 필요한 사무기기를 비치하겠습니다.
- 우리는 고객참여와 열린 행정을 위하여 우편, 전화, FAX 또는 인터넷통신 등으로 민원신청 및 민원건의를 받고, 그 결과를 적절한 통신매체를 통하여 신속히 알려드리겠습니다.

■ 이행 기준

1. 고객을 맞이하는 자세

1) 민원신청 방법 및 민원편의 제공

- 고객께서는 우편, FAX, 인터넷을 통하여 24시간 내내 필요하신 민원을 신청하실 수 있습니다.

  방문민원과 전화상담은 평일(월~금) 09:00~18:00 사이에 신청할 수 있습니다.
- 고객의 민원신청편의를 위하여 인터넷 홈페이지(http://www.mohw.go.kr)에 민원서류접수 안내, 민원사무처리 안내, 민원서식정보 등에 관한 내용을 게재함으로써 24시간 열람할 수 있도록 하겠습니다
- 종합민원실에 복사기와 전화기를 설치하여 무료로 이용하도록 하고, PC 1대를 설치하여 인터넷 정보 등 필요한 각종 정보를 찾아볼 수 있도록 하겠습니다.
- 종합민원실에 직원 1명을 배치하여 업무처리절차를 안내하고 담당 직원과의 상담을 주선하도록 하며, 담당부서의 방문이 필요한 경우 즉시 해당 부서로 안내하도록 하겠습니다.

2) 직접 방문하시는 경우

- 고객이 쉽게 담당자를 찾으실 수 있도록 담당 부서 입구에 직원의 이름, 담당업무, 좌석배치도를 게시하고, 사무실 내에서는 명패를 부착하도록 의무화 하겠습니다.
- 방문하는 고객에게는 웃는 얼굴, 공손한 말씨로 "어서 오십시오. 저는 ○○를 담당하는 ○○○입니다. 자리에 앉으십시오, 무엇을 도와드릴까요?"라고 인사하겠습니다.
- 담당직원이 자리를 비운 때에는 비운 사유를 설명 드리고 업무를 대행하여 드리거나 용건을 메모하여 고객이 원하는 시간에 직접 연락드리도록 하겠습니다.

3) 전화로 문의하시는 경우

- 전화는 벨이 3회 이상 울리기 전에 받고 "감사합니다. ○○과 ○○○입니다." 라고 먼저 인사한 후, 문의하신 내용에 대하여 이해하기 쉽게 설명하겠으며, 전화를 마칠 때에는 고객이 전화를 먼저 끊으신 후에 수화기를 내려놓겠습니다.
- 민원인의 문의내용이 다른 직원의 업무인 경우에는 해당 직원에게 즉시 연결하겠으며, 부재 시에는 용건을 간략히 메모하여 전달하고 민원인에게 2시간 이내에 전화를 드리도록 하겠습니다.

4) 민원처리에 대한 이행 기준

- 접수된 민원은 공명정대한 입장에서 신속·정확하게 처리하겠습니다.
- 민원처리에 있어서 성별, 종교, 사회적 신분, 출신지역 등 어떠한 이유로도 민원인을 차별하지 않고 특정집단, 특정인의 이해관계를 떠나 공정하게 처리하겠습니다.
- 민원처리와 관련하여 어떠한 압력이나 청탁에도 굴복하지 않겠습니다.
- 종합민원실에 직원 1명을 배치하여 업무처리절차를 안내하고 담당 직원과의 상담을 주선하도록 하며, 담당 부서의 방문이 필요할 경우 즉시 해당 부서로 안내하도록 하겠습니다.

- 민원별 「민원사무처리 기준 표」의 처리기간을 인터넷을 통하여 사전에 알려드리고, 해당기간 내에 처리하도록 하겠습니다.

5) 알 권리 충족과 비밀보장

- 민원업무와 관련된 정보와 자료는 쉽고 신속하게 얻을 수 있도록 인터넷 홈페이지를 통하여 주기적으로 제공하겠습니다.
- 민원처리과정에서 알게 된 고객의 비밀은 절대 누설하지 않겠습니다.

6) 시정 및 보상조치

- 우리는 고객의 민원처리와 관련하여 다음과 같이 잘못된 서비스를 행한 경우에는 잘못된 부문을 즉각 시정하고 2,000원 상당의 공중전화카드로 보상조치를 하겠습니다.
  - 민원이 특별한 사유 없이 법정기한 내에 처리되지 못할 경우
  - 담당자의 잘못으로 인하여 고객이 재방문하였을 경우
  - 고객이 방문하거나 전화로 민원을 신청하였을 때 관계공무원이 불친절 또는 무성의하게 대응하여 민원목적을 원활히 달성하지 못한 경우
- 고객께서 잘못된 서비스를 받은 경우에는 아래와 같이 신고하시면 즉시 조치하여 드리겠습니다.
  - 종합민원실(02 2110~6478)로 신고
  - 홈페이지(www.mohw.go.kr)/민원마당/일반민원/민원피해구제 등을 이용하여 신고
- 신고하신 사항은 다음과 같이 처리됩니다.
  - 관련부서에서 고객 불만이 확인된 경우

    고객 불만사항 신고(종합민원실 또는 민원관련 담당부서) → 신고 된 사항에 대한 사실 확인을 위해 조사공무원 지정(민원관련담당부서의 장) → 고객불만사항조사서 작성 → 고객 불만사항 확인 → 보건복지콜센터장에게 사실통보 → 보상조치 및 직원에 대한 재교육 실시

– 관련부서에서 고객 불만이 확인되지 않는 경우
고객의 진정서와 조사서 등 관련서류 일체를 감사팀장에게 송부(민원 관련 담당부서) → 감사팀장은 송부 받은 서류를 토대로 사실여부 조사 → 보건복지콜센터장에게 조치결과 통보 → 보상조치 및 직원에 대한 재교육 실시

7) 고객참여와 의견제시 방법

- 우리 부는 민의를 존중하는 자세로 고객 여러분들의 의견을 수렴하고자 우편 전화, FAX, 인터넷 홈페이지를 운영하고 있습니다. 다음 사항에 대하여 의견을 주시면 적극 정책에 반영하거나 개선하도록 노력하겠습니다.
  – 우리 부 업무 전반에 걸친 제안 · 건의 및 제도 개선사항
  – 민원과 관련된 불만사항, 부당한 대우, 불친절한 사례 등
- 이용방법
  – 연락처: (30113) 세종특별자치시 도움 4로 13
- ☎ (044)202~2118, Fax (044)202~3910
  – 우리 부 홈페이지(www.mohw.go.kr)의 '민원마당'에 의견 제시

8) 고객만족도 조사 및 결과발표

- 우리 부가 제공하는 서비스에 대하여 고객만족도 조사를 매년 1회 이상 실시하고, 그 결과를 다음연도 3월까지 홈페이지를 통하여 공표하도록 하겠습니다.
- 고객만족도 조사결과를 토대로 잘못된 점은 시정하여 보다 나은 서비스를 제공하도록 최선의 노력을 다하겠습니다.

9) 고객협조사항

- 모든 고객께서는 친절하고 공정한 서비스를 받을 권리가 있으므로 때와 장소에 구애됨이 없이 적극적으로 권리를 행사하여 주시기 바랍니다.
- 고객께서 보시기에 친절하고 유능한 직원이 있으면 알려 주십시오. 그 직원이 한 일을 널리 알려 본보기가 되도록 하겠습니다.

- 확실한 근거 없는 주장으로 상대방의 인권을 침해할 수 있는 내용의 투서나 비방은 하지 말아 주시기 바랍니다.
- 같은 내용의 민원을 여러 기관에 중복 제출하거나 처리 불가능한 내용을 반복하여 제출하는 것은 국민의 세금으로 운용되는 행정력의 낭비를 가져올 수 있으니 삼가하여 주시기 바랍니다.
- 법규나 제도 또는 업무의 특성상 불가피하게 민원을 해결하여 드리지 못할 경우에는 넓은 마음으로 이해하여 주시기 바랍니다.

4. 우리나라의 제정현황 및 제언

지방자치제 실시 이후, 선진행정을 달성할 목적으로 '행정서비스헌장지침'을 제정하여 현재까지 실시해 오고 있는데 그동안의 제정현황을 간단히 살펴보고 아울러 제언을 하고자 한다.

1) 제정현황

도입 초기에는 노동부를 시작으로 보건복지부 등 9개 기관이 우선 선정되어 기관별, 업무별로 헌장을 제정하여 이를 제한적으로 실시하였으나, 현재는 중앙기관은 물론 대부분의 지방자치 단체가 헌장을 제정하여 이를 실시하고 있다. 2001년부터 행정기관 및 공무원의 명예심을 높이고, 국민에게 헌장을 널리 홍보할 목적으로 헌장을 모범적으로 제정하여 이를 실시하고 있는 우수기관에게 '행정서비스헌장마크'를 수여하고 있다.

보건의료분야의 경우, 2017년 기준, 기관별 분류로서 중앙기관은 6개소, 지방기관은 약 170개소 그리고 업무별 분류로서 중앙기관은 32개소, 지방기관은 약 320여개 소가 헌장을 제정, 이를 실시하고 있다.

2) 제언

짧은 기간 동안, 거의 모든 공공 보건의료기관을 대상으로 헌장제정이 확산됨으로써 다음과 같은 2가지 측면에서 긍정적인 평가가 이루어졌다. 하나는, 국민을 고객으로 인식하고, 고객 편에서 사고한 후, 고객중심에서 행정행위를 수행하는 신 보건행정문화를 점진적으로 형성해가고 있다. 다른 하나는, 각 부처별로 직무성과를 평가하고 있는데 이를 헌장평가와 서로 연계시킴으로써 조직혁신을 위한 시너지효과를 거두고 있다.

하지만 헌장제정이 보다 바람직한 보건행정문화에 기여하기 위해서는 다음과 같은 점에 유의해야 한다.

첫 번째, 이행 기준의 준수를 위한 공무원의 주기적이고 지속적인 교육과정이 필요하고, 만약 이행 기준을 준수하지 못한 경우, 인사조치 등 엄격한 시정조치가 필요하다.

두 번째, 헌장이 행정의 질 향상을 가져오고 있지만, 아직 헌장을 체계적으로 관리하고 운영할 수 있는 체계가 미흡하여 이에 대한 체계적 접근이 필요하다. 영국은 전문부서로서 내각사무처 소속 시민헌장실에서 헌장의 제반 관리운영 상황을 1년에 3회에 걸쳐 주기적으로 평가하고 있는데 이는 우리에게 좋은 시사점이라 할 수 있다.

세 번째, 선출직인 기관장이 헌장을 정치적으로 활용하려는 경향이 뚜렷하여 행정의 질 개선을 위한 전략적 차원에서 헌장을 제정, 이를 실행하려는 의지가 부족하므로 정치적인 의도를 떠나 기관장의 헌장에 대한 올바른 가치관과 실행 의지가 필요하다.

CHAPTER 14

의료보장과 의료비

I. 의료보장

1. 의료보장의 역사

의료보장은 공공기관의 개입에 의해서 국민의 건강권을 보장하기 위한 제도적 장치로서 영국, 독일 그리고 미국 등이 서로 다른 의료보장의 역사적 배경을 지니면서 각각 특징적인 의료보장을 유지, 발전시켜오고 있다. 의료보장의 본질을 이해하기에 앞서 위 국가들의 의료보장의 역사를 간단히 살펴보고자 한다.

1) 유럽의 역사

가장 먼저 산업혁명을 시작한 영국은 산업혁명 과정에서 발생한 노동자계층의 건강문제가 중요한 사회적 · 정치적 관심사로 부각되자, 이를 해결하기 위한 제도적 마련에 노력하였다. 먼저, 1834년에 구빈법(The Poor Law)에 대한 그동안의 단점을 보완하기 위해 구빈법을 대폭 개정하였는데 이를 신 구빈법이라 한다. 개정의 핵심 내용 중 하나가 구빈사업의 효율적 관리를 위해 중앙집권식 사회보장체계를 수립하고, 당시 사회적 · 경제적 약자인 노동자계층의 보건의료를 대폭 강화하는 것이었다.

영국은 독일보다 26년 늦은 1893년에 노동자계층을 정치적 지지 기반으로 하는 사회당을 창당함으로써 오늘날의 의료보장체계를 점진적으로 갖추기 시작했다. 1911년, 자유당은 국민보험법을 제정하여 의료보험과 실업보험을 별개의 기금에 의해서 운영되도록 하였는데 당시에 의료보험의 제정에 커다란 공헌을 한 사람은 대장상인 Rhoid George였다. 그는 직접 독일을 방문하여 비스마르크형 사회보장제도를 학습하고 돌아와 의료보험의 제정에 커다란 영향을 미쳤다.

영국과 유럽의 오늘날의 의료보장에 결정적으로 영향을 미친 사건은 2차 세계대전이다. 세계대전은 수많은 전사자와 부상자, 전쟁미망인 그리고 전쟁고아 등의 요보호 대상자를 양산하였는데 이들의 의료욕구를 충족시키기 위해서는 정부의 역할이 절대적으로 필요했다. 영국은 전쟁 중이던 1942년에 국가재건에 가장 방해가 되는 요소로서 사회 5대 악, 즉 빈곤, 질병, 무지, 비위생, 나태를 「베버리지보고서」에 싣고 있는데 이 보고서는 오직 정부가 보건의료를 주도하는 국가보건서비스

(National Health Service, NHS) 제도에 의해서 5대악이 제거될 수 있다고 믿었다. 그 결과, 1948년에 사회주의 의료보장의 전형이라 할 수 있는 역사적인 국가보건서비스 법(NHS법)이 제정됨으로써 모든 영국인은 소득 · 종교 · 학력 · 사회적 신분 등에 관계 없이 동일한 조건에서 동일한 의료를 정부관리 하에 제공받게 되었다. 본도서의 15장 영국의 보건행정체계 편에서 영국의 의료보장의 역사가 언급되고 있다.

독일의 경우, 이미 중세기에 열악한 작업환경으로부터 광부들의 건강을 보장하기 위해서 광부들 스스로가 기금을 조성하였는데, 이를 광부기금이라 한다. 일부 학자들은 광부기금을 의료보장의 첫 효시로 주장하고 있으나 지역과 대상 그리고 급여범위가 극히 제한되어 있다는 점에서 설득력이 없다.

독일은 19세기 중반까지 영토가 분할되어 정치적인 통일을 이룰 수 없었고, 따라서 산업혁명에 동참할 수 있는 여력이 축적되지 못하여 유럽에서 가장 후진국가에 불과했지만, 철의 재상이라 칭하는 Bsmark의 정치적 영도하에 통일을 이루고 빠른 속도로 산업혁명에 박차를 가하여 19세기 후반에는 유럽의 선진국가로 성장하였다. 산업혁명의 성공에 고무된 Bismark 정권은 정치적 계산과 함께 주로 탄광, 철광산업에 종사했던 노동자 계층을 위한 사회당 창당을 정치적으로 지원했고, 그 결실로 1867년 영국보다 먼저 사회당이 창당되었고, 이어 유럽에서 가장 먼저 그리고 모범적인 의료보장을 실시하였는데(**표 14-1**) 이는 유럽의 의료보장의 시금석이 되었다.

이후, 영국을 포함하여 덴마크, 스웨덴 등 유럽 전역에서 사회당의 창당이 열병처럼 이어졌고, 이어 노동자 계층을 위한 의료보장이 제공되었다. 이처럼 독일의 의료보장의 실시는 영국은 물론 유럽 전역에 지대한 영향을 미쳤고, 오늘날에도 전형

표 14-1 주요국의 사회당 창당과 의료보험

유형 / 국가	사회당 창당	의료보험
독일	1867년	1883년
영국	1893년	1911년
덴마크	1878년	1892년
스웨덴	1889년	1891년

적인 사회주의 형태의 의료보장을 유지·발전시키면서 전 세계로부터 사회보험의 전형적인 벤치마킹의 대상이 되고 있다. 본 도서의 15장 독일의 보건행정체계 편에서 독일의 의료보장의 역사가 자세히 언급되고 있다.

2) 미국의 역사

미국의 의료보장의 역사는 1930년대를 전후로 구분된다. 1930년 이전까지는 보건의료를 개인 및 민간차원의 책임으로 규정함으로써 보건의료에 국가의 개입을 최소화하였다.

오늘날의 미국의 사회보장의 효시로 알려져 있는 자선조직협회(Charity Organization Society, COS)가 1877년에 뉴욕을 중심으로 민간단체의 기금조성을 통해 결성되었고, 이 협회의 직원인 우애방문가들(Friendly Visitors)을 통해 개인 및 지역 등을 위한 보건의료가 제공될 정도로 영국이나 유럽에 비해 국가의 개입이 불허되었다.

국가는 개인의 보건의료 문제는 개인의 나태함이나 불결한 상태에서 발생된다고 간주했고, 따라서 정부는 보건의료에 대한 개인의 책임을 강조했던 것인데 앞서 지적했듯이, 19세기 후반 영국 및 독일을 중심으로 유럽전역으로 번진 보건의료에 대한 국가의 책임의식과는 상반된다.

하지만 미국은 세계 경제 대공황을 겪으면서 빈곤이나 보건의료가 단지 개인의 책임이 아니라, 국가의 책임이기도 하다는 사실을 정치적·사회적으로 인식하게 되었고, 따라서 사회보장에 대한 국가의 개입을 제도적으로 허용할 수 있는 발판인 사회보장법(Social Security Act, SSA)이 1935년 제정을 통해 마련되었다. 사회보장법의 제정은 미국이 과거와는 달리 보건의료에 대한 국가의 개입이 필요함을 인식한 결과로서 2차 세계대전 이후, 본격적으로 보건의료사업을 정부가 주도하는 결정적인 계기가 되었다.

1965년, 연방정부 주도의 공공 의료부조인 메디케어(Medicare)가 실시되었고, 이어, 연방정부와 지방정부 공동의 주도하에 공공 의료부조인 메디케이드(Medicaid)가 실시됨으로써 사회보험의 실시를 위한 초석을 마련하였다. 1970년대부터 줄곧 민주당에 의해서 사회보험실시를 위한 정치적 시도가 있었으나, 보수 세력과 공화당의 집요한 정치적 반대로 인해서 실패를 거듭하다가, 마침내 2010년 3월 민주당의 Obama 정부에 의해서 사회보험이 실시되기에 이르렀는데 이는 무려 100여 년의 민주당의 정치적 노력의 결실이었다.

사회보험의 제정은 저소득계층의 보건의료 문제가 심각한 사회적 · 정치적 문제임을 제도권에 반영한 결과로 보이지만, 공화당의 부정적인 입장은 여전히 지속되고 있다. 2018년 3월, 중도 우파성향의 공화당의 Trump 정부는 사회보험 홍보비용의 약 90%를 삭감하는 등 사회보험 제도 자체의 관리 운영을 못하도록 행정적인 제재를 가하고 있다. 이는 아직도 공화당을 중심으로 여전히 보건의료를 개인의 책임으로 여기는 전통적인 사상이 남아있음을 의미한다.

2. 의료보장의 본질

1) 의료보장이란?

의료보장은 사회보장을 구성하는 중요한 부분으로서 각국은 의료보장의 범위를 각기 다르게 설정하고 있다.

유럽을 비롯한 우리나라는 의료비의 제공은 물론 건강의 유지와 증진 그리고 예방에 필요한 모든 보건의료의 제공까지도 의료보장의 범위로 간주하여 의료보장을 포괄적 개념으로 이해하고 있는 반면, 미국 등은 제한적으로 의료비의 제공만을 의료보장의 범위로 간주하는 경향이 있다. 이와 같은 두 입장의 차이는 의료보장의 정의를 규정하는 것을 어렵게 한다. 의료보장을 포괄적 개념으로 이해하는 입장에서는 의료보장을 "질병, 부상 및 사고 등에 대한 진단, 치료, 예방, 재활 등을 위한 경제적 지불수단"으로 규정한다. 우리나라는 북유럽 및 독일의 경우처럼 건강보험법에서 치료, 진단은 물론 예방, 재활, 출산, 사망, 건강유지, 증진까지도 의료보장의 범위로 설정하고 있어 의료보장을 포괄적 개념으로 이해하는 추세이다(**표 14-2**).

2) 의료보장의 특징

의료급여의 수혜대상자를 중심으로 의료보장의 유형은 아래와 같이 크게 의료보험과 의료보호로 분류된다(**표 14-3**).

표 14-2 우리나라 사회보장의 형태

<table>
<tr><td rowspan="6">소득 보장</td><td rowspan="2">공공부조</td><td>국민 기초생활보장</td><td>–</td></tr>
<tr><td>기타 수당</td><td>• 경로 연금
• 중증장애인수당</td></tr>
<tr><td rowspan="4">사회보험</td><td>국민연금 보험</td><td>• 국민연금
• 사립학교교직원 연금
• 공무원연금 군인연금</td></tr>
<tr><td>고용보험</td><td>–</td></tr>
<tr><td>산업재해보험</td><td>–</td></tr>
<tr><td>노인장기요양보험</td><td>–</td></tr>
<tr><td rowspan="2">의료 보장</td><td>건강 보험</td><td colspan="2">–</td></tr>
<tr><td>공공 의료부조</td><td colspan="2">• 국민기초 생활 보장 상의 의료보호</td></tr>
<tr><td>사회복지</td><td colspan="3">• 영 · 유아 보육, 아동복지, 모자복지, 노인복지, 장애인복지 등</td></tr>
</table>

(1) 의료보험

의료보험은 질병 · 사고 · 분만 · 상해 · 사망 및 장애 등의 발생으로 초래되는 경제적인 문제 등을 해결하기 위한 제도적 장치로서 아래와 같은 특징을 지닌다.

◆ 사건 발생의 전제

저축성보험 등은 일정 기간 보험료를 납부하면, 계약 기간이 종료되기 전이라도 피보험자의 의사결정에 따라 계약을 중도 해지하고, 일정 비율의 환급을 보험자로부터 되돌려 받지만, 의료보험은 사건, 즉 질병, 상해, 분만 및 사망 등이 발생해야만 급여 관계가 발생한다. 만약, 사건이 발생하지 않으면, 급여는 개시되지 않고, 납부한 보험료는 사회적 공동기금의 성격으로 남는다.

◆ 제3자의 개입

일반 보험은 대체로 보험자, 피보험자 양자 사이의 신뢰 관계에 의한 계약 관계에 기초하지만, 의료보험은 보험자, 피보험자 이외의 제3자인 의료기관이 급여 관계에 개입된다.

표 14-3 의료보험과 의료보호의 차이

분류 / 특징	의료보험	의료보호
자격 요건	• 모든 국민	• 경제적 보호 대상자
가입 방법	• 강제 가입	• 신청
급여 수준	• 기여 정도	• 자산 정도
급여 개시	• 질병 등 발생	• 빈곤 발생
재원	• 보험료 징수(소득, 자산 정도)	• 정부 지원
기능	• 사전 예방	• 사후 처리
기대 효과	• 사회적 결속력 증대 • 건강권 보장	• 형평성 유지

의료기관이 직접적인 계약당사자는 아니지만, 보험자가 피보험자에게 제공하는 보건의료서비스가 보험의 주된 계약내용이 된다는 점에서 의료기관이 보험계약관계에 개입된다. 그러나 뒤에서 설명하는 것처럼 반드시 개입이 필요한 것은 아니고, 급여의 유형에 따라서 의료기관의 개입 유 · 무가 결정된다.

◆ 소득재분배

의료보험의 소득재분배는 수평적 · 수직적 분배로 나타난다. 의료보험은 소득, 재산 등에 따라 보험료율을 차등 적용함으로써 고소득자의 소득이 저소득자에게 이전되는 수직적 소득재분배 효과를 나타내는 동시에 건강한 집단의 소득이 상병집단(傷病集團)에게 이전되는 수평적 소득재분배 효과를 가져 온다.

◆ 급여의 불균형

급여 유형 중 직접서비스일 경우, 의료기관의 개입에 의해서 피보험자에게 의료가 제공되므로 의료기관의 형태 및 지리적 조건 등에 따라 제공되는 의료의 질과 양의 차이가 발생한다. 또한 피보험자의 의료기관 선택에 따라서 의료의 질은 다를 수 있고, 피보험자의 주관적인 심리상태에 따라서 의료 질의 만족도나 평가가 다를 수 있다.

(2) 의료보호

의료보험과 함께 의료보장을 구성하는 의료보호는 공공부조 프로그램(Public Assistance Program)의 한 형태로서 의료보험과는 다른 아래와 같은 특징을 지닌다.

- **자격요건**
  의료보호는 정상적인 생활이 어려운 빈곤계층을 자격요건으로 한다. 의료보험이 보험료납부를 전제로 급여가 개시되는 것과는 달리, 의료보호는 보험료납부를 전제하지 않고, 빈곤 상태의 수준에 따라서 차등적인 급여 수준이 결정된다.

- **소득재분배 효과 등**
  의료보호의 재원은 누진세, 부유세 등을 통해 마련되기 때문에 수직적 소득재분배가 가시적으로 나타난다. 또한 제한된 빈곤계층을 대상으로 비용이 지출되므로 비용지출의 효과가 크지만, 제한된 계층이 급여 대상이므로 정치적인 지지 효과가 제한적이다.

- **사후보장**
  의료보험은 질병, 상해 등의 사건이 미래에 발생할 것을 전제한다. 하지만 의료보호는 이미 발생한 빈곤 등을 전제로 한다는 점에서 사후 보장적이다.

- **의타심 조성**
  빈곤 수준을 측정하는 자산 등의 수준에 의해서 급여 수준이 결정되므로 급여대상자는 가능하면, 노동을 회피하면서 자산을 늘리기 위한 노력을 게을리할 수 있다. 따라서 의료보호는 공공부조의 목적인 자활, 자립 등을 달성하기 어려울 수 있고, 국가에 대한 의타심을 조성하여 노동력 감소와 함께 국가발전을 저해할 수 있다.

3) 의료보험의 필요성

의료보험은 미래에 발생할 수 있는 질병 등 사건발생에 대비하기 위한 제도적 장치라는 점에서 사건 발생의 예측불허, 의료비조달의 용이성 등 아래와 같은 필요성을 지적할 수 있다.

(1) 사건 발생의 예측불허

의료보험의 필요성은 먼저, 질병 등 사건의 예측불허에서부터 시작된다. 질병 및 상해 등의 발생을 사전에 감지할 수 있다면, 이에 대한 적절한 조치가 마련되어 의료보험의 필요성은 인식될 수 없다. 하지만 유행성 질환을 포함한 대부분의 질환은 예고치 않고, 갑자기 발생하여 개인의 건강을 위협하므로 적시에 이에 대한 적절한 사전적 조치가 필요하다.

(2) 의료비조달의 용이성

질병 및 상해 등이 발생하면, 신체적 · 정신적인 위협과 함께 의료비가 지출된다. 평소에 사건 발생에 대비해서 경제적 준비를 하고 있다면, 경제적인 부담이 적지만, 그렇지 못한 경우에는 의료비 지출을 위한 방안을 찾게 되는데 바로 집단지불방식인 의료보험을 통해서 용이하게 경제적 지불행위가 이루어진다.

(3) 기본권 보장

오늘날 각국은 보건의료를 기본권으로 헌법에 명시하고 있는데 이는 의료보험이 인간의 고귀한 존엄성과 가치를 구체화할 수 있는 제도적 장치임을 의미하므로 기본권 보장으로서 의료보험의 필요성이 최근 크게 부각되고 있다.

(4) 정치적 지지

국민의 의료 욕구 충족에 대한 효과는 단기간에 정치적 · 사회적으로 가시화되므로 각 국에서는 정치적 지지를 얻어낼 수 있는 효과적인 수단으로 의료보험을 활용한다.

독일의 Bismark정권이 의료보험을 실시함으로써 노동자계층의 정치적 신임을 얻는 데 성공하여 정치적인 안정을 달성할 수 있었던 것은 의료보험을 정권의 유지 및 창출을 위해 적절하게 활용했던 사례이다. 또한 우리나라는 5공화국 시절에 간접선거에 의한 국민의 정치적인 불신임을 해소하고, 정권의 정통성을 유지할 목적으로 의료보장을 확대하여 군사정권의 안정에 의료보험을 활용했다.

(5) 사회적 연대의식의 고취

사회의 안정적인 발전을 위해서는 사회구성원의 동질의식(同質意識)을 바탕으로 사회적 연대의식이 형성되어야 한다. 바로 의료보장은 삶의 증진에 필요한 보건의료를 제공함으로써 계층 간 삶의 의욕과 긍정적인 가치관을 고취하고, 사회 구성원 간의 상호 신뢰를 갖게 함으로써 연대의식의 증진에 기여한다.

(6) 경제조절

의료보장의 축소와 확대는 경제에 영향을 미친다. 의료보장의 확대는 정부의 재정지출의 확대를 의미하므로 국민의 소비능력을 증가시켜 경제를 활성화시킨다. 반면에 의료보장의 축소는 정부의 재정 지출의 축소를 의미하므로 국민의 소비능력을 감소시켜 경제활동을 침체시킨다. 따라서 각국은 경제 상황을 반영하여 의료보장의 확대 및 축소를 반복함으로써 경제 상황을 유연하게 조절한다.

3. 의료보장의 급여 유형 및 재원

보험자가 보건의료서비스인 현물 그리고 현금 등을 피보험자에게 제공하는 것을 급여라 하며, 급여 유형은 크게 현금급여, 변이금여 그리고 직접서비스 형으로 분류된다. 또한 보험자가 급여를 피보험자에게 제공하기 위해서는 재원 마련이 기본이고 필수적인데 재원의 출처는 크게 보험료, 조세 그리고 국가보조 등이다.

1) 급여 유형

의료보험의 급여 유형은 보험자, 피보험자 그리고 의료기관의 개입유형에 따라서 아래와 같이 현금급여, 변이급여, 직접서비스의 3가지 유형으로 분류된다.

(1) 현금급여

보험의 원리를 강조하는 현금급여 유형은 의료기관이 배제된 보험자와 피보험자 간의 계약관계로서 피보험자는 보험자에게 보험료를 납부하고, 질병 등이

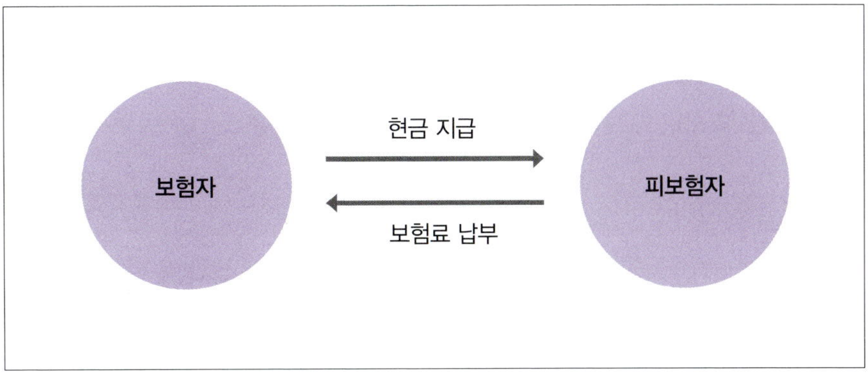

그림 14-1 | 현금급여형

발생하면 반대급부로서 피보험자는 보험자로부터 현물이 아닌 현금을 지급받는다. 피보험자는 현금을 가지고 원하는 의료기관을 방문하여 현물인 의료를 제공받기 때문에 피보험자는 의료기관 이용에 대한 자율적인 선택권이 보장되지만, 보험자가 의료비용에 대한 전체적인 재정지출의 흐름을 파악하기 어렵다(그림 14-1).

(2) 변이급여

이 형태는 보험자가 의료기관을 소유하여 보험자가 피보험자에게 직접 보건의료서비스를 제공한다. 미국의 건강유지기구(Health Maintenance Organization, HMO)가 대표적인 경우이고, 우리나라는 건강보험공단에서 관리하는 일

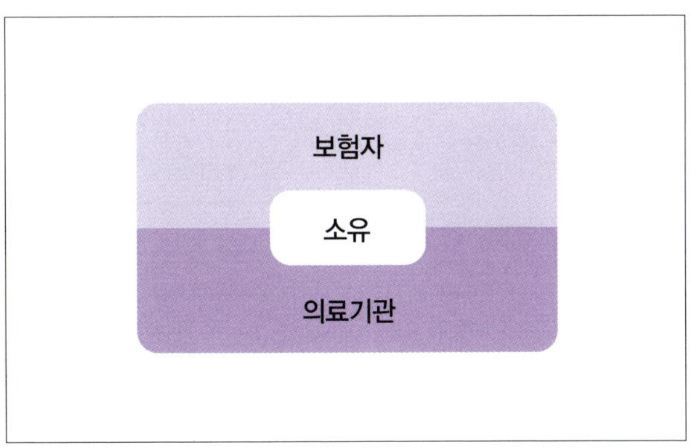

그림 14-2 | 변이급여형

산병원이 이에 가깝다. 과잉진료, 과다청구와 같은 의료기관의 일탈적인 행위가 사전에 차단됨으로써 보험자의 재정적인 안정을 유지하는 데 기여한다(그림 14-2).

(3) 직접서비스

현금급여 및 변이급여와는 달리 보험자와 피보험자의 보험계약 사이에 제 3자로서 의료기관이 개입하여 피보험자에게 의료서비스를 제공하는 경우이다(그림 14-3). 피보험자가 보험자에게 보험료를 납부하고, 질병 등의 사건 발생으로 인하여 피보험자가 의료기관을 이용하면, 의료기관은 보험자에게 진료비용을 청구하고, 보험자는 이를 지급한다.

보험자가 피보험자를 대신해서 의료기관에게 진료비를 제공한다는 점에서 보험자와 의료기관의 양자가 계약관계의 핵심이라 할 수 있으며, 양자 사이의

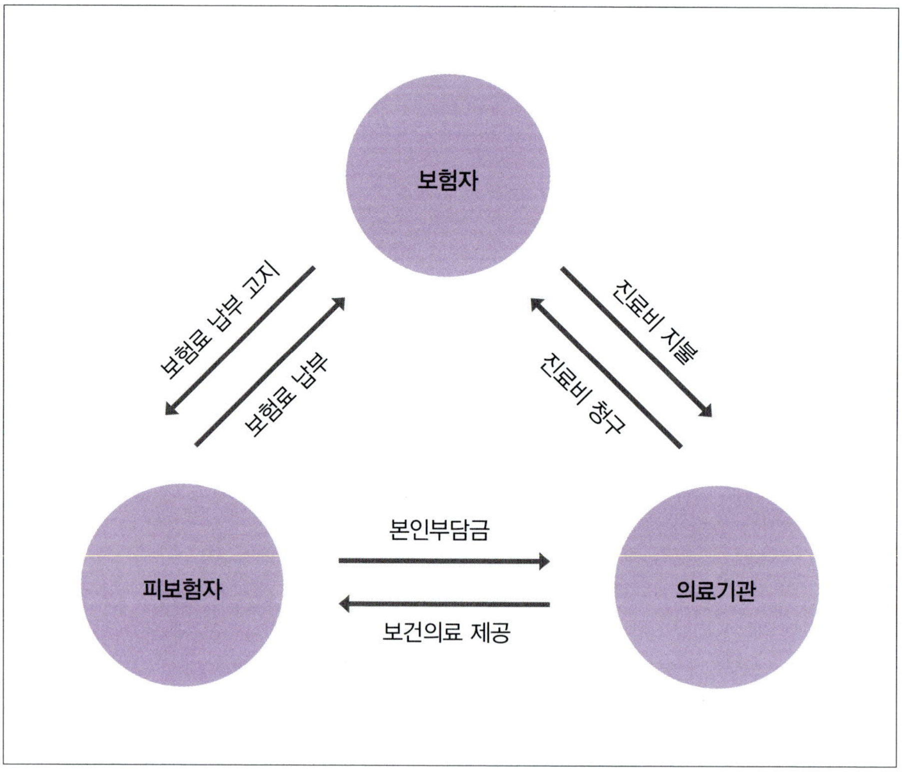

그림 14-3 | 직접서비스형

관계는 대체로 대립 관계에 있다. 의료기관의 일탈적 행위가 의료현장에서 발생할 여지가 많아, 보험자는 의료기관의 의료행위 과정 및 결과에 대한 전체적인 감시 및 통제를 강화하고, 진료비용 등의 산정, 청구 등에 대해서도 심사 및 평가체계를 강화하는데 이로 인해 의료기관과 보험자 사이는 갈등 관계에 놓이며 신뢰 관계를 어렵게 한다.

2) 재원

의료보험의 재정조달은 각국의 경제 상황 및 의료보장체계, 의료에 대한 가치관 및 정치적 이념 등에 따라 다를 수 있으나 아래와 같이 크게 보험료, 조세 그리고 국가보조에 의한다.

(1) 보험료

사회보험의 보험료부과방식으로 소득 및 재산상태 등을 기준으로 일정한 비율 또는 액을 적용한다. 일정한 비율은 정률제를 의미하는 것으로 소득과 재산 등의 수준에 따라 일정한 비율을 적용한다. 반면에 일정한 액이란 정액제로서 소득과 재산 등의 수준에 따라 일정액을 정한다.

보험은 공익성을 지니고 있으므로 대부분의 국가들은 고용자에게도 일정부분의 보험료를 부과하고 있어 공동부담의 원칙이 적용되고 있으며, 보험료 납부에 대한 기여의 정도에 관계없이 대체로 동일급여의 원칙이 일반적으로 적용된다.

(2) 조세

국가보건서비스(NHS)를 실시하고 있는 영국 등에서는 재원 마련을 조세제도에 의한다. 세금으로 보험 재원을 충당하는 조세제도는 다음과 같은 장점 때문에 선호한다. 하나는, 지속적으로 안정된 보험재정을 확보할 수 있어 일관된 보건사업을 수행할 수 있다. 다른 하나는, 보험료부과방식은 행정관리비용이 추가로 소요되는 별도의 행정관리기구가 필요하지만, 조세제도는 기존의 세무행정을 관리하던 행정기구가 통합적으로 보험 행정도 함께 수행함으로써 추가적인 행정관리 비용을 줄일 수 있다.

(3) 국가보조

보험료율을 적용해서 보험재정을 충당하는 경우, 보험자의 행정관리 비용의 일정 부분을 다음과 같은 사유로 인해서 국가가 보조해준다. 첫 번째, 의료보험이 사회보험이라는 점에서 국가가 행정관리비용의 보조를 통해서 사회적 책임의식을 함께 한다.

두 번째, 노사(勞使) 간에 보험료 부담과 관련하여 대립과 갈등이 표출되는 사례가 있는데 행정관리 비용의 지원은 보험료 부담을 다소 낮추는 효과가 있기 때문에 대립 등을 해소하는 효과가 있다.

세 번째, 국가의 지원은 보험자의 재정을 안정화시키는 데 기여하므로 일정 부분 급여범위를 확대시킬 수 있고, 보험자의 관리운영에 대한 사기를 진작시킨다.

4. 우리나라의 건강보험

1) 전개 과정

1945년, 일제의 강점으로부터 해방된 우리나라는 곧이어 발생한 6.25 전쟁으로 인해 절대적인 빈곤의 상태에 놓였으며, 전쟁이 종료된 후에도 정치적인 불안은 극심하여 국민들의 삶의 질은 낮았고, 사회보장 측면에서 이를 해결하려는 정책적인 노력은 없었다. 비로소, 1961년 경제개발계획이 수립되고, 이어 1963년 사회보장법(SSA)이 제정됨으로써 사회보장의 기초를 다지는 계기가 마련되었다.

1976년, 사회보장법의 1차 개정이 있기 전까지는 임의보험을 실시하였다. 임의보험 시기에는 분배가 아닌 경제성장이 정책의 우선순위였기 때문에 고용자는 근로자를 위한 보험 가입을 기피하는 경향이 뚜렷하였다. 경제개발이 성공적으로 이루어지던 1976년에 사회보장법 1차 개정을 통해서 처음으로 우리나라에 사회보험이 도입되었는데 500인 이상 사업장을 운영하는 고용자는 근로자를 위해서 의료보험에 가입해야 했다. 이는 사회보장법이 제정 된지 불과 14년 만에 사회보험을 실시했다는 점에서 의료보장 역사에서 획기적인 사건이라 할 수 있다. 1차 개정 이

표 14-4 건강보험의 발전과정

연표	내용
1976	• 500인 이상 사업장 첫 사회보험 적용
1977	• 공공 의료부조 실시
1979	• 300인 이상 사업장에 사회보험 확대 적용
1981	• 100인 이상 사업장에 사회보험 확대 적용
1982	• 16인 이상 사업장에 사회보험 확대 적용
1989	• 전 국민 의료보험 실시
1999. 2.	• 의료보험법 폐지 • 국민건강보험법 제정
2000. 7.	• 전 국민의료보험을 국민건강보험으로 개칭

후, 몇 차례의 개정을 통해 적용대상 범위를 300인 이상과 100인 이상으로 확대 적용하다가, 마침내 1989년에는 전 국민의료보험을 실시함으로써 사회보험을 정착시켰다.

사회보장법 1차 개정 이후, 완전한 사회보험이 실시되기까지 불과 12년의 기간이 소요되었는데 이는 일본의 36년, 벨기에의 118년, 독일의 127년과 비교하면 단기간에 사회보험의 도입이 이루어졌음을 알 수 있다. 사회보험이 실시된 이후, 1998년, 보험행정의 효율성을 위해 공무원 · 교직원 공단과 227개의 지역조합 간의 1차 통합이 있었고, 이를 계기로 2000년에 국민건강보험공단이 출범하여 하나의 보험자가 보험을 관리하는 통합주의 관리체계가 되었다. 1999년에는 의료보험법을 폐지하고, 건강보험법을 제정했으며 2000년에는 전 국민의료보험을 건강보험으로 개칭하여 오늘에 이르고 있다(**표 14-4**).

2) 실시배경

1989년, 국민소득 약 7,500달러의 경제 수준에서 건강보험을 단기간에 실시할 수 있었던 것은 여러 요인이 작용했지만, 이 책에서는 5가지 요인만을 지적하고자 한다.

(1) 경제성장

1962년, 약 80달러에 불과하던 국민소득이 3차 경제개발계획에 의해서 점진적인 성장을 지속하다가, 1970년대 이후에는 연 경제성장률 약 10% 내외의 안정적인 고도성장을 하였다. 그 결과, 1989년에는 성장 위주에서 분배 위주의 의식이 확산될 정도로 소득증가가 이루어졌는데 이는 사회보장의 확대를 가져오는 원동력이 되었다.

(2) 정치적인 측면

우리나라에서 의료보장이 본격적으로 논의되기 시작한 때는 군사정권인 5공화국 초기이다. 5공화국은 국민의 민주화에 대한 열망을 희석시키고, 정권의 정통성을 확보하기 위해서 사회복지구현을 통치 슬로건으로 설정하였는데 이때 사회복지구현의 실천 분야 중 하나가 의료보장의 확대였다.

하지만 당시 정치권의 극심한 불안정과 함께 경제적 · 사회적인 여건 등으로 인해서 의료보험의 전면적인 실시는 시기상조였고, 결국 6공화국에서 다시 논의되기에 이르렀다. 5공화국에 이어 6공화국 역시 국민의 민주화의 열기를 잠재우고, 정권의 정통성을 유지시킬 수 있는 최고 통치권자의 정치적인 모색이 필요함을 인식했고 그 결과, 의료보험의 전면적인 실시를 위한 정치적인 의지의 표현이 가능했다.

(3) 이익집단의 압력

노동자단체 및 시민단체는 경제가 성장하고 안정단계에 진입하자, 부의 분배차원에서 사회보장의 확대를 주장하였고, 이에 정부는 사회의 불안정을 희석시키려는 정치적인 계산과 함께 이들의 주장을 수용하는 차원에서 의료보장의 확대에 긍정적인 반응을 보였다.

(4) 본인부담의 기여

독일을 비롯한 대부분의 사회보험 국가들은 본인부담(Co-Payment)의 재정기여를 통해 사회보험을 관리한다. 우리나라가 당시 사회보험을 실시할 정도의 경제수준이 아님에도 불구하고, 사회보험을 조기에 실시할 수 있었던 것이 본인부담에 의한 보험재정 지출의 최소화이다. 실시 초기의 본인부담 비율은 내외래 평균 63% 정도로 환자의 큰 경제적인 부담이 되었는데 이와 같은 피보험자의 재정 기여에 의해서 사회보험의 조기 실시가 가능했던 것이다.

(5) 보험급여의 제한

사회보험 실시 초기에 고가장비에 해당하는 컴퓨터단층촬영(CT) 및 자기공명영상(MRI) 등의 사용이 비급여 대상이었고, 암 및 심혈관질환 등의 고가진료도 비급여였는데 이러한 비급여가 사회보험의 조기 실시에 기여한 바가 크다.

3) 영향

건강보험이 실시된 이후, 아래와 같이 의료접근성 향상, 의약분업 실시, 진료비 유형의 변화 등 보건의료분야에 다양한 많은 변화를 가져왔고, 현재도 변화는 진행 중이다.

(1) 의료접근성 향상

건강보험 실시는 의료기관의 이용을 크게 증가시켜, 건강에 대한 인식의 변화와 함께 국민의 건강증진에 기여했다. 사회보험이 실시되기 이전, 1997년 의료기관의 재원일수는 국민 1인당 약 0.7일이었으나 2014년 기준, 16.5일로 OECD 평균 8.3일을 크게 상회하였다. 1인당 외래건수도 2014 기준, 약 15일로 OECD 평균 6.8일을 크게 상회하였다.

(2) 의약분업 실시

독일을 비롯한 대부분 유럽의 경우, 의사는 처방, 약사는 조제라는 양측의 분리된 전문적인 기능을 제도적으로 인정해줌으로써 의료비 절감에 노력하고 있다. 우리나라는 의약품의 오남용을 예방하고, 항생제 사용의 빈도를 낮추어, 건강보험으로 인한 의료비 증가를 억제하고자 2000년에 의약분업을 실시했다.

(3) 진료비지불 유형의 변화

의료보장 확대는 의료비 증가를 수반하므로 이를 억제하기 위한 의료체계의 변화가 불가피하다. 우리나라의 건강보험은 행위별 수가를 기초로 의료비를 증가시키고 있는데 이를 억제하기 위해 포괄수가제를 제한적으로 적용하고 있고, 2017년 보장성강화정책과 함께 신 포괄수가제를 개발하여 적용하고 있다.

(4) 의료시장의 개방

의료보장의 확대는 국민의 양질의 의료욕구를 증가시켜 의료시장의 개방을 촉진시키고 있다. 2001년, 카타르 도하에서 개최된 세계각료회의에서 도하개발어젠더(DDA)를 채택했는데, 그 결과, 2005년부터 우리나라의 의료시장 개방이 가시화되고 있으며, 앞으로 자유무역협정(FTA)의 국회인준이 최종 결정되면, 다자 간 의료시장의 개방도 본격화될 것으로 기대된다.

(5) 사회보장의 확대

건강보험의 실시는 1995년 고용보험, 2006년 국민연금보험 그리고 2008년 노인 장기요양보험의 실시에 직 · 간접인 영향을 미침으로써 이전의 산재보험과 함께 4대 사회보험의 실시에 절대적인 공헌과 기여를 하였다.

(6) 소비의식의 변화

건강보험실시 이후, 대형병원의 선호가 뚜렷하여, 의료환경의 변화가 초래되고 있다. 중소병원보다는 대학병원이나 종합병원을 선호함으로써 중소병원의 경영위기가 초래되고 있는 반면, 대형병원은 소비자의 욕구 충족을 위해 양질의 의료를 생산하기 위한 CT, MRI 등 첨단 시설 및 장비에 투자를 집중하고 있다.

4) 건강보험의 당면문제

건강보험이 경제적 · 사회적 약자는 물론 모든 사람의 건강증진과 인간의 기본권을 보장하는 데 기여한 것으로 평가되고 있으나, 여러 측면에서 문제점이 노출되고 있어 이에 대한 개선책이 요구되고 있다. 미국의 경제연구기관(NERA) 등에서 제기된 아래와 같은 건강보험의 당면문제를 소개하고자 한다.

(1) 높은 본인부담

높은 본인부담비율은 개인에게 경제적인 큰 부담으로 작용하여 임상적으로 반드시 필요한 기초적인 의료조차 제공받지 못하고 있다. 2004년 이후, 정부는 매년 5,000억 이상을 보장성강화에 투입하고 있지만, 2006년 본인부담 비율이 22%, 2015년에 20%로서 10여 년 동안 거의 변동이 없음을 알 수 있다.

(2) 보험급여의 제한

건강보험실시 초기와 비교할 때 고액진료 및 고가장비 등 상당 부분이 급여 대상으로 전환되었지만, 여전히 비급여항목이 많아 경제적인 부담이 가중되고 있다. 비급여 본인부담이 2006년 기준, 13.4%, 2015년 기준, 13.5%로서 10여 년 동안 거의 차이가 없다. 이 점을 감안하여, 2018년 정부는 앞으로 미용, 성형 등 일부를 제외하고는 의학적으로 필요한 모든 비급여를 급여로 전환하고, 단, 비용효과성이 떨어지는 경우에는 본인부담을 차등 적용하는 '예비급여'로 건강보험에 편입할 것임을 제시하였는데 이에 대한 향후 평가가 주목된다.

(3) 보험재정의 악화

효율적으로 건강보험을 관리 · 운영하기 위해서는 적정한 재정유지가 필수적이다. 우리나라는 2014년 기준, 보험수입과 지출이 각각 약 41조로서 거의 일치하여 현재는 문제가 없어 보이지만, 아래와 같은 사실을 감안하면 보험재정의 악화가 가속화될 것으로 예상된다.

- **낮은 보험료율**

  사회보험의 경우, 대체로 보험료를 징수하여 재원을 마련하므로 보험료의 적정부과는 보험재정의 안정화를 위해 중요하다. 우리나라는 2015년 기준, 보험료 징수가 재원 마련의 약 78%를 차지하고 있어, 보험료의 적정부과가 재정안정의 핵심이다. 2018년 기준, 우리나라의 보험료부담비율은 6.24%로서 독일의 약 16%, 프랑스의 약 15%에 비해 상대적으로 낮아 보험재정의 안정화가 현실적으로 어렵다.

◆ **재정지출 확대**

보험의 재정 악화는 여러 요인에 의해 발생하지만, 우리나라의 경우 특히 2가지 요인에 의해 재정 악화가 가속화되고 있다. 하나는, 노령인구의 증가를 들 수 있다. 2014년 기준, 총 진료비 중 노인진료비가 차지하는 비중은 약 36%로서 19조 이상을 점유했고, 초고령화사회로 진입하는 2021년에는 약 60%로서 29조 이상을 차지할 것으로 예측되고 있다. 다른 하나는, 건강보험의 보장성 약화가 지속적으로 사회적 · 정치적으로 이슈가 되면서 점진적인 보장성 강화가 추진되었고, 2018년에는 비급여의 전면 급여, 취약계층의 의료비 부담 대폭 완화, 간호간병통합서비스, 본인부담액 상한 적정관리 등 보장성 강화를 위해 약 30조 가량의 재정지원을 정부가 제시하였는데, 이는 곧 보험재정의 악화로 이어질 전망이다.

II. 의료비

1. 의료비 규제

1) 의료비 증가

오늘날 세계는 이념적인 갈등이나 대립보다는 국민의 건강 유지와 증진을 위해서 지출되는 의료비에 보다 관심을 기울이고 있다. 특히, 선진국일수록 국민의 건강에 대한 관심이 높아, 최근 양질의 의료욕구에 대한 증가 현상이 뚜렷이 나타남으로써 의료비 증가의 가속화 현상이 사회적 · 정치적인 관심의 대상이 되고 있다.

2015년 기준, OECD 국가의 연 평균 의료비 지출은 GDP 대비 약 8.9%로서 경제성장을 앞서는 추세이다. 특히, 미국은 의료비의 지속적인 증가를 유지하다, 2015년에는 세계에서 가장 높은 GDP 대비 약 17%의 의료비 지출을 나타냈다. 영국, 독일, 스웨덴 등 유럽의 고소득 국가들의 약 10~11% 내외와 비교하면, 미국의 의료비 증가 현상이 뚜렷함을 알 수 있다(**표 14-5**, **표 14-6**).

독일과 캐나다 등은 2009년 이후, 다소 의료비 증가 현상이 둔화되고 있으나, 이는 외환위기로 인한 여파와 경제 불황으로 인한 사회보장의 축소에 기인한 것이

표 14-5 국민 1인당 경상의료비 지출 비교(2015)

(단위: 달러)

미국	영국	독일	스웨덴	한국	OECD
8,713	3,235	4,819	4,904	2,275	3,453

표 14-6 GDP 대비 경상의료비 지출 비교(2015)

(단위: %)

미국	영국	독일	스웨덴	한국	OECD
17	8.5	11	11.1	6.9	8.9

므로 향후, 노령인구의 증가와 함께 지속적인 의료비 증가가 이어질 것으로 기대된다.

우리나라는 2017년 기준, 약 6.9%의 의료비 지출을 유지하고 있어, 아직은 OECD 평균보다 다소 낮지만, 노령인구의 급속한 증가, 양질의 의료 욕구 증가 그리고 2018년을 기점으로 의료보장의 보장성이 대폭 강화되고 있는 추세를 감안하면, 조만간 우리나라의 의료비 증가도 심각한 정책적인 과제가 될 것으로 예상된다.

의료비 증가는 과중한 가계부담으로 이어진다. 2015년 기준, OECD 연 가계부담 비율은 국민 의료비 중 약 19.5%였고, 우리나라는 무려 약 37%에 이를 정도로 의료비 증가가 개인의 경제적 부담으로 이어지고 있어, 앞으로 의료비 증가가 삶의 질에 심각한 영향을 미칠 것으로 예측된다. 경제상황을 반영하지 않은 의료비의 급속한 증가는 국가의 균형적인 발전을 해치고, 개인은 물론 정부에게 큰 경제적 부담을 안겨준다는 점에서 의료비를 규제할 수 있는 방안을 모색하는 데 각국은 정책의 최우선순위를 두고 있다.

2) 의료비 규제방안

지금까지 의료비 규제에 관한 방안은 수요와 공급요인을 기초로 2가지 관점에서 이루어지고 있다. 하나는, 환자에게 초점을 맞춰 보건의료소비를 억제시키는 수요요인 규제이고, 다른 하나는, 의료공급자에게 초점을 맞춰 과잉 보건의료공급을 제한하는 공급요인 규제로서 아래와 같은 의료비의 절감방안을 간략히 소개하고자 한다.

(1) 비용분담

비용분담(Cost Sharing)은 환자에게 일정 부분의 의료비를 분담시켜 보험확대로 인한 환자의 의료 소비에 대한 도덕적 해이를 최소화하기 위한 대표적인 수요요인 규제 방안 중의 하나로서 일정액을 적용하는 정액, 일정비율을 적용하는 정률로 구분된다(**그림 14-4**).

■ 정액제

정액제는 일정한 금액을 책정하여 환자에게 부담시키는 것으로 공제제와 상한제가 있다.

◆ 공제제(Deductible)

소액의 의료비 또는 약제비의 일정 금액까지 환자에게 모두 부담시키는 경우이다. 예를 들어, 가벼운 감기 증상이나 상해일 경우에 진료비의 소액을 모두 환자에게 부담시킴으로써 가벼운 증상일 경우에는 의료기관의 불필요한 빈번한 방문을 억제시키기 위함이다. 하지만 지불 능력이 부족한 저소득계층의 경우, 소액이지만 경제적 부담이 될 수 있어 의료의 형평성을 저해한

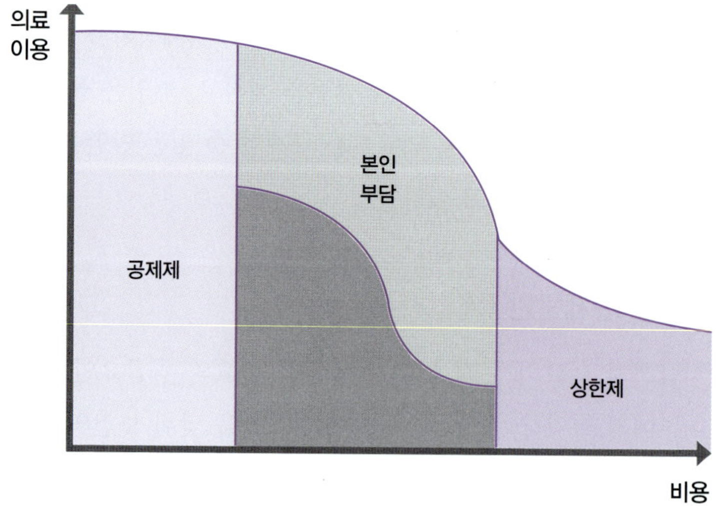

그림 14-4 | 비용분담의 유형

다는 비판이 있다.

◆ **상한제(Limit)**

한도 금액을 설정하여 이를 초과한 금액부터는 모두 환자가 부담하는 경우이다. 고액급여는 보험재정을 악화시키는 대표적인 요인이므로 보험재정을 보호할 목적으로 처음에는 항공사나 선박회사에 상한제를 적용하던 것을 고가인 진료나 성형외과에 적용하였다.

저소득계층이 심각한 질환을 경험할 경우, 경제적인 부담이 가중되어 임상적으로 반드시 필요한 의료서비스를 이용하는 데 제한이 있다는 비판이 제기되고 있어, 이에 대한 경제적 부담을 완화할 수 있는 보완장치 마련이 선결과제이다.

■ **정률제**

환자에게 의료비의 일정 비율을 부과하는 것으로 본인부담(Co-Payment)이 대표적인 정률제의 한 유형이다. 본인부담은 환자와 보험자가 의료비의 일정 비율을 분담하는 것으로 사회보험을 실시하는 대부분의 국가에서 이를 시행하고 있다. 그러나 의료비의 절감이라는 장점이 있는 반면, 다음과 같은 단점이 지적되고 있어 이에 대한 대응이 요구된다.

하나는, 소득 및 재산 등에 의한 차등적 기준을 적용한 것이 아니라, 일률적으로 동일한 비율을 적용함으로써 고소득자에 비해 저소득자에게 불리한 소득의 역진성이 발생한다.

다른 하나는, 과중한 비용분담은 사회보험의 위기를 초래한다. 사회보험은 국민을 대상으로 경제적 부담 없이 적정 의료를 제공하는 것인데 환자에게 과중한 경제적 부담을 부과하는 것은 사회보험에 대한 사회적 필요성을 반감시킨다.

(2) 진료비 지불 유형

진료비 지불 유형은 공급요인 규제에 해당된다. 진료비 지불의 유형에 따라서 의료비 증감의 차이가 발생한다. 행위별 수가제는 의료비용의 증가 현상을 가져오는 반면에 인두제와 총액계약제는 의료비용의 통제 효과가 큰 것으로 지적된다.

(3) 의료수가제

의료공급자의 임의적인 의료비 결정을 제한하기 위해서 각국은 의료수가제를 실시하고 있는데 이는 정부 주도의 대표적인 공급요인규제 방식의 한 유형이다. 주기적으로 정부는 물가상승 및 의료 행위에 소요되는 시설, 장비 그리고 재료 등의 인상 등이 반영된 의료수가를 결정한다.

(4) 예방

예방은 효과적으로 보험재정을 안정시킬 수 있는 수요요인에 해당하는 규제방식이다. 예방에 소요되는 비용은 수술 및 진찰에 소요되는 비용보다 적다. 예를 들어, 질환의 예방차원에서 정기검진을 받으면 적은 비용이 소요되지만, 만약 이를 소홀히 하여 특정 질환이 발생할 경우, 정신적 · 신체적인 고통은 물론 많은 비용이 소요된다. 예방이 개인을 대상으로 하는 것이 아니라 집단을 대상으로 할 경우, 예방의 경제적인 가치는 더욱 커진다.

미국을 비롯한 유럽 각국은 '신 보건의료정책'을 시행하여 예방을 보건정책의 우선으로 삼고 있다. 최근, 세계보건기구(WHO)는 걷기운동, 금연 등의 확산을 통해 의료비의 절감과 함께 모든 인류의 건강증진을 달성하기 위한 정책을 활발히 전개하고 있다. 세계보건기구의 취지에 따라서 우리나라는 2002년부터 보험의 재정안정을 위해서 의료보험을 건강보험으로 개칭하여 예방의 경제적 가치를 중시하고 있다.

2. 미국의 의료비 규제

1) 의료비 증가의 변천

1946년에 제정된 힐 버튼(Hill-Burton)법은 의료비 증가의 첫 단서를 제공하였는데 이 법은 주로 병상의 부족과 지역적인 편중을 시정하기 위한 내용을 담고 있었다. 당시 주 정부는 전담기구로서 병원설치기구를 설치하여, 연간 병상 수의 설치규모의 필요성과 효과적인 운영방법을 조사하고 평가하는 데 적극 참여하도록 규정하고 있었다. 하지만 병원설치기구의 비전문성, 비효율성 등으로 인하여 적정규모의 의료기관을 설치하는 데 실패했고, 의료기관의 효율적 관리에도 실패하였다.

미국의 의료비 증가는 1960년대 접어들면서 본격화되기 시작하는데 1960년대 초의 민주당의 Kenndy 정부에 의한 노인의료보장 및 공공 의료부조의 확대는 의료비 증가를 예고하는 신호였다. 1965년에 제정된 지역의료프로그램(Regional Medical Program), 1966년에 제정된 포괄적 보건기획(Comprehensive Health Planning)은 의료기관의 합리적 규제와 관리를 위해 제정되었지만, 오히려 병상수의 확대와 의료기관에 대한 경제지원 등은 의료비를 증가시키는 제도적 뒷받침이 되었다. 민주당 정부에 의한 지속적인 연방정부와 주 정부의 의료기관에 대한 임상지원과 공적의료 확대는 Jimmy Carter가 집권한 1970년대에도 줄곧 이어졌다. 이러한 의료보장의 팽창은 1980년대 초, 공화당의 Ronald Reagan정부가 집권하면서 의료보장의 축소로 전환된다. 그의 행정부는 의료보장 축소를 위해 '신연방주의 정책'을 표방하였다. 레이건노믹스(Reagan−nomics)에 해당되는 이 정책은 의료보장을 실시함에 있어서 연방정부의 권한과 예산지원을 삭감하고, 연방정부의 기능을 주 정부와 지방정부에 이관하는 작은 연방정부를 의미했다. 이 정책에 의해서 연방정부 지원에 의한 각종 의료보장과 병원사업의 확대가 축소되었으며, 의과대학의 정원이 축소되고 대학에서의 임상연구비가 축소되거나 사라졌다.

Reagan행정부는 의료비의 증가 원인을 크게 3가지 측면에서 이해하였다. 첫 번째, 행위별 수가에 의한 진료비지불 유형, 두 번째, 의료공급자의 일탈적 의료행위, 세 번째, 메디케어(Medicare)등 공공 의료부조의 확대 등이다. 따라서 Reagan 행정부는 위의 3가지 측면에 초점을 맞춰 의료비 절감을 위한 다각적인 대안 마련에 관심을 보였다.

1980년대의 공화당의 의료비 규제를 위한 정치적인 노력이 1990년대에 민주당이 집권하면서 규제가 완화되었으나, 2017년 공화당의 Donald Trump가 집권하면서 그의 행정부는 의료보장의 축소에 정치적인 관심을 보이고 있어 향후 미국의 의료비 절감이 의료보장에 어떠한 영향을 미칠지가 관심의 대상이다.

2) 보건관리기획

1970년대부터 개발된 다양한 의료비 절감을 위한 방안들을 총칭하여 보건관리기획(Managed Care Plan)이라 한다. 대표적인 보건관리기획의 유형을 지적하면, 1970

년대는 건강유지기구(HMO)이고, 1980년대는 전문심사기구(PRO), 선호의료공급자기구(PPO) 그리고 포괄수가제(DRG) 등인데, 이들의 간단한 소개를 통해 의료비 규제에 관한 이해를 돕고자 한다.

(1) 건강유지기구

◆ 발전과정

보험의 한 유형으로서 처음 건강유지기구(Health Maintenance Organization, HMO)가 나타난 것은 1929년 로스앤젤레스의 Ross-Loos Plan과 1942년 Kaiser Health Plan을 들 수 있다. 이후, 1973년 Nixon 행정부에 의해서 '연방건강유지법'이 제정되면서 본격적인 발전의 기틀이 마련되었다. 당시에는 대부분의 고용자들이 의료비가 비싼 Blue Cross와 Blue Shield에 가입하고 있었는데 연방건강유지법의 제정을 계기로 의료비가 상대적으로 저렴한 건강유지기구의 가입이 본격적으로 권장되었다. 그 결과, 다수의 사업장에서 단체로 건강유지기구의 가입이 본격화되었다.

1980년대에는 메디케어(Medicare) 회원을 대상으로 건강유지기구의 가입을 의무화했는데 그 이유는 자격요건이 65세 이상인 메디케어가 만성질환 중심의 급여가 제한적이어서 만성질환 중심의 건강유지기구를 보충적으로 활용할 가치가 있었기 때문이었다. 1990년대에도 정부의 회원가입 권유는 이어졌고, 그 결과, 1994년까지 약 5천만 명 이상이 가입했고, 1993년과 1995년 사이의 성장률은 11%였다.

◆ 특징

건강유지기구는 의료기관의 소유형태 등 일반 보험과는 다른 아래와 같은 특징이 있는데 이러한 특징은 건강유지기구의 본질을 이해하는 데 도움이 된다.

- 문지기

건강유지기구는 전문 의료기관을 이용하기 전에 거치는 일차의료기관의 성격을 지녔다는 점에서 문지기(gate keeper) 역할로 비유된다. 예를 들어, 임신한 여성이 기초적 보건의료서비스를 제공하는 건강유지기구를 거치지 않고 전문병원을 곧바로 이용한다면, 전문 의료인력의 낭비를 초래하여 결국 의료비 증가를 수반한다. 전문 의료기관의 이용이 차단되어 있는 것이 아니라, 전문의를 필요로 하는 특별한 경우가 산모에게 발생하면, 소견서를 작성하여 전문의 방문이 가능하다.

- 예방중심의 서비스

건강유지기구는 예방중심의 일차적 보건의료를 제공하는데 연방건강유지법에 의하면, 건강진단 및 상담, 예방관리, 물리치료, 방사선치료, 치과치료, 산전 · 산후관리, 보청기, 의족, 의수 등이 급여대상이다.

- 의료기관의 소유 형태

보험과 의료기관이 분리된 게 아니라, 건강유지기구 자체가 보험자이면서 동시에 의료기관이다. 이러한 형태의 보험은 다음과 같은 장점이 있다. 첫 번째, 의료기관이 보험에 소속되어 있으므로 의료기관은 과잉진료, 과다청구 등의 일탈적인 의료 및 행정행위가 줄어든다. 두 번째, 의료기관은 보험자의 운영지침에 기속되므로 보험자와의 갈등 소지가 적다. 세 번째, 보험자에게 세부적인 행정 및 의료행위의 보고가 상당 부분 생략되므로 의료기관의 행정관리비용이 줄어든다.

- 의료비용의 절감

건강유지기구는 효율적인 관리운영 및 의료통제 등으로 인해 의료비용 절감 효과에 긍정적이며, 보험료율 적용도 다른 보험과 비교해 볼 때 가족단위로 가입할 경우에는 약 20%, 개인의 경우 약 6% 가량 낮게 적용된다.

- 공공 의료와의 연계

공공 의료와의 연계는 건강유지기구의 성장배경의 하나이다. 메디케어(Medicare), 메디케이드(Medicaid) 등의 공공의료와 상호 연계함으로써 다수의 회원을 제공받고, 공공의료의 부족한 부분을 제공하면서 공공의료와 상생의 관계를 유지하면서 발전한다.

◆ 종류

연방건강유지법은 건강유지기구의 소유형태 및 관리방법 등을 제시하고 있는데 의료공급자의 관리를 기준으로 분류된 건강유지기구의 일반적인 3가지 유형은 아래와 같다.

- **스태프 모델**

건강유지기구가 의사들을 직접 고용한 형태로서 다음과 같은 장점이 있다. 첫 번째, 의료인을 직접 고용하여 관리하므로 의료인은 소속감 및 책임감을 가지고 의료행위를 수행한다.

두 번째, 의료인은 보험에 소속되어 있으므로 의료인에게 손익에 대한 책임을 부과할 수 있고, 따라서 의료인은 손익에 대한 책임의식이 대체로 강하다.

세 번째, 보험자, 의료기관, 의료인, 피보험자인 회원을 모두 통합적으로 관리하기 때문에 수요측면에서 회원에게 제공할 의료를 사전에 예측할 수 있고, 공급측면에서 병상 수, 의료인력의 투입, 시설 및 장비 등의 규모 등을 사전에 예측할 수 있다.

수요와 공급을 사전에 예측할 수 있다는 것은 보험자가 일관된 운영기획을 수립하여 조직 관리의 효율성을 극대화시킬 수 있음을 의미하므로 의료비의 절감효과를 가져온다(**그림 14-5**).

- **그룹 모델**

이 유형은 보험자가 의료기관을 소유하고 있지만, 의사를 직접 소유하고 있지는 않다. 외부에서 활동하고 있는 의료인과 일정한 계약을 체결하여

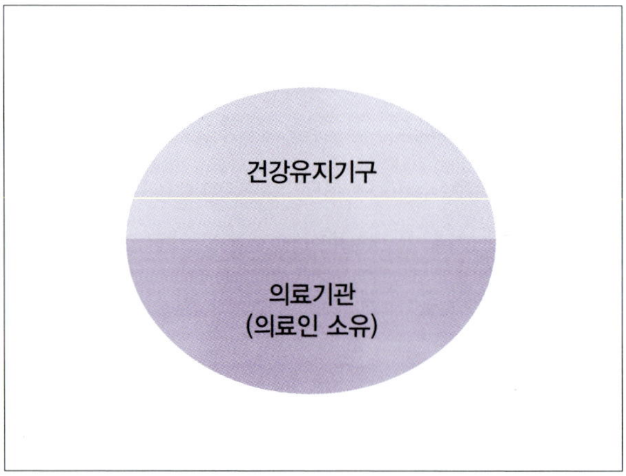

그림 14-5 | 스태프 모델(Staff Model)

보건의료공급을 제공받는 형태이므로 스태프 모델과는 다음과 같은 차이점을 지적할 수 있다(그림 14-6).

첫 번째, 의료인은 건강유지기구에 대한 소속감과 책임의식이 부족하여 의료행위에 대한 동기부여가 적다. 두 번째, 의료인의 손익에 대한 책임의식이 약하고, 손익에 대한 책임을 부과할 수 없다. 세 번째, 공급의 사전예측이 어려워 인적 자원의 효율적 관리가 용이하지 못하다.

- IPA

이 유형은 건강유지기구가 의료인을 직접 소유하지 못한 점에서 그룹 모델과 같으나, 외부의 의료인이 건강유지기구와 의료공급을 위한 계약체결을 원한다면 IPA(Independent Practice Association)에 먼저 가입하고, IPA를 통해 건강유지기구에 의료를 제공한다.

건강유지기구는 IPA와 할인된 가격으로 계약체결을 할 수 있고, 성과불에 의한 계약체결도 가능하므로 의료비 절감 효과가 크다. 주 정부는 이러한 장점을 고려하여 메디케이드(Medicaid)로 하여금 IPA에 가입을 권장한 결과, 메디케이드의 약 절반 이상이 IPA와 연계되어 있다(그림 14-7).

◆ 비판

건강유지기구의 유형에 따라 의료비 절감효과를 살펴본 것처럼 건강유지기구가 효율적 의료체계관리에 기여하는 바가 크지만, 아래와 같은 비판이 제기되고 있다.

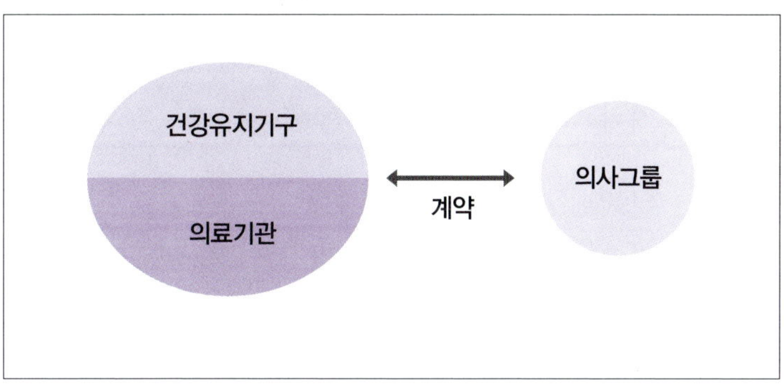

그림 14-6 | 그룹 모델(Group Model)

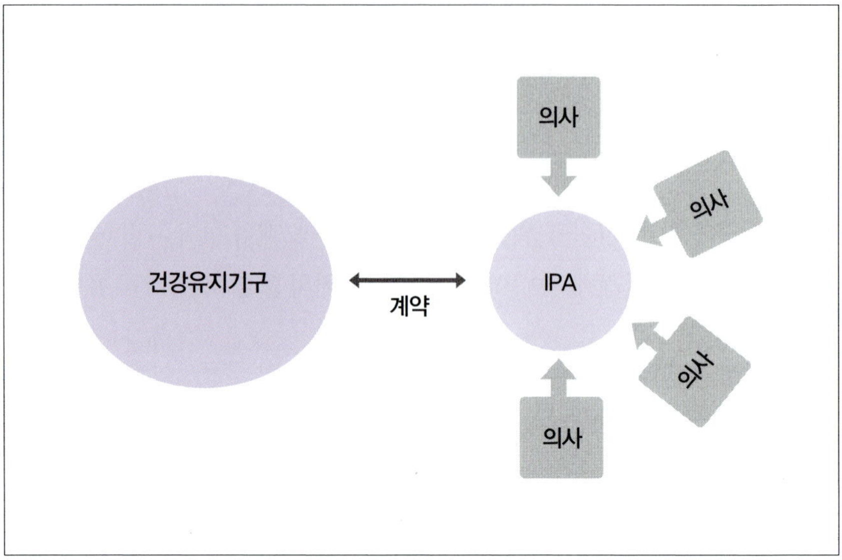

그림 14-7 | IPA 유형

- **의료공급자의 소극적 참여**

  의료공급의 자율성을 제한하고, 일정 수준 이상의 적절한 급여체계가 미흡하여 건강유지기구에 대한 의료공급자의 부정적인 시각이 지배적이므로 실력이 있고 경쟁력 있는 양질의 의료공급자를 채용·유지하기가 현실적으로 어렵다.

- **선택권의 제한**

  전문의가 요구되는 경우를 제외하고는 회원들이 원하는 전문 의료기관의 이용이 현실적으로 어렵다. 임상검사, X-ray 등의 간단한 진료 조차도 가급적 외부이용을 불허하여, 의료의 선택권을 극히 제한한다는 비판이 제기되고 있다.

- **의료의 질**

  건강유지기구는 사전지불방식으로서 의료인의 동기부여가 적고, 의료 질을 향상시키기 위한 시설 및 장비 등의 투자에 인색하여 양질의 의료를 생산할 여지가 적다.

(2) 전문심사기구

1972년부터 실시된 전문표준 질 심사기구(Professional Standards Review Organization, PSRO)가 전문심사기구(Professional Review Organization, PRO)의 기원이다. 전문표준 질 심사기구가 주로 장기입원환자의 입 · 퇴원 및 진료과정의 적정성 유 · 무 등을 평가 및 심사하는 기능을 수행하였으나 효율성이 미흡하자, 1983년부터 포괄수가제(DRG)의 실시와 함께 단기입원환자 중심의 심사 및 평가기구로서 전문심사기구가 출범하였다.

전문표준 질 심사기구가 단지 환자의 입 · 퇴원의 적정성 유 · 무를 심사하여 의료비 절감효과를 모색한 것과는 달리, 전문심사기구는 다양한 기능을 통해서 의료비통제를 시도하고 있으며, 이를 위해 보험자, 의료인 단체 그리고 소비자 단체가 각각 추천한 전문인으로 심사위원을 구성하여 다음과 같은 핵심적인 3가지 기능을 수행한다.

첫 번째, 포괄수가제(Diagnosis Related Group, DRG)의 심사 및 평가이다. 포괄수가제의 효율적 관리를 위해서는 질환 분류가 중요하다. 의료인은 가급적 진료비를 산정할 때 진료비가 높게 책정되어 있는 질환 군을 선택하여 수익을 높이려하므로 이에 대한 적정한 심사 및 평가가 전문심사기구의 중요한 기능 중의 하나이다. 1983년 포괄수가제가 실시되면서 동시에 전문심사기구가 실시된 점은 질환 분류의 적정성, 타당성 유 · 무에 대한 중요성이 적절히 반영된 결과로 여겨진다.

두 번째, 질 심사(Quality Assurance, QA)이다. 질 심사는 2가지 영역으로 분류된다. 하나는, 진료의 적정성 및 타당성 유 · 무의 심사 및 평가이다. 진료의 적정성 및 타당성의 유 · 무에 관한 심사 및 평가는 전문성과 객관성을 지닌 제 3자의 위치에 있는 기관에 의해서 공정하게 수행될 수 있다. 적정성 및 타당성의 공정한 심사는 의료의 불필요한 낭비를 예방할 수 있고, 의료인과 환자와의 상호 신뢰 관계를 구축하여 건전한 의료체계를 확립할 수 있다는 점에서 매우 중요하다.

다른 하나는, 진료의 만족도 심사이다. 전문심사기구는 진료에 대한 만족도를 포함하여 진료의 내용도 심사범위에 함께 포함하고 있는데 이는 만족도 심사를 통해서 진료의 내용에 대한 신뢰도를 동시에 높이기 위함이다. 효과적인 만족도 측정을 위해서는 주기적인 질 심사가 필요한데 전문심사기구의 규정에 의하면, 매월 심사를 받아야 하며, 필요에 따라서는 수시로 선택적인 심사를 할 수 있다.

세 번째, 이용심사(Utilization Review, UR)이다. 위의 2가지 기능과 함께 전문심사기구의 핵심 기능에 해당하는 이용심사는 2가지 영역이 그 심사 대상이다.

하나는, 치료기관의 선택에 대한 적정성 유·무의 심사이다. 잘못 선택된 의료기관은 의료전달체계의 무질서를 초래하고, 치료 효과를 지연시킬 뿐 아니라 의료인력의 낭비를 초래하여, 결국 의료비를 증가시키므로 이에 대한 심사 강화는 중요하다.

다른 하나는, 재입원 및 입원에 대한 심사이다. 재입원의 경우, 환자가 의료기관을 퇴원한 후, 15일 이내에 재입원할 경우에는 반드시 심사 대상인데 이는 의료인이 환자를 유인하여 다시 입원시킴으로써 의료비를 증가시킬 수 있는 여지를 차단하기 위함이다. 입원의 경우, 입원 기간은 의료비 증가와 밀접한 연관이 있으므로 전문심사기구는 특히 단기입원환자의 심사를 대폭 강화하고 있는데 이는 입원 초기에 대체로 진료비가 많이 발생하므로 이를 반영한 것으로 보인다.

(3) 선호의료공급자기구

선호의료공급자기구(Preferred Provider's Organization, PPO)는 1980년대 건강유지기구의 팽창에서 비롯된 단점을 보완하면서 동시에 견제할 목적으로 개발되었다(**그림 14-8**).

선호의료공급자기구는 건강유지기구와는 다른 의료비 절감을 위한 새로운 유형의 보험으로서 의료기관, 고용자가 계약 당사자이다. 선호의료공급자기구는 고용자와의 계약을 통해 많은 피보험자를 확보할 수 있고, 의료기관과의 계약을 통해 신뢰할 수 있는 의료를 피보험자에게 제공할 수 있다.

고용자와 의료기관이 선호의료공급자기구와 계약을 체결함으로써 얻어지는 편익을 지적하면, 첫 번째, 고용자는 근로자를 선호의료공급자기구의 피보험자로 제공하기 때문에 낮은 보험료율을 적용받으면서 선호의료공급자기구에 가입할 수 있다.

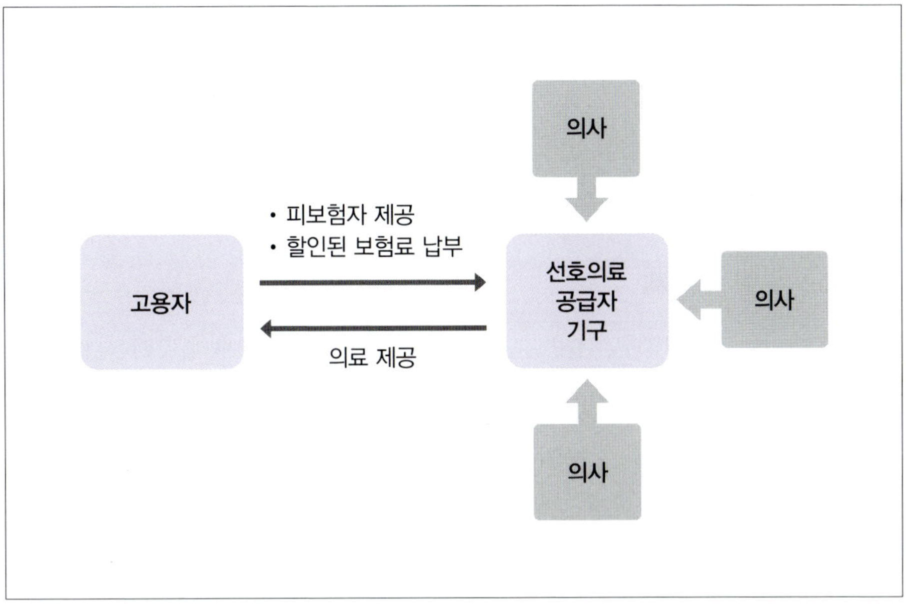

그림 14-8 | 선호의료공급자기구

두 번째, 의료기관은 용이하게 지속적으로 많은 환자를 선호의료공급자기구로부터 제공받을 수 있어 할인 등의 적절한 가격 제시를 통해 선호의료공급자기구에 가입할 수 있다.

세 번째, 선호의료공급자기구는 지속적으로 많은 피보험자를 고용자로부터 제공받을 수 있어 환자유치를 위한 홍보 및 관리 비용 등 여러 행정비용을 절감할 수 있다.

3자, 즉 고용자, 선호공급자기구, 의료기관의 상호 계약관계를 통해 의료비 절감효과를 거두기 위해서는 상호 신뢰관계형성이 전제가 되어야 한다. 한쪽이라도 신뢰 관계가 깨지면 3자 모두의 신뢰 관계가 유지되지 못하여 결국 원만한 거래 관계를 저해함으로써 3자가 각각 원하는 소기의 목적을 달성할 수 없다.

3. 진료비 지불 유형

의료인력이 환자에게 제공한 노동력에 대한 가치를 사정(assesment)하는 방식을 진료비 지불 방식이라 하는데 각국은 의료체계 등의 특성에 따라서 다양한 유형의 진료비 지불 방식 중 한 가지 또는 한 가지 이상의 진료비 지불 유형을 동시에 활용한다. 미국, 영국, 독일 등을 중심으로 활용되고 있는 대표적인 지불 방식으로 행위별 수가제, 인두제, 총액계약제, 포괄수가제, 일당 지불제를 소개함으로써 진료비 지불 유형의 본질을 이해하고자 한다.

1) 행위별 수가제

행위별 수가제(Fee-for-Service)는 의사가 환자에게 제공하는 보건의료의 양과 질의 정도에 따라서 의료비를 산정하는 방식으로 P=VQ 등식으로 표현된다. P는 의료비를 의미하고, V는 의료기관의 방문횟수, Q는 제공되는 보건의료의 양을 말한다. 환자에게 제공된 보건의료의 양과 환자가 의료기관을 방문한 횟수에 의해 의료비가 결정됨을 이 등식을 통해 알 수 있다.

행위별 수가의 특성 중 하나는 질환의 심각성, 치료의 난이도, 환자의 생리적인 상태, 의료기관의 종류 등에 따라서 제공되는 보건의료의 양의 정도 및 질의 수준의 차이가 발생하므로 동일 질환의 경우라 해도 의료비 산정에 차이가 발생한다.

행위별 수가는 자본주의 의료시장에서 선호하는 합리적인 진료비 결정 방식이다. 자본주의 시장에서는 공급자가 소비자에게 많은 양과 좋은 질의 상품을 제공하면 잉여자본을 축적할 수 있듯이 미국 등 자본주의 의료시장에서 적용되고 있는 행위별 수가 역시 많은 양과 좋은 질의 보건의료를 환자에게 제공하면, 비례해서 의료비가 더 산정될 수 있기 때문에 의료인력의 수입증가 현상이 뚜렷하다.

행위별 수가는 의료인력의 의료행위에 대한 자율적인 의사결정을 보장하므로 보건의료의 자본화를 지향하는 대부분의 국가들이 이 제도를 선호한다. 의료학자인 Roemer는 자본주의 의료시장에서 '공급이 수요를 창출한다.'라고 주장하였다. 그의 주장은 의료인력이 환자의 보건의료에 대한 무지를 이용하여, 환자의 의사결정과는 관계없이 환자에게 많은 보건의료를 제공하고, 그리고 수요유인행위를 통하여 환자의 의료기관에 대한 이용횟수를 증가시켜, 의사의 많은 수입을 확보할 수 있는 가능성이 존재함을 의미하는데 이것이 행위별 수가제의 적절한 이론적 배경이 된다.

행위별 수가제를 채택하고 있는 대표적인 국가로는 자본주의 산실이라 할 수 있는 미국을 비롯해 우리나라, 일본, 벨기에 등이며, 선별적으로 채택하고 있는 국가로는 독일, 스웨덴 등을 들 수 있다. 의사, 환자, 보험자 사이에서 행위별 수가제에 대한 장 · 단점을 살펴보면, 다음과 같다.

의사의 장점은 의료공급자의 자율적 의사결정에서 비롯되는 수요유인행위를 통한 과잉진료와 수술 중심의 의료를 유도하여 다른 변호사 등 전문직종의 수입보다 더 쉽고 유연하게 수입을 확대할 가능성이 보장되므로 의사의 의료행위에 대한 동기부여가 높고, 의료기관의 투자 확대에 대한 기회가 보장된다.

행위별 수가를 보험의(醫)에 대한 진료비 지불 방식으로 적용하는 독일의 경우, 재방문환자의 2/3가 수요유인행위에서 비롯된 것으로 조사되었는데 재방문환자의 1/3이 수요유인행위에서 비롯된 영국의 경우와 비교하면, 수요유인행위가 의료공급을 확대할 수 있는 근원임을 알 수 있다. 또한 행위별 수가의 의료체계에서는 질환의 예방보다는 수술 중심의 의료행위를 강조하는데 이는 예방보다는 수술이 의사에게 더 많은 경제적인 이득을 줄 수 있기 때문이며, 이러한 경제적인 이득을 위해 환자에게 불필요한 수술을 권장하기도 한다. 예를 들어, 우리나라의 임산부는 자연분만이 가능함에도 불구하고, 의료기관은 제왕절개를 선호하는 경향을 나타내는데 2015년 기준, 제왕절개 분만비율을 보면, 출생아 1,000명당 360명으로 영국의 230명, OECD의 250명에 비하면 매우 높은 수치이다.

반면, 의사의 단점은 환자에게 제공된 보건의료의 사실적인 내용을 상세히 기록하여 보험자에게 보고해야 하는데 이러한 보고의무로 인해 보험자와 항상 갈등관계에 있으며, 보고를 위해 행정관리비용이 많이 소요된다.

환자의 장점은 환자가 원하는 양질의 보건의료를 적시에 의사로부터 제공받을 뿐 아니라, 보건의료 이용의 폭넓은 선택의 기회가 주어지는데 입원하고 있는 병원에서 언제라도 환자는 그가 선호하는 의사를 선택, 변경할 수 있고, 다른 병원의 이용을 자유롭게 선택할 수 있다. 하지만 단점으로는 첫 번째, 의사와의 인간적인 관계를 통해서 세심한 진료를 받을 수 없는 시간적인 제약을 받는다. 행위별 수가에서는 환자의 숫자에 의해서 의료인력의 수입이 결정되기 때문에 가급적이면 의사는 짧은 시간 내에 진료를 마치기를 원한다. 우리나라에서 10시간 대기 5분 진료라는 유행어는 행위별 수가에서 "시간이 곧 돈이다"라는 사실을 적절하게 입증해 주고 있는 표현이다.

두 번째, 행위별 수가는 양질의 보건의료를 소비할 수 있는 구매능력을 가진 도시지역을 선호하므로 대도시에 의료기관과 의료인이 집중되어 있는 의료의 도시화 현상이 나타난다. 반면에 상대적으로 경제가 낙후된 농촌과 소도시의 지역주민들은 지역 간 의료자원의 불균형으로 인해서 적정한 보건의료를 제공받지 못하고 있는 실정이어서 의료자원의 지역 간 불균형을 해결하는 것이 총 의료비를 억제하는 일과 함께 행위별 수가를 채택하고 있는 나라들의 공통된 정책적 과제이다.

보험자의 장점은 피보험자와 의료기관의 관리 및 통제기능을 통해 전체적인 재정 흐름을 파악할 수 있고, 보건의료의 생산 및 소비되는 양의 흐름을 지속적으로 관찰하고 파악할 수 있어 보건기획의 수립에 용이하다. 반면, 단점은 의료비의 증가로 인한 재정지출의 확대이다. 의사의 수요유인행위로 인해 증가된 의료비는 보험자의 몫이므로 보험자는 의료비 지출을 억제하기 위해 의료행위의 적정성, 타당성, 공정성 등의 유 · 무를 평가하고 심사하는 기능을 강화하고 있으나, 행위별 수가의 특성상 의료행위를 통제하는 데 있어 시간, 인력 그리고 기술적인 한계를 지닐 수 밖에 없다. 독일을 비롯한 유럽연합 국가들의 보험자가 의사의 수요유인행위를 통제하기 위하여 이용하고 있는 일반적인 방법으로는 크게 2가지가 있다. 하나는, 보험자는 빈번하게 변칙적인 의료행위를 하여 적발된 의사들의 위험목록표(doctor profiles list)를 작성하여 집중적으로 감시를 하거나, 평균적인 의료행위를 수행하고 있는 의사들의 '평균행위기준치(average behavior's level of all doctors)'를 제시하여 적정한 치료행위를 할 수 있도록 유도한다.

다른 하나는, 보험자는 의사들이 의료행위를 하기에 앞서 사전승인(prior approval)을 할 수 있다. 의사들이 입원, 수술, 퇴원 등 치료과정에서 의료행위에 관한 결정을 내리기 전에 보험자는 치료과정에 필요한 의료행위를 사전에 승인함으로써 수요유인행위를 통제할 수 있다. 이러한 사전승인제는 위험목록표에 기록되어 있는 의사들 중에서 반복적인 경고를 받아 의료비 지불 유예 결정을 이미 받은 행위교정 불가능한 의사들에 한해서 제한적으로 실시한다.

2) 인두제

인두제(Capitation)는 일정한 지역에 거주하는 지역주민의 수에 의해서 의료비가 산정되는 진료비 지불 유형이다. 영국, 덴마크, 네덜란드 등지에서 일반의에 대한 노동력 산정에 대한 방식으로 적용되며 1970년대 이후, 의료비를 억제하기 위한 미국의 보건의료개혁의 하나로서 건강유지기구(HMO)의 진료비 지불 방식으로 인두제가 채택되었고, 인도와 코스타리카는 월급제에 기초한 진료비 지불 방식의 단점을 보완하기 위해서 인두제를 보완적으로 적용한다. 다음은 의사, 환자, 보험자 사이에서 인두제의 장 · 단점을 살펴보고자 한다.

의사의 장점은 첫 번째, 여유롭고 자유로운 의료활동이 보장된다. 보험자가 의료인력의 의료행위를 감시하고는 있지만, 의사는 보험자에게 환자에 대한 상세한 내용을 기술한 의무기록과는 별개의 단순한 보고서만을 제출함으로써 의료활동의 자율성을 보장받는다. 두 번째, 신진의사들의 의료시장에 대한 진입이 용이하다. 공공기관에 의해서 의료활동 지역이 결정되고, 관리대상인 지역주민의 수가 결정되므로 처음부터 경력이 많은 선배 의사들과의 경쟁을 피할 수 있어 의료활동의 첫 시작이 용이하다. 반면에 단점 중의 하나는 일정한 보수가 정해져 있어 수입을 늘리기 어렵다는 것인데 수입을 확대하려면, 지역주민의 수를 늘려야 한다. 하지만 지역주민의 수를 확대하면, 인근 지역의 의사가 관리할 수 있는 지역주민의 수가 줄어들기 때문에 지역주민의 수를 조정하기가 어렵고, 더욱이 의료기관의 규모 및 의료인력의 의료경험을 기준으로 일정한 지역주민의 수를 최대한 적정규모로 제한하고 있어, 행정구역의 변경이 있는 경우를 제외하고는 지역주민의 수를 조정하는 것은 현실적으로 어렵다.

환자의 장점 중의 하나는 환자는 의사와의 인간적인 관계를 형성하여 지속적인 보건의료를 제공받을 수 있다. 의사는 전반적인 치료과정을 관찰하여 살펴볼 수 있으며, 24시간 환자의 케어에 대한 책임을 진다. 반면, 단점은 양질의 보건의료를 제공받기 어렵다. 특히, 대도시지역에서 환자를 많이 관리하고 있는 의사일수록 환자의 대기시간이 길어질 수 있고, 시골 지역에서는 낙후된 장비와 시설로 인해 양질의 보건의료를 제공받기 어렵다. 경제가 낙후된 지역은 의료 질이 낮아 환자의 의료에 대한 만족도가 낮은 것으로 나타나고 있어 보험자의 의료 질에 대한 감시가 강화되고 있는 추세인데 의료 질과 관련하여 의료행위의 거절, 불만족한 의료서비스 제공, 전화 등에 의한 진료 그리고 전문의에게 후송함으로써 단지 시간만을 소비하려는 행위 등을 집중 감시항목으로 정하여 의료의 질 저하를 예방하려는 노력을 하고 있다.

보험자의 장점은 등록된 지역주민의 수를 기준으로 일정 기간 지출 가능한 의료비용의 총액을 예측할 수 있고, 의료인력의 자율성을 제한하여 의료비 증가를 억제할 수 있어, 보험재정의 안정화를 유지할 수 있다. 반면에 단점은 의료 질의 개선이 어려워 의료만족도를 높일 수 없으므로 피보험자와의 갈등이 상존하고 있으며, 의료기관으로 하여금 시설 및 장비 등의 투자 및 확대를 유인할 수 없어 보험행정체계의 변화를 모색하기 어렵다.

3) 총약계약제

총액계약제(Payment by Budget Ceiling)는 보험자와 의료기관을 대표하는 단체와 일정 기간, 주로 1년 단위의 계약을 통해 의료기관이 지출해야 될 총비용의 상한선을 정한 진료비 지불 유형으로 이 유형을 적용하는 대표적인 국가로는 독일을 들 수 있다. 독일은 의원급의 경우는 의사들이 보험의(醫)협회에 가입하여 보험자단체와 1년간 지출할 총액을 계약한다. 병원의 경우는 보험의협회를 통해 보험자와 계약을 하는 경우가 있고, 직접 보험자와 계약을 하는 경우가 있다.

인도네시아와 라틴아메리카에서는 보험자가 병원을 직접 소유하는 경우에 이 유형을 선호하는데 그 이유는 보험자와 병원 간의 예산액에 대한 상한선의 협상이 양자 사이에 용이하기 때문이다. 의사, 환자, 보험자 사이의 총액 계약제에 대한 장 · 단점을 지적하면 다음과 같다.

의사의 장점은 보험자에게 의료행위의 세부적인 목록의 제출이 완화되어 행정관리비용을 절감할 수 있고, 보험자와의 갈등을 최소화할 수 있다. 반면에 단점으로는 의료비의 상한선에 묶여 의료행위의 자율성이 제한되므로 수요유인행위가 어려워 수입의 확대가 제한된다. 또한, 응급상황에서 발생할 수 있는 여분의 비용을 청구하기가 용이하지 않은데 이를 위해서 일반적으로 특별예산을 일반예산과 따로 분리하여 책정하는 방법과 다음 연도의 예산책정에 비상시에 발생한 비용을 더 반영해주는 방법 등을 보험자와 병원 간의 합의에 의해서 결정한다.

환자의 장점은 낮은 보험료율 적용이 가능하여 경제적인 가계부담이 완화될 수 있다. 반면에 단점으로는 의료 인력의 자율성 제한으로 인해 의료행위에 대한 동기부여가 낮고, 의료기관의 투자 의욕이 낮아 환자는 양질의 보건의료를 제공받기가 어렵다.

보험자의 장점은 의료비 지출의 상한선을 정하여 의료행위를 규제할 수 있으므로 의료비의 절감효과를 통해 보험재정의 안정화를 이룰 수 있고, 총 의료비의 흐름을 사전에 파악하고 분석할 수 있어 효과적인 보험정책 및 기획을 수립할 수 있다. 반면에 단점으로는 병원의 규모와 운영이 각각 다르므로 합리적인 예산 상한선을 정하기가 어렵다. 획일적인 기준을 가지고 일률적인 상한선을 정하여 예산을 배당하면, 자칫, 일부 병원으로 하여금 손실을 감내해야 하는 경우가 발생하므로 이를 해결할 수 있는 합리적 방안이 필요하다.

4) 포괄수가제

포괄수가제(Diagnosis Related Group, DRG)는 환자의 사례에 기초하여 의료비를 산정하는 유형으로 크게 2가지 방식으로 분류되는데 하나는, 질병의 중증도에 관계없이 질병의 case당 고정비율을 적용하여 의료비 가격을 결정하는 것이다. 다른 하나는, 질병의 중증도를 기준으로 하여 진단명에 의한 분류체계에 의해 가격을 결정하는 방식인데, 이를 DRG(질병군)방식이라 한다.

DRG는 환자 및 진료의 특성에 의해 질병의 유사성을 분류한 체계로서 주 진단명, 수술 처치 명, 연령, 성별, 진료 과정 및 결과 등에 따라 진료내용이 유사한 질병군으로 분류할 수 있는데 이때 하나의 입원환자 분류군을 DRG라 한다. 예를 들면, 표 14-7과 같다.

표 14-7 DRG 분류체계 (제왕절개의 경우)

DRG 번호	DRG 명칭	심각성	가격
37000	제왕절개 분만	중증도 분류=0	최고가격
			최저가격
37001	제왕절개 분만	중증도 분류=1	최고가격
			최저가격
37002	제왕절개 분만	중증도 분류=2	최고가격
			최저가격

DRG는 1960년대 말부터 10여 년의 기간을 걸쳐 미국의 예일대학에서 고안된 진료 지불 유형으로 1983년, 메디케어(Medicare)에 처음 적용되기 시작했으며, 단계적으로 메디케이드(Medicaid)와 민간보험에도 적용되었다.

DRG는 보건의료 생산물의 표준적 분류 개념에 의해서 분류한 질병 개념이므로 민간의료기관이 지배적인 우리나라를 비롯해 미국, 일본, 대만 등에서 포괄수가의 지불 단위로 사용되며, 공공의료기관이 지배적인 호주, 포르투칼, 유럽국가에서는 공공병원에 대한 예산 배정기준으로 DRG가 사용된다.

우리나라는 1997년부터 4개 진료와 5개 질병군 29개 DRG로 분류하여 DRG를 포괄 수가의 지불 단위로 처음 사용했으며, 현재는 4개 진료과 7개 질병군 41개 DRG로 세분화하고 있으나, 2018년 신포괄수가제의 시범적인 실시와 함께 단계적으로 전면적인 확대가 예상되고 있어, 이에 대한 이해가 요구되고 있다(표 14-8).

의사, 환자, 보험자 사이에 포괄수가제의 장 · 단점을 지적하면 다음과 같다.

의사의 장점은 크게 2가지이다. 하나는, 경영과 진료의 효율성이다. 포괄수가를 적용한 의료기관이 이익을 보다 증가시키기 위해서는 진료 및 조직관리의 생산성을 향상시켜야 하므로 병원운영의 관리개선과 함께 재원 일수의 단축 등 생산성 향상을 위한 노력이 실제로 이루어질 수 있다. 다른 하나는, 진료비 계산방식이 간편해져 퇴원 시 의료비 산정과 관련하여 환자와의 마찰을 최소화하고 행정비용을 줄인다.

표 14-8 4개 진료과 7개 질병군

진료과	질병군
안과	• 수정체수술
이비인후과	• 편도 및 아데노이드 절제술
일반외과	• 항문 및 항문주위수술 • 서혜 및 대퇴부 탈장수술 • 충수절제술
산부인과	• 자궁 및 자궁부속기수술 • 제왕절개분만

반면에 단점은 자율적인 의료행위의 제한으로 인한 수입의 감소를 지적할 수 있으나 이를 만회하기 위해 환자를 조기에 퇴원시키는 경우와 재입원의 반복을 통하여 진료비를 증가시킬 수 있는데 이에 대한 대처로서 우리나라는 2018년부터 신포괄 수가를 개발하여 적용하고 있다. 신포괄 수가는 입원 기간 발생한 입원료 등 기본서비스는 포괄로 묶고, 나머지 수술, 처치 등 의사적 서비스는 행위별 수가를 적용한 것으로 포괄수가와 행위별 수가를 결합한 진료비 지불 유형이다.

환자의 장점은 퇴원 시에 진료비 산정과 관련해서 의료기관과의 갈등이나 분쟁이 최소화되고, 보험료율의 인하를 기대할 수 있다. 반면, 단점은 크게 2가지이다. 하나는, 사전에 고정된 의료비로 인해서 의료기관이 조기 퇴원을 유도하면 적정 보건의료를 제공받기 어렵다.

특히, 만성질환을 지닌 노령계층은 젊은 환자에 비해서 장기적인 입원 및 치료가 요구되는데 의료기관이 젊은 환자에게 적용되는 기간을 적용하거나, 조기 퇴원을 유도한다면, 질환의 효과적인 치료는 어려워진다. 다른 하나는, 양질의 보건의료를 제공받기가 어렵다. 포괄수가는 의료인력의 의료행위에 대한 동기부여를 낮게 하고, 의료기관의 투자 욕구를 저하시킴으로써 신기술개발 및 임상연구 분야의 발전을 저해하므로 환자는 우호적인 의료 환경에서 양질의 서비스제공을 받기가 어렵다.

보험자의 장점은 크게 3가지이다. 첫 번째, 수요유인행위에서 비롯되는 과잉진료, 보건의료의 오 · 남용 등을 억제함으로써 의료비 절감효과에 의한 재정의 안정을 유지한다. 두 번째, 진료비 청구에 대한 심사 및 평가가 간편해져 보험자나 의료기관 모두 행정관리비용을 절감한다. 세 번째, 진료비의 청구 및 심사과정에서 의료기관과의 갈등 및 마찰이 줄어들어 의료기관과의 신뢰 관계 형성이 가능하다. 반면에 단점은 의사가 질환의 분류체계를 조작할 경우, 이에 대한 대처방안으로 분류체계에 대한 심사 및 평가체계가 요구되므로 행정체계의 복잡성이 나타날 수 있다.

5) 일당 지불제

일당 지불제(Payment per Inclusive Day)는 보험자와 의료기관이 하루를 기준으로 환자에게 청구할 수 있는 의료비를 사전에 협의하여 결정하는 진료비 지불 유형으로 서유럽 등지에서 주로 사용된다. 하루당 진료비용이 일정한 비율로 고정되어 있으므로 의사, 환자, 보험자 간에 다음과 같은 장 · 단점을 지적할 수 있다.

의사의 장점은 경쟁력이 낮은 의료기관에 한정된다. 전문인력이 부족하고 시설이 노후화된 의료기관은 시간당 산정에 의해서 진료비가 결정되므로 경쟁력을 갖춘 의료기관에 비해 상대적인 이익을 볼 수 있다. 반면에 단점으로는 첫 번째, 양질의 보건의료제공이 제한되므로 의료기관의 투자 의욕이 저하되어 의료기관의 경쟁력을 향상시키기 어렵다. 두 번째, 환자가 추가적인 보건의료를 요구하여 이를 제공했을 때 보험자와의 진료비 산정 시 분쟁의 소지가 있어 이에 대한 조정장치가 필요하다.

환자의 장점으로는 퇴원 시에 의료기관과의 진료비 산정과 관련된 분쟁이 적은 반면, 단점으로는 의료행위가 시간에 제한을 받기 때문에 양질의 보건의료 서비스를 제공받기 어렵다. 의료기관은 의료의 질적인 개념보다는 시간적인 개념을 더욱 중요시한다. 충분히 훈련받지 못한 의료공급자를 고용하거나 낙후된 시설 및 장비를 동원하여 환자를 보살펴도 하루당 고정된 진료비가 산정되므로 의료기관은 의료 질보다는 시간에 보다 관심을 갖게 되어 환자는 의료 질 밖에 놓인다.

보험자의 장점으로는 하루당 진료비가 고정되어 있어, 수요유인행위를 효과적으로 규제할 수 있으므로 의료비의 지출을 절감한다. 반면에 단점으로는 의료기관이 장기입원을 유도하면, 비례해서 진료비가 증가하므로 이에 대한 규제가 필요하고, 따라서 행정관리비용이 소요된다.

이 유형은 입원 기간이 길면 길수록 이익이 증가한다는 논리이다. 환자의 진료비는 처음 입원한 초기에 많이 발생하고, 기간이 지나면 비용은 점점 낮아져 회복단계에서는 최저점에 이르게 된다. 그러므로 의료기관은 가능하면 조기 퇴원보다는 장기입원을 유도하여 이윤을 창출하려는 시도를 한다. 이러한 장기입원 유도를 사전에 차단하기 위해서 인도네시아의 보험자는 의사나 간호사를 전문적으로 고용하여, 이들로 하여금 의료기관을 직접 방문하게 하여 장기입원에 대한 적정성 및 타당성 유 · 무를 심사하게 한다.

지금까지 대표적인 5가지 진료비 지불 유형을 살펴보았다. 모든 진료비 지불 유형이 각각 장단점을 지니고 있으므로 어느 특정한 한 가지 진료비 지불 유형을 바람직하다고 단언할 수는 없다. 선진국들은 한 가지 유형을 적용하는 것이 아니라, 의료체계의 특성에 따라서 상호 보완적인 관계에서 여러 유형을 동시에 적용하면서 진료비 산정에서 비롯되는 부작용을 최소화하기 위해 노력한다.

예컨대, 미국은 의원급에 행위별 수가제와 인두제를 적용하여 상호 보완적인 관계를 유지하고 있고, 병원급에는 DRG를 지불단위로 적용한다. 영국은 의원급에 인두제를 적용하면서 병원급에는 월급제와 독립채산방식을 적용하여 상호 보완적인 관계를 유지한다. 대만의 경우에는 의원급에는 총액계약제, 인두제, 포괄 수가제를 적용하고, 병원급에는 행위별 수가와 일부 포괄 수가를 적용한다.

위와 같이 여러 유형을 동시에 적용하는 것은 단점이 없는 완벽한 진료비 지불 유형이 아직은 개발되어 있지 않음을 의미한다. 진료비 지불 유형의 상호 보완적인 관계를 통해서 자국의 의료체계에 맞는 적절한 진료비 지불체계를 구축하는 것이 모든 국가들의 보건정책에 대한 미래의 과제이다.

CHAPTER 15

국제보건

1 국제보건의 본질

2 국제보건기구

3 국제보건의 나아갈 방향

4 국제보건학

5 미국의 보건행정체계

6 영국의 보건행정체계

7 독일의 보건행정체계

1. 국제보건의 본질

1) 국제보건이란?

오늘날 질환은 한 국가의 관리대상이 아니라, 전 세계의 관리대상으로서 정치적 이념 및 사상을 떠나, 국가 간 공동의 노력에 의해서 관리되어야 한다. Russel이 "국경을 벗어나지 않고는 질환에 대한 어떠한 관리나 조치가 있을 수 없다."라고 주장한 것은 오늘날 질환이 특정 국가에 의해서 관리되는 것이 아니라, 모든 국가 간의 상호공조에 의해서 관리되어야 함을 의미한다. 본격적으로 질환의 관리에 대한 국제 간 공조의 필요성이 제기된 것은 산업혁명이 영국과 유럽에서 한창 진행 중이던 19세기 중엽에 프랑스의 Pasteur가 주장한 세균설의 등장과 이후 영국의 Chadwick 등의 연구결과에서 비롯되었다. 당시 콜레라 등의 발생 원인을 오염된 물 섭취, 즉 수인성(水引性)으로 여겼지만, Chadwick 등이 사람과의 접촉에 의해서 발생된다는 세균설을 지지하면서 전염성 질환의 효율적 관리를 위한 국제 간 협력체계가 크게 부각되었다. 세균설의 등장은 보건의료 사(史)에 획기적인 사건이라 할 수 있는데 질병의 역학적인 과학화를 가져왔고, 국가 간의 공조체계에 의해서 질병관리가 이루어지는 획기적인 계기가 되었다.

산업화로 인한 교통의 발전은 세균을 전파할 수 있는 많은 사람의 이동과 접촉을 가능하게 함으로써 전염성 질환의 발생을 높이는 원인을 제공하였고, 산업혁명의 주역인 영국을 비롯해서 프랑스 등으로 하여금 국제 간 공조를 서두르게 하였다. 그 결과, 1851년, 프랑스 파리에서 전염성 질환의 연구를 위한 세계 최초의 국제보건회의(First International Sanitary Conference, Paris)가 개최되었는데 이는 국제 간 보건의료정보 및 자료교류를 위한 학술모임이라 할 수 있다. 이어, 1874년에 국제보건회의에서 각국의 보건의료정보 및 자료를 교환하고 협조하기 위한 방안으로 항구적인 국제역학조사위원회제안(Proposal for Permanent International Commission on Epidemics)에 관한 안건을 상정하여 이를 통과시킴으로써 국가 간 공조체계를 확립하는 계기가 확고히 마련되었으며, 국제보건기구의 출현을 위한 초석이 되었다.

이 같은 국가 간 공조체계를 기초로 지금껏, 국제보건에 관한 정의를 많은 학자들이 규정하고 있지만, 이 책에서는 국제보건의 정의를 "국가 간의 공조체계를 통해 모든 사람의 건강증진을 달성하기 위한 공동의 활동"이라 규정하고자 한다. 이를 좀 더 구체적으로 살펴보면, 첫 번째, 국제보건의 활동범위는 한 국가의 지리적 경계를 벗어난 세계를 대상으로 한다. 공간을 벗어나지 않고, 특정 공간 내에서 만 허용되는 보건의료는 국제보건의 범주에 포함될 수 없다.

두 번째, 전 세계가 협력하여 건강증진을 모색한다는 점에서 국가 간 상호 공동체적 성격을 지닌다.

세 번째, 국제보건의 대상은 보건의료의 원조를 제공받는 국가 및 단체 등이다. 국제보건기구에서도 공여국(donors)이 수혜국(recipients)의 인구집단 및 단체 그리고 개인을 대상으로 보건의료의 원조를 국제보건의 우선적인 과제임을 밝히고 있다.

네 번째, 의료환경의 변화에 따라서 국제보건의 목표설정은 달라지지만, 목표를 달성하기 위한 공동의 활동이 국제보건의 핵심이다.

2) 국제보건의 필요성

산업발전에 의한 교통 및 정보통신의 발달은 문명의 제공과 함께 사람들의 이동을 자유롭게 함으로써 지구촌을 형성하는 데 기여하였다. 세계인이 한 공간에서 더불어 즐겁고 행복한 삶을 살기 위해서는 무엇보다 건강한 삶의 보장이 먼저 전제되어야 한다는 점에서 아래와 같은 국제보건의 필요성이 지적된다.

(1) 전염성 질환의 예방 및 관리

전염성 질환은 불특정 다수인 또는 경계가 없는 광범위한 지역을 대상으로 매우 빠른 속도로 전파되어 순식간에 많은 인명 및 재산 피해를 가하면서 세계인의 건강을 크게 위협하므로 국가 간의 체계적인 공조체계를 형성해서 전염성 질환에 대한 선제적인 공동의 대처가 필요하다. 세계보건기구(WHO)는 전염성 질환의 관리를 위해 국가 간의 공조를 통한 협력을 강조하고 있으며, 특히 전파속도가 빠르고 인명피해가 심한 결핵 등과 같은 전염성 질환을 퇴치하기 위해 우선적인 관심을 기울이고 있다.

(2) 건강 형평성의 유지

지구촌의 모든 사람은 동등한 입장에서 건강을 향유할 권리가 있다. 건강은 재화처럼 특정인 또는 특정 국가가 편중해서 소유할 수 있는 대상이 아닌, 함께 나누는 공유의 대상이다. 하지만 각국 간의 제도적 · 경제적 편차 등으로 인해서 아프리카와 동남아시아 등은 선진국이 누리는 건강을 동등한 입장에서 향유할 수 없는 상황이다.

2015년, 1,000명당 영아사망률이 우리나라 3명, OECD 4.1명인데 반해, 케냐 510명, 우간다 343명, 에티오피아 353명으로 약 100배 이상의 불균형을 이루고 있다. 또한 2015년 북한의 경우, 약 24명으로 아프리카에 비해 양호한 편이지만 OECD에 비하면 열악한 편으로 조사되었는데 이는 선진국과 후진국 사이의 건강 불균형이 심화되고 있음을 나타낸다.

이러한 국가 간의 건강 불균형은 인류의 화합과 평화를 달성하는 데 장애요인이므로 선진국의 다각적인 지원을 통해 건강 불균형을 해소하기 위한 국제적인 협력과 원조가 필요하다. 따라서 OECD는 개발원조위원회(Development Assistance Committee, DAC)를 두어 공여국(donors)과 수혜국(recipients) 간의 원조 관계를 체계적으로 관리하고 있으며, 특히 후진국을 대상으로 보건의료분야의 공적개발원조(Official Development Assisstence, ODA)를 핵심 사업으로 설정하여 이를 가장 인도주의적인 것으로 여기고, 이를 위한 지원 규모를 지속적으로 확대하고 있다.

UN은 새천년개발목표(Millennium Development Goal)를 선포한 바 있는데 이 중 3개 목표가 후진국에 대한 보건의료분야의 지원이다. 미국은 새천년개발목표의 실현을 위해 국무성 산하에 국제개발협력국(US Agency for International Development)을 두어, 건강 불균형을 해소하기 위한 세계 최대 규모의 보건의료 원조사업을 수행하고 있다.

우리나라는 2010년 '국제개발협력기본법'을 제정하였고, 이로써 수혜국에서 원조국가로 그 지위가 전환되었다. 이후, 보건복지부 및 한국국제협력단(Korean International Cooperation Agency, KOICA) 등이 중심이 되어, 선진국들과 함께 공적개발원조(ODA)를 수행하고 있는데 원조 규모는 2011년 기준, GDP 대비 0.1%였으나, 지속적으로 후진국의 지원 규모가 확대되고 있는 추세이다.

(3) 신종질환의 관리

의학기술의 급속한 발전과 Edward Jenner의 연구 성과 등으로 인해서 천연두(Small Pox)와 같은 질환이 지구상에서 박멸되는가 하면, 국가 간 활발한 이동의 자유 및 새로운 식습관 및 생활습관 등으로 인해 과거에는 접하지 못했던 새로운 유형의 전염성 질환이 발생하여 세계인의 건강을 크게 위협하고 있다.

1981년, 최초로 의학계에 인체면역결핍 바이러스인 HIV가 보고된 후, AIDS 환자가 매년 증가 추세이고, 2001년에서 2003년까지, 중동지역에서 발생했던 SARS(중증호흡기증후군)가 2014년에 우리나라에 전파되어 세계를 긴장시킨 바 있다. 2009년에는 바이러스가 변이되어 새로운 바이러스로 진화된 신종인플루엔자A가 멕시코에서 처음 발생하여 미국 전역을 거쳐, 유럽과 아시아 대륙으로 급속히 확산된 바 있다. 최근, 우리나라의 경우는 지정학적으로 철새 도래지여서 신종 조류독감에 의한 인명피해 등이 지속적으로 발생하고 있다.

이와 같은 질환들은 항체 바이러스가 아직 개발되어 있지 않으므로 사람과의 접촉을 피하면서 신종질환에 감염되지 않도록 예방 및 관리를 위한 홍보 및 교육 등이 필수적이다. 이를 위해서는 자국의 체계적인 노력과 함께 국가 간 공조체계에 의한 노력이 필요하다. 따라서 세계보건기구는 AIDS 등의 확산방지 및 역학조사 등을 최우선의 핵심과제로 선정하여 선진국의 기술, 의료인력, 재정지원 등을 요청하고 있다. 최근에는 중동지역을 SARS 발생지역으로 지정하여, 홍보 및 예방교육 등 국가 간 체계적인 관리에 심혈을 기울이고 있는 추세이다.

2. 국제보건기구

20세기에 접어들면서 산업혁명의 성공과 함께 석탄, 석유 등 굴뚝 산업의 급격한 성장으로 인해서 매연, 폐수 등 사회경제적 위해요소가 건강을 크게 위협하자, 이에 대한 적극적인 대응 차원에서 국제보건회의 성격이 아닌 아래와 같은 국제보건기구가 출현하였다.

1) 범 미주 보건기구

1889년, 워싱턴회의에서 국제보건기구의 창설이 처음 논의되었고, 이어 1902년, 멕시코시티에서 전염병관리와 방역사업 등의 의견교환을 위해 개최된 미국국제보건회의(American International Health Conference)의 결과, 첫 국제보건기구로서 범 미주 보건기구(Pan American Health Organization, PAHO)가 창설되었다.

이 기구의 초창기 목적은 전염병 예방관리 및 방역사업 등을 위한 의견 및 자료교환 등이었고, 1924년 UN(국제연합)의 전신인 국제연맹의 산하단체였다가 WHO가 정식으로 창설되기 전인 1946년에 세계보건기구의 지역사무소로 편입되었다. 현재, 워싱턴 DC에 위치한 세계보건기구의 범 미주지역으로 분류되어 활동하고 있다.

2) 세계보건기구

세계대전의 포화 속에서도 인류의 건강에 대한 국제적인 관심이 지속된 결과, 1944년 몬트리올에서 국제보건회의가 개최되었고, 그 결과, 1948년 61개국이 참여하여 세계보건기구가 창설되었다. UN의 산하 단체기관이지만, 예산 및 인사관리, 운영 및 사업평가 등을 독자적으로 수행하는 독립된 기구이다. 현재 스위스 제네바에 본부를 두고 있으며, 동지중해 지역, 동남아시아 지역, 서태평양 지역, 범 미주 지역, 유럽 지역, 아프리카 지역을 포함한 6개 지역으로 분류하여 각각 지역사무소를 두고 있다.

2018년 기준, 회원국은 194개국이고 비회원국은 2개국이다. 우리나라는 1949년에 가입하여 필리핀의 마닐라에 위치한 서태평양 지역사무소에 속해 있고, 북한은 1973년에 가입하여 인도의 뉴델리에 위치한 동남아시아 지역사무소에 속해 있다.

1977년, 제30차 총회에서 2000년까지 '모든 사람을 위한 건강(Health for All by the Year 2000)', 1981년 34차 총회에서는 '모든 사람의 건강을 위한 세계전략(Global Strategy for Health for All)'을 각각 슬로건으로 설정했고, 현재는 '모든 곳, 모든 사람을 위한 더 나은 건강(Better Health for Everyone, Everywhere)'을 슬로건으로 설정하였다.

이러한 슬로건을 구체화시키기 위해 다음과 같은 목적과 기능을 설정하고 있다.

목적으로는 국제보건사업의 지도 및 조정, 회원국 간의 기술원조 및 장려이고, 기능으로는 국제 보건인력의 리더십 제공, 각종 보건의료와 관련된 학술 및 연구 지원, 회원국에 대한 기술지원 및 자료 제공, 전문가 파견에 의한 경험 제공 및 기술자문 활동, 보건의료와 관련된 전문교육 및 기준개발 그리고 이들의 보급 등이다.

지금까지, 국제보건사업 전반에 걸쳐 다양한 각종 활동을 수행해왔는데 주요 보건사업을 살펴보면, 결핵관리사업, 모자보건사업, 영양개선사업, 환경위생사업, 보건교육사업, 성병에이즈, 말라리아 사업 등이다. 1978년에 러시아의 알마아타에서 개최된 알마아타(Alma-Ata)선언은 국제 간 지역보건사업의 출발점이 되기도 하였다.

최근에는 에볼라를 비롯한 신종인플루엔자 예방 및 관리 사업에 심혈을 기울이고 있으며, 비전염성 질환사업도 대폭 강화하고 있다. 예를 들어, 폭력, 상해와 함께 심혈관질환, 암, 당뇨, 만성 간질환, 정신질환 등의 사업 등을 수행하고 있으며, 세계 사망자 중 약 70%가 이와 같은 질환에 기인하므로 이에 대한 선제적 대응으로서 금연, 절주, 운동 등의 생활실천을 통한 예방사업을 강화하고 있는 추세이다. 이외에도 여성에 대한 성폭력, 가정폭력 등을 주된 핵심 사업으로 선정하여 회원국들의 동참을 권장하고 있다. 이에 따라 우리나라는 폭력으로부터의 여성 및 사회적 약자의 보호를 최우선의 보건 정책적 과제로 설정하고 있다.

다양한 활동 중에서 노령인구와 관련된 보건사업이 제외되어 있음이 특이한데 이는 세계보건기구(World Health Organization, WHO)의 건강실천의 대상인 모든 사람 중에서 노인인구가 제외되었음을 의미한다. 대부분의 선진국가에서 노령인구가 급격히 증가 추세에 있고, 이러한 증가는 만성질환 등 각종 보건의료 문제를 야기하여 세계보건기구의 목표를 달성하는 데 장애가 된다는 점에서 앞으로 노령계층을 대상으로 한 활동의 영역이 확대되기를 기대한다.

현재, 우리나라는 각종 기술, 학술 그리고 재정지원 등을 하고 있다. 최근 총 분담금의 약 1%를 지불하고 있으며, 이는 회원국 중 18번째에 해당된다. 최근에는 동남아시아 국가들이 세계보건기구의 지원을 받아, 일차보건의료 및 전염성 질환 관리 등의 견학 및 기술 습득을 위한 우리나라 방문이 지속적으로 증가하고 있어, 우리가 새로운 역할을 모색해야 할 시점에 와 있다.

3) 국제아동기금

1946년, UN의 직속기구로 설립된 국제아동기금(United Nations Children's Emergency Fund, UNICEF)이 세계보건기구와 함께 후진국 어린이들을 대상으로 질병 예방 및 치료, 의약품 공급, BCG 접종 등을 실시해 왔고, 산모와 유아의 건강 보호, 의료인력의 훈련, 보건관련 프로그램 개발 등을 중점적으로 실시해 왔다. 그 결과, 열대성 전염병의 퇴치 및 유아사망률의 감소 등 아동의 건강증진과 삶의 질 향상에 기여해 왔다.

국제아동기금은 해당 당사국에 연락사무소를 두어 그 활동을 전개하고 있는데 우리나라는 1994년에 연락사무소 격인 국제아동기금 한국위원회를 설립하였다. 우리나라는 1948부터 1993년까지 국제아동기금의 지원을 받는 수혜국의 입장이었으나, 1994년부터는 국내에 한국위원회가 설립되어, 공여국의 역할을 수행하고 있으며, 2017년 국내 모금이 총 1,500억 가량으로, 이 중 75%를 뉴욕 본부에 송금하고 있다.

4) 기타

국제보건기구가 아닌 단독기관 또는 단체 및 개인이 각자 보건의료사업을 수행하기도 하는데 기관의 유형은 공적 기구와 비 공적 기구인 NGO로 분류된다. 첫 번째, 공적 기구는 공여 국가가 자체적으로 원조를 위한 부서를 신설하거나 담당부서를 지정한 형태이다. 미국의 경우, 국무성 산하에 국제개발협력국(US Agency for International Development)을 두어, 여러 부서의 보건의료사업을 통합하여 이를 체계적으로 관리하고 있다. 우리나라는 보건복지부, 한국국제협력기구(KOICA) 등이 국제보건의료사업을 수행하고 있으나, 미국처럼 이를 통합해서 관리하는 통제기구(control tower)가 없어 체계적인 업무수행이 현실적으로 어렵다.

두 번째, 비공적 기구인 NGO는 민간단체로서 국제보건사업에 기여하고 있다. UN헌장 17조에 UN은 NGO를 둘 수 있도록 규정하고 있는데 이는 전 세계 시민들의 여론과 욕구를 반영하기 위한 것이다. 2015년 기준, 약 700여 개 이상의 단체가 UN에 등록되어 활발히 활동하고 있으며, 이 중 환경 보건활동이 가장 활발하다.

또한, UN에 미등록 상태에서 각국은 의료인력의 자발적인 참여를 통해 자체적으로 보건의료조사 및 지원 사업 등을 수행하고 있으며, 우리나라는 메디피스(Medi Peace) 등이 아프리카, 몽골 등을 대상으로 의료 활동을 하고 있다.

3. 국제보건의 나아갈 방향

국제보건은 미래의 보건의료 환경에 적응하면서 세계인의 건강증진에 기여할 수 있는 다각적인 접근을 모색해야 한다. 그동안 국제보건의 관심대상이 주로 전염성 질환 등에 노출되어 있는 후진국이었으나, 비만 및 노령인구의 증가, 자살 및 교통사고의 증가는 대체로 선진국에 해당되므로 앞으로 이들이 새로운 국제보건의 영역으로 설정되어야 한다.

1) 비만의 예방 및 관리

비만은 당뇨, 고혈압, 심혈관질환 등 다양한 유형의 선진국형 질환의 주요 원인이다. 특히 아동의 경우, 지방세포의 수가 증가하면, 시간의 경과와 함께 크기도 증가하므로 성인 비만으로 발전할 가능성이 높아 비만의 사전 관리가 중요하다. 비만은 생활 패턴과 음식문화에서 비롯된다. 어린이의 경우에 게임 및 공부 등의 몰입에서 비롯되는 운동 부족, 성인의 경우에 작업수행 등의 몰입에서 비롯되는 운동 부족 그리고 핵가족화로 인한 패스트푸드의 선호 등은 대표적인 비만의 원인이다. 따라서 지금까지는 이러한 원인을 제거하기 위한 홍보 및 교육 등이 미진했지만, 앞으로는 국제보건의 방향전환을 통해서 이를 확산시켜야 한다.

2) 노령인구에 대한 관심

노령화는 만성질환을 비롯한 각종 질환을 야기할 뿐만 아니라, 자살, 빈곤 등 여러 사회적 문제를 야기함으로써 삶의 질에 영향을 미친다. 우리나라를 포함한 선진국들의 노령화가 빠르게 진행되고 있는 점을 감안하면, 국가 간 공조체계를 통해 노령인구의 건강증진에 필요한 정보 및 자료 등을 수집, 분석하고 이를 공동으로 활용할 시점에 와있다.

3) 자살 및 교통사고의 예방 및 관리

국제보건이 그동안 질병의 예방 및 관리 사업을 강조했다면, 앞으로는 세계인을 대상으로 각자의 생명에 대한 소중함을 인식시키고 확인시켜 줄 수 있는 개인의 내적 강화에 주력해야 한다.

2105년 기준, OECD의 10만 명 당 자살률은 12명, 우리나라는 29.5명으로 스스로 생명을 포기하는 비율이 심각한 수준이다. 후진국보다는 선진국이 월등히 자살률이 높은데 이는 생명 및 건강의 소중함에 대한 선진국의 인식이 낮다는 것을 의미하므로 생명의 소중함을 일깨우는 체계적인 노력이 국제 간 공조를 통해서 이루어져야 한다.

자살과 함께 교통사고가 선진국의 또 다른 생명을 위협하는 변수가 되고 있다. 세계는 지금 자동차산업의 발전으로 인해서 교통사고로 인한 사고가 증가하고 있는데 2015년 기준, 10만 명당 세계 평균 18명, 우리나라 16명, 미국 14명으로 심각한 수준이어서 국제 간 안전수칙에 대한 교육 및 홍보 등이 체계적으로 이루어질 수 있도록 국제보건의 새로운 영역 설정과 노력이 기대된다.

4. 국제보건학

1) 국제보건학이란?

앞서 설명한 국제보건을 국가 간의 공조체계를 통해 인류의 건강증진을 달성하기 위한 협업(協業)으로 이해한다면, 각국의 보건의료제도 및 정책, 보건의료에 대한 가치관 및 문화 등의 상호 비교를 통해 비교론적 차원에서 각국 간의 보건의료 현상 등을 살펴볼 수 있는 국제보건학의 이해가 필요하다.

보건의료의 상호비교가 없이는 효율적으로 국가 간의 공조체계가 형성될 수 없다는 점에서 국제보건과 국제보건학은 상호 불가분의 관계에 있다. 각국마다 경제 및 교육수준, 문화적 특성 등이 모두 다르고, 보건의료에 대한 가치관 및 신념 등이 다르므로 각국마다 보건의료의 특성이 다르다. 따라서 획일적으로 국제보건학이 무엇인가를 정의하기란 어려우나 본 도서에서는 보편적인 각국의 보건의료의 특성을 감안하여, 국제보건학의 정의를 "국가 간의 보건의료의 비교를 통해서 보건의료의 효율적 관리 방안을 모색하기 위한 과정"으로 규정하고자 한다.

이를 좀 더 살펴보면 첫 번째, 비교대상은 보건의료와 관련된 모든 요인이 해당된다. 보건의료제도, 보건정책 및 기획, 소득 수준, 교육 수준, 인구구조, 사망률, 유병률, 이환율, 건강지수 등 보건의료와 관련된 각종 자료 및 정보 등이고, 보건의료와 관련된 가치관, 신념 그리고 문화 등도 이에 해당된다. 두 번째, 각국의 상호 비교를 통해 국가 간 기존에 경험했던 사실들을 상호 학습해 가는 경험적 과정으로서 이는 보건의료의 효율적 관리에 기여한다. 비교가 자칫 모방으로 비칠 수 있으나 비교는 모방과는 다른 측면에서 이해해야 한다. 비교를 통해 새로운 환경을 이해하고 새로운 정보를 습득함으로써 자국의 보건의료체계의 변화를 유연하게 미래지향적으로 이끌고, 국민의 삶의 질을 변화에 맞게 조정시킬 수 있다는 점에서 비교에 대한 의의를 엿볼 수 있다.

보건의료의 비교가 정보 및 통신산업 등의 발전으로 인해서 과거와는 달리 매우 용이해졌는데 만약, 국가 간 상호 비교에 무관심하다면, 국제정세에 부응하는 보건의료의 발전은 기대할 수 없고, 국가 간 경쟁에서 살아남을 수 없음은 자명하다.

2) 국제보건학의 중요성

오늘날, 세계적인 보건환경의 변화 중 하나는 세계인의 건강증진을 달성하기 위한 국제적인 노력이 과거의 냉전 시대를 지배했던 정치적인 이념 및 사상을 대체하고 있다는 것이다. 특히, 1978년, 알마아타선언을 계기로 각국의 보건의료에 관한 국제적인 관심이 증가하고 있어 아래와 같은 국제보건학의 중요성이 강조되고 있다.

(1) 건강정보의 공유

각국의 보건의료와 관련된 각종 정보, 예를 들어, 조사망률, 이환율, 모성사망률, 영아사망률, 건강수명, 공기 및 수질오염, 전염성 질환의 발생빈도 및 관리 수준 등을 비교하고, 이를 상호 공유하는 것은 국제보건의 효율적 관리를 위한 기초자료로서 매우 중요하다.

2004년, 우리나라에서 유행했던 SARS(중증호흡기질환군)가 국민들의 건강을 위협한 것은 그동안 우리나라가 질환의 발생지였던 사우디아라비아 등 중동 지역과의 보건의료에 관한 상호연구 및 정보교류가 없었기 때문이었다. 평소에 상호연구가 체계적으로 이루어지고, 충분한 건강정보를 교류하고 있었다면, 사전에 질환을 충분히 예방하고, 이에 대한 대처를 신속히 마련할 수 있었을 것이다.

(2) 제도설치 등의 촉진제

자국민의 건강을 보장 · 증진하기 위해서는 자국의 노력에 의한 보건정책 및 제도의 수립이 필요하지만, 상황에 따라서는 비교 대상국의 보건제도 및 정책 등을 참고하여 이를 자국에 그대로 적용하거나 자국의 실정에 맞게 변형하여 적용함으로써 정책의 실패 확률을 낮추고 경제적 효율성을 높일 수 있다.

우리나라는 그동안, 일본과의 보건의료에 관한 학문적 비교 및 교류가 다른 나라에 비해 활발하게 이루어져, 일본과의 보건의료정보를 상당 부분 공유하게 되었다. 그 결과, 우리나라가 건강보험 등을 비롯해서 각종 사회복지정책 등을 수립하는 과정에서 일본과의 비교론적 결과물 등이 상당한 영향을 미쳤다.

(3) 보건의료의 장단점 비교

비교 대상국의 보건의료의 장점을 분석하여 이를 자국의 보건의료에 적용하고, 단점을 분석하여 이를 자국의 보건의료정책 및 사업 등의 수립과정에 교훈으로 삼는 것은 보건의료 비교의 핵심이다.

(4) 선(先)학습, 선(先)경험 효과

보건의료제도 및 정책 등은 환경의 변화 등에 따라서 처음 의도와는 다른 현상을 나타내게 됨으로써 여러 문제점을 야기할 수 있고, 이를 해결하는 데 많은 시간과 노력이 요구된다.

보건의료에서 비롯되는 문제들은 정치적 · 사회적으로 매우 민감하고, 그 심각성이 높아 조속히 해결되지 않으면, 정치적으로 타격을 받을 수 있어 즉각적이고 다양한 측면에서 문제해결에 대한 접근이 이루어져야 하는데, 그중 효과적인 접근방식의 하나가 국가 간 비교이다.

보건의료는 여러 상황과 접하게 된다. 우호적인 상황도 접하지만, 사회적인 저항, 의료인 단체 등 이해관계자의 저항, 여론의 비판 등을 비롯하여 인적 · 물적 자원의 부족 등과 같이 비우호적인 상황에 봉착함으로써 문제가 야기되는 경우가 있다. 이런 비우호적인 모든 상황을 경험 없이 처음 접하면서 합리적인 해결방안을 모색하려는 시도는 현실적으로 어렵기 때문에 상호 비교행위가 필요하다. 따라서 비교 대상국이 이미 특정한 동질성의 문제를 해결하는 데 경험한 선(先)학습, 선(先)경험 효과를 비교를 통해서 체험하는 것은 문제해결에 있어 매우 효과적이다. 비교 대상국에서 문제해결을 위해 사용되었던 재원, 지식, 기술 및 여론 등의 활용 방안을 습득하고 이해한다면, 자국에서 발생한 문제를 해결하는 데 이를 적용할 수 있어 문제해결과정에서 시간적 · 경제적인 효과를 기대할 수 있다.

(5) 변혁을 위한 자극

보건의료 비교는 새로운 환경의 변화에 적응하기 위한 원동력을 제공하는 원천으로서 특히 비교 대상국이 의료선진국이라면, 비교는 보건의료의 변혁을 위한 자극이 된다. 변혁의 대상은 전염성 질환의 관리, 의료욕구의 충족, 의료체계의 효율적 관리, 의료비의 효율적 통제 등에 이르기까지 광범위한 영역에 걸친다.

5. 미국의 보건행정체계

1) 의료보장의 역사

미국의 보건의료체계는 사적 지배에 의해 형성, 발전되면서 다른 나라와 비교할 때 독특한 특징을 나타내고 있다. 20세기 이전까지는 사적 측면에서 보건의료를 접하고 이해함으로써 의료시장에 공적 기관의 개입을 가능하면 배제한 채 보건의료 현상을 이해하려 하였다. 하지만 1930년대 경제 대공황이 발생하면서 위정자(爲政者)들은 의료시장에도 정부의 개입이 필요함을 인식하였고, 더욱이, 이 당시 독일에서 시행되고 있던 공공 의료보장의 성공을 정치권에서 목격하면서 사적 지배에서 오는 보건의료의 부작용을 인식하게 되었다.

이에 1935년에 Roosevelt 대통령은 '사회보장법(Social Security Act, SSA)'을 제정하였고, 이로써 보건의료 분야에 공적 개입이 이루어지는 역사적인 계기가 마련되었다. 초기의 사회보장법은 기대와는 달리, 복지 분야에는 공적 개입을 부분적으로 허용하였으나, 의료보장에 대한 공적 개입은 불허하였다. 1960년대 접어들면서, 비로소 개정을 통해 본격적으로 공적 개입을 허용하기 시작한 점은 미국의 보건의료에 대한 강한 사적 책임의 흔적을 엿볼 수 있다. 오늘날에도 민주당을 중심으로 공적 보건의료를 강조하고는 있지만, 여전히 사적 지배가 우세하다. 이러한 사적 지배는 보건의료의 독특한 현상을 야기하면서, 미국만의 특징적인 보건의료체계를 형성하고 있다. 의료기관의 사유화, 의료의 자율성 보장, 의료기관의 투자확대 및 상호 경쟁의 심화, 첨단 의학연구 및 시설, 장비 등의 집중개발 그리고 민간보험이 지배적인 것은 모두 사적 지배의 영향이다.

2) 보건의료자원

보건의료의 사적 지배로 인해서 다른 나라와는 차별되는 보건의료자원의 특징을 엿 볼 수 있는데 의료인력(의사, 간호사), 첨단장비(CT, MRI), 총 병상 수를 기준으로 보건의료자원의 현황을 살펴보고자 한다.

(1) 의료인력

미국의 의대는 2019년 기준, 총 125개로 절반 정도가 주 정부의 재정적인 지원을 받고 있으며, 의학전문대학원으로 구성되어 있다. 4년 과정의 대학을 졸업한 후, 소정의 시험을 거쳐 의학전문대학원에 입학하여 4년의 의과 과정을 이수하고 전문의 자격을 취득하기까지 보통 12년 정도 소요되는데 스웨덴 등 유럽국가에 비해 다소 긴 시간이 소요된다.

2015년 기준, 1,000명당 임상 의사 수는 2.6명으로 OECD 3.2명 보다 낮은 수준으로 우리나라의 2.2명과 비슷하다. 2015년 기준, 의대 졸업자 수는 100,000명당 7.3명으로 OECD 평균 11.2명보다 낮고, 우리나라의 8명, 일본의 6명과 비슷한 수준이다.

유럽 및 OECD 평균보다 미국의 임상 의사 수가 적은 것은 의료인의 자율성 보장에서 비롯된다. 캐나다, 영국 등은 의료인 집단을 적절히 통제할 수 있는 공적 관리체계가 유지되고 있어, 필요에 따라서 정부의 주도로 의사 수를 증감시킬 수 있으므로 의사 수를 늘리는 데 있어 의료인 단체의 저항이 사전에 완화될 수 있다. 반면, 의료인의 자율성을 보장하고 있는 미국, 일본, 우리나라

등은 의료인 집단을 통제할 수 있는 체계가 미흡하거나 확보되어 있지 않아, 정부 주도로 의료인력을 증감시킬 수 있는 기회가 적어, 의료공급이 의료인 단체에 의해 결정되는 경향이 있어, 의사의 수가 평균 이하를 유지하는 경향을 보인다.

(2) 첨단장비

미국은 첨단장비 등을 부가가치를 창출할 수 있는 항목으로 분류하여, 이를 연구 · 개발하는 데 많은 인력과 예산을 투입하고 있으며, 특히 일본, 우리나라를 대상으로 이를 수출하고 있다.

2015년 기준, 미국의 MRI(자기공명영상)의 보유대수는 백만 명당 35.5대로서, OECD의 평균보유대수 14.3대, 영국 4.3대, 캐나다의 8.8대, 우리나라의 24.5대 보다 훨씬 높은 수준이지만, 일본의 46.9대보다는 낮은 수준이다. 동년 기준, CT의 보유대수는 백만 명당 43.5대로서, OECD 평균 보유대수 24.8대, 영국 7.9대 캐나다의 13.7대, 우리나라의 37.7대보다 높은 수준이고, 일본의 101.3대보다는 낮은 수준이다.

미국을 비롯한 일본, 우리나라의 첨단장비 보유대수가 높고, 영국 등이 낮은 이유는 진료비 지불과 정부의 보건의료 통제 수준에서 비롯된다. 미국의 진료비 지불 유형을 지향하고 있는 일본, 우리나라는 의료행위의 자율성이 보장된 행위별 수가를 적용하고 있으며, 정부의 통제도 완화되어 있어, 첨단장비의 도입 및 설치가 임의적이다.

반면, 영국의 경우에는 인두제를 비롯해서 공급에 대한 의료행위의 자율성이 상당 부분 제한된 진료비 지불 유형을 적용하고 있어, 정부의 의료기관에 대한 통제가 심하여 자유로운 의사결정에 의한 첨단장비의 도입 및 설치가 사실상 어렵다.

(3) 총 병상 수

2015년 기준, 1,000명당 병상 수는 2.9병상으로서 OECD의 평균 병상 수 4.3병상보다 낮고, 우리나라의 11.0병상, 일본의 13.3병상보다 훨씬 낮은 수준이며, 캐나다의 2.7병상, 영국의 2.8병상과 비슷한 수준이다.

3) 보건행정의 기능

전통적으로 미국의 보건행정은 연방정부, 주 정부, 지방자치단체 차원에서 각각 이루어지고 있으며, 그 체계를 각기 달리하면서 역사적으로 연방정부보다 주 정부가 중심이 되어 보건행정을 주도하고 있다. 보건의료에 대해서 연방헌법은 명확히 규정하고 있지는 않지만, 권리장전(The Bill of Rights)이라 불리는 헌법 수정조항(1~10조)에서 연방정부의 권한을 제한하고 있으며, 수정조항 10조에서는 연방정부에 권한이 위임되지 아니했거나 특별히 주 정부에 금지되지 아니한 권한은 주 정부나 개인에게 속함을 규정하고 있는 것으로 보아 보건의료에 관한 주 정부의 기능이나 권한이 연방정부보다 상위에 있음을 알 수 있다.

보건행정의 역사적인 변천 과정을 보면, 연방정부, 주 정부, 지방자치단체에 대한 기능의 중요성이 정치적 상황, 정책 등에 따라 변화를 거듭하고 있음을 알 수 있다(**표 15-1**).

미국의 건국 초기에 해당하는 1800년대에는 아직 완전한 정부의 형태가 갖추어지지 않은 결과, 시 · 군 단위의 지방자치 차원의 보건행정이 중심이었으나, 1900년대 접어들면서 연방정부의 형태가 서서히 갖춰지면서 연방기능이 확대되었다. 1960~1970년대는 연방정부, 주 정부, 지방자치단체 모두 그 중요성이 강조되었는데 그 이유는 공공의료보장, 노인의료보장, 환경보건, 장기요양, AIDS 등 보건정책 및 프로그램 등을 개발함에 있어 상호 긴밀한 협조가 절대적으로 필요했기 때

표 15-1 각 정부기능의 중요성에 대한 변천

시기 \ 분류	연방정부	주 정부	지방자치단체
~1850		★★	★★★★
1850~1925	★	★★★	★★
1925~1950	★★★★	★	★
1950~1980	★★	★★	★★
1980~1990	★	★★★★	★
1990~2017	★★★	★★	★★

※ ★ = 미미하다, ★★ = 보통이다, ★★★ = 중요하다, ★★★★ = 매우 중요하다

문이었다.

1980년대 이후에는 공화당 정부의 보건의료정책의 축소로 말미암아, 연방정부의 기능이 상당 부분 주 정부에 위임됨으로써 연방정부의 기능이 축소되는 반면, 주 정부의 기능은 확대되었다.

2000년대 접어들면서, 민주당 소속의 Clinton과 Obama가 연이어 집권하면서, 노령계층 및 저소득계층 등 사회적 · 경제적 약자를 위한 의료보장 확대정책이 일관되게 유지되었다. 그 결과, 연방정부의 기능이 확대되는 추세를 보이다가, 2017년, 공화당의 Trump 행정부가 구성되면서 연방정부의 기능을 약화시킬 목적으로 이전 민주당의 보건정책의 확대를 부정하고 있어, 향후 공화당의 재집권 여부와 함께 보건행정의 주도권이 어디로 향할지가 관심의 대상이다. 위의 사실을 기초로 연방정부, 주정부, 지방자치단체에 의해 시행되는 보건행정의 구체적인 기능을 아래에서 살펴보고자 한다.

(1) 연방정부

헌법 전문을 통해 연방정부의 권력을 이해할 수 있다. 전문은 각 주, 지방자치단체의 권력과 힘은 연방정부의 권력으로 이어지는 연방체계임을 명시하고 있는데 이는 연방정부가 각 지역을 통합하여 보건의료를 수행하는 주체임을 의미한다. 역사적으로 연방정부는 전국적 단위에서 필요로 하는 지원 사업 및 보건사업, 주 사이의 이해관계 조정 등에 관한 기능을 수행해왔는데 대표적인 기능 수행은 다음과 같다.

- 지식개발, 정보 및 자료수집, 연구조사 등의 결과를 전국에 보급
- 전국적인 보건목표 및 우선순위 설정과 각주 또는 전국적인 보건 이슈에 관한 토론 및 학술 장려
- 각 주 및 지방자치단체가 보건목표를 달성하는 데 필요한 기술 및 지식지원
- 주 정부의 능력, 특히 최소한의 적절한 보건의료서비스 제공을 위한 능력의 강화 그리고 보건목표를 달성하는 데 필요한 재정 지원
- AIDS 등 전국으로 확산될 수 있는 전염성 질환, 주 경계의 보건 환경 활동, 의약품 조사 등에 관한 활동 및 서비스 강화 등이다.

(2) 주 정부

주 정부는 연방정부와 독립된 상태에서 지방자치단체를 통제하면서 주 경계 안에서 보건의료사업을 수행하는 주체인데 대표적인 기능은 다음과 같다.

- 주 경계 안에서 수집된 정보를 토대로 주차원의 보건의료 욕구의 평가
- 주 경계 안에서 보건활동을 위한 적절한 보건 관련 입법 보장
- 주 정부가 추구하는 보건목표설정 및 적절한 수준에서 지방자치단체에게 권한을 위임하고 그들에게 책임을 유지하게 함
- 보건의료서비스의 개발 및 유지를 위한 주 차원의 적절하고 조직화된 노력 보장
- 지방자치단체를 위한 최소한의 보건의료서비스의 보증
- 지방자치단체를 지원. 특히, 지역 간 재정수입의 편차가 있는 경우 또는 특별한 프로그램을 관리하는 경우에 경제적 지원, 인력지원 및 직접적인 활동 지원 등이다.

(3) 지방자치단체

지방자치단체는 주 정부의 지휘 및 감독하에 자율적 기능을 통해 지역과 지역주민과의 밀접한 관계를 유지 · 형성하면서 실질적인 보건기능을 수행하고 있는데 대표적인 기능은 다음과 같다.

- 지역보건욕구의 평가, 지역보건사업의 모니터링 및 감시 그리고 지역보건문제 등을 해결할 수 있는 자원의 평가 및 확보
- 공공자원의 적절한 분배 및 지역 욕구에 맞는 정책개발 및 리더십 확립
- 지역주민들의 보건의료서비스의 접근성 향상을 위한 양질의 보건의료서비스 보장 등이다.

4) 보건행정기구

보건행정기구의 역사는 미국의 건국역사와 함께 하는데 역사적으로 보건행정의 시작은 시(City), 군(County), 읍, 면(Rural Area) 단위의 작은 지역이었고, 이어 주, 연방 차원으로 이어졌다. 다음은 지방자치단체, 주, 연방 차원의 보건행정을 담당하는 기구에 관한 설명을 통해 미국 의료체계의 본질을 이해하고자 한다.

(1) 지역보건국

미국 역사상 처음 보건위원회(Board of Health)를 강화, 이를 개편하여 지역보건국(Local Health Department)을 설립한 곳은 1798년 발티모어이다. 이후, 19세기 초중반에 케임브리지, 필라델피아, 뉴욕, 시카고 등 동부지역을 중심으로 보건위원회가 결성되었다. 당시 보건위원회는 필요시 지역주민들이 모여 보건 활동을 논의하고 집행하는 임시적 성격의 비상설 기구였다.

하지만 동부에서 서부로 영토 확장이 본격화되면서 점차 이민자들이 급속하게 증가하였고, 이로 인해 심각한 비위생적인 주거환경, 거리 오염, 상하수도 오염, 축사 오염 등이 건강을 크게 위협하게 이르자, 보건위원회를 대체할 만한 제도적 장치에 대한 여론이 확산되었고, 이에 전일제 근무자를 선발하여 보건국의 설립을 촉진하는 계기가 되었다.

2015년 기준, 시(City) 및 군(County) 단위에 걸쳐 약 3,250여 개의 지역보건국이 활동하고 있으며, 그 활동의 범위, 내용, 책임 등은 다양하다. 주기적으로 보건위원회가 보건국의 활동을 심의 및 평가하여 보건국의 활동을 추가하거나 삭제하는 등의 조정작업을 주도하는데 이는 보건위원회가 지역의 보건여론을 수집하여 이를 보건행정에 반영함을 의미하는 것으로 지역에서 보건위원회의 위상을 엿볼 수 있다.

주 정부는 원칙적으로 시, 군, 읍 단위에 한곳의 지역보건국을 설치하도록 권고하고 있지만, 예산 및 인력, 지역적인 선정 등 문제 등으로 인해 지역적인 편차가 크다. 델라웨어, 하와이, 벌몬 주 등은 공식적으로 한곳의 지역보건국도 없지만, 네바다 주는 2곳, 뉴멕시코 주는 3곳, 매사추세츠 주는 360여 곳, 조지아 주는 160여 곳, 펜실베이니아 주는 255여 곳으로 지역적인 편차가 심하고, 관리형태도 다양하다. 플로리다 주, 뉴멕시코, 버지니아 주 등은 집권형, 애리조나 주, 아이오와 주 등은 분권형, 조지아 주, 오하이오 주, 켄터키 주 등은 공유형 그리고 캘리포니아 주, 미시간 주, 일리노이 주 등은 혼합형에 해당된다.

지역보건국은 지역에 따라 다소의 차이는 있지만, 다음의 요건을 갖추어야 함을 규정하고 있다.

- 정해진 영역 안에서 한 명 이상의 전문 의료인력을 전일제 근무로 채용해야 하며, 보건활동에 필요한 필수적인 시절 및 장비를 갖춘다.
- 보건사업의 수행에 소요되는 예산을 편성하여, 이를 식별할 수 있는 지출내역을 가지고 있어야 한다.
- 정치적으로 다툼이 없는 명확한 지리적 영역의 설정이 있어야 한다.
- 주 정부와 다툼의 여지가 없는 적절한 보건의료서비스를 지속적으로 전달해야 한다.

또한 지역보건국은 지역주민의 건강 편익을 위해 다음과 같은 점을 행동지침으로 설정하고 있다.

- 주기적인 임산부 체크, 선택된 검진 등을 통해서 심각한 보건문제를 예방하고 발견하는 데 필요한 서비스를 제공한다.
- 지역의 보건문제 및 상태를 점검하는 과정에 깊게 관여한다.
- 지역주민에게 위험을 알리고 교육함으로써 지역의 위험에 대한 노출을 줄인다.
- 보건의료서비스의 접근이 어려운 지역주민들을 위해서 보건의료접근의 향상을 정책의 우선순위로 정한다.
- 보건의료의 사회경제적 영향을 고려하여, 주 및 연방과 관련된 기구와의 협조체계를 구축한다.

(2) 주 보건국

주 보건국(State Health Department)은 지역보건국보다는 다소 늦게 활동이 시작되었다. 1855년에 루이지애나를 중심으로 황열 등의 전염성 질환이 지속적으로 발생하면서, 이를 예방 · 관리하기 위해 뉴올리언스 항구를 격리할 목적으로 주 보건위원회(State Board of Health)가 설립되었는데 이를 첫 주 보건국의 시작으로 여길 수 있으나, 실제는 1869년 매사추세츠주에서 설립한 주 보건위원회를 주 보건국의 시작으로 본다.

당시, 매사추세츠 주 보건위원회는 질환의 역학적인 원인을 추적, 조사해야 함을 강조했고, 그리고 주거환경 및 축사 등의 위생, 빈곤계층의 위생, 독극물의 판매에 대한 전문적인 교육 등을 실시하였다. 또한 지역보건국에 지역주민의 사망 원인 및 수 등을 지속적으로 파악하여 이를 보고하게 함으로써, 이를 통해 지역보건국의 의무나 책임을 확인, 주지시킨 걸로 보아 오늘날의 주 보건국의 실체와 크게 다를 바가 없다. 대부분의 주가 정신질환의 케어를 당시의 과학적인 임상 부족과 의약품의 미개발 등으로 인해서 공중보건의 범위로 포함시키지 않았으나, 매사추세츠 주는 정신질환의 케어를 사적 치료기관이 등장하기 전까지 공중보건의 영역에 포함시켜 주된 치료자 역할을 수행함으로써 다른 주와 차이를 보였다.

매사추세츠 주에 이어 본격적인 주 보건국의 활동은 1870년 캘리포니아 주에서 시작되었고, 19세기 말까지 38개 다른 주들이 연이어 주 보건국을 설립하였다. 20세기 초까지는 모든 주들이 주 보건국을 설립하여 지역보건국을 통제하면서 오늘날 보건행정을 이끌고 있다.

전문가들은 과거와는 달리 오늘날의 주 보건국은 갈등과 한계에 직면해 있으며, 지역주민들과의 근접성이 부족하고, 연방정부의 재정적인 지원에 대한 통제에 대응하는 대처능력이 부족하다고 지적하고 있으나, 이러한 지적 모두가 사실에 기초하고 있지 않다. 아직도, 주 보건국은 충분히 방대하고, 모든 이익집단을 매료시키고 있는 것이 사실이다. 연방 보건활동이 제한적일 때, 대부분의 주 보건국들은 그들 자신의 목표를 개발했으며, 보건실험, 위생기술, 시 · 군지역의 보건사업망 구축 등의 개발에 있어 중요한 역할을 수행했음은 주지의 사실이다.

Clarke는 주 보건국의 활동영역은 다양하고, 주 지역에서의 거의 모든 보건의료전달이 주 보건국에 의해서 이루어지고 있음을 강조하고 있으며, 주 보건기구의 사업이 연방 보건기구에 의해서 수용되는 경우를 지적하고 있기도 하다. 예를 들어, 직업보건, 모자보건, 의료소외계층의 공공병원 이용, 학생들의 면역 예방, 암 및 심혈관질환의 조기 발견 및 진단 등에 관한 프로그램 등이 모두 주에서 기원되었고, 이후에 연방정책으로 발전되었음을 지적하고 있다. 더욱이, 최근에는 주의 보건기능이 대폭 강화되고 있는 추세여서 주 보건국의 영향력은 보다 강화될 것으로 보인다.

주가 현재 안고 있는 보건문제, 즉 정신질환, 의료비와 화학물질의 통제, 긴급의료서비스 등을 효율적으로 해결하기 위하여 주 보건국은 주 보건기구(State

Health Agency)와의 협력체계를 강조하고 있다. 최근에 보건문제를 효율적으로 해결하기 위해 주보건기구와 유기적인 협력관계를 형성하여 하나의 우산아래에서 그 기능을 발휘하고 있다는 점에서 주 보건기구를 우산기구(Umbrella Agency)라고 명칭하고 있다.

사회서비스조직 및 아동기구, 알코올 등 물질남용관리기구, 농업 및 자원기구, 산업개발기구, 환경보호기구, 보건교육기구, 주 경찰 그리고 암 관리 기구 등이 대표적인 주 보건기구로서 보건국과 연계체계를 구축하여 보건활동을 전개하고 있다.

한 주에 대략 공식, 비공식적인 30여 개 가량의 다양한 보건기구가 공중보건 활동에 참여하고 있으며 책임을 공유하고 있다. 하지만 기능적인 협력보다는 행정 관리적인 협력에 치우쳐 있다는 비판이 제기되고 있어, 우선 기능적인 측면의 공조관계를 형성하여, 우산기구로서의 기능이 확대되어야 할 것이다.

주 보건위원회의 역할과 기능은 지역보건위원회에 비하면 상대적으로 미약하다. 1970년대 초반 이후, 약 40여 개 주에서 주법(州法)에 근거하여 주 보건위원회가 설립되었고, 주법(州法)에 의해서 구성원들도 전일제 의사와 전문 인력으로 선발되었으나, 위원회의 위원들이 주지사(Governor)의 지명에 의해서 선출되었다는 점에 한계가 있다. 주 정부에 의해서 선출된 위원은 객관적인 기준에 의해서 정책을 입안, 평가하고 비판하기보다는 주지사의 정치적인 관심의 틀 속에서 활동하는 경향이 있다. 이런 점에서 앨라배마, 사우스캐롤라이나, 미시시피 3개 주는 주 의사협회에서 위원선출을 하고 있으나, 이 또한 한쪽으로 기울어져 객관성의 유지가 어려워 여전히 한계를 드러내고 있다. 현재 보건위원회를 운영하고 있는 주는 30여개 주에 이를 정도로 보건위원회의 위상이나 기능이 제한적이다.

(3) 보건인간서비스성

1939년, 연방안전기구(Federal Security Agency)가 설립되면서 여러 중앙부서의 보건관련 사업을 이 기구가 이관받아 연방차원의 보건활동이 본격화되기 시작했는데 대표적으로 노동성의 사회 및 재화 서비스, 농업성의 식의약품, 상업성의 보건통계, 내무성의 인디언의 보건 및 의료서비스 기능 등이 위임되었다.

1953년에 Eisenhower 대통령은 행정의 효율성 극대화를 위한 행정부의 개편에 따라서 연방 안전기구를 보건, 교육, 복지성(Department of Health, Education, and Welfare)으로 개편하였고, 이어 행정부의 중복적인 업무와 비효율적인 측면을 고려하여, 1979년에 교육을 분리시켜 오늘날의 최고 중앙행정부서인 보건인간서비스성(Department of Health and Human Services, DHHS)이 출범하였다.

그림 15-1에서 처럼, 보건인간서비스성은 공중보건서비스를 포함하여 크게 5가지 분야로 나누어 그 기능을 수행하고 있다. 중앙행정기구의 이해를 돕기 위해 공중보건서비스를 분리시켜 살펴보면, **그림 15-2**에서 처럼, 장관을 보좌하는 차관이 보건차관과 공중보건차관 두 명임을 알 수 있는데, 공중보건차관은 의무감(Surgon General)에 의해서 수행된다. 처음에는 보건차관 직책이 없었으나, Jonson 대통령 시절에 의무감이 대통령의 정책개발에 방해가 되고 있음을 정치적으로 판단하여, 보건차관 직책을 새로이 하나 더 만들었고, 이로써 보건과 공중보건을 분리시켜 각각 두 차관을 두게 되었다.

공중보건서비스 행정은 **그림 15-2**에서 처럼, 5가지 분야로 분류하여 그 기능이 수행되고 있는데 식 · 의약 행정, 질병관리본부, 알코올 및 의약품 남용, 정신건강, 유독성 물질 및 질병 등록 그리고 보건자원 관리이다. 각 분야는 각

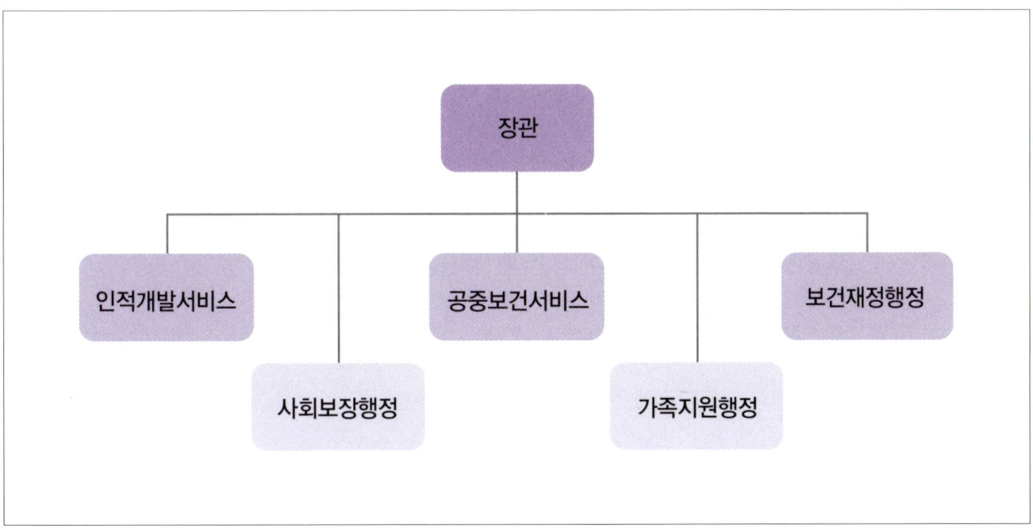

그림 15-1 | 보건인간서비스성(DHHS)의 행정체계

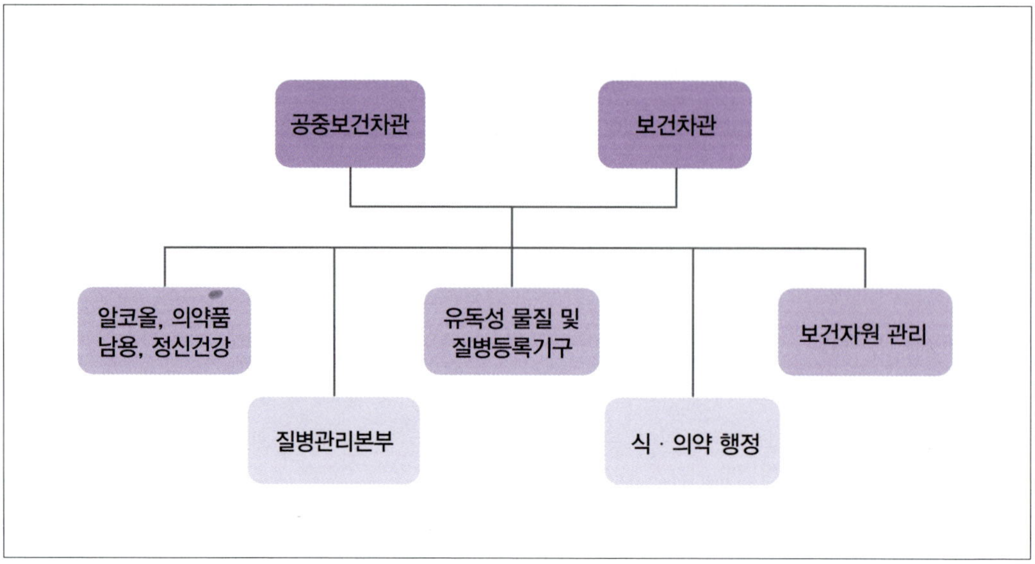

그림 15-2 | 보건인간서비스성(DHHS)의 공중보건 행정체계

각 다양한 방법을 통해 그 기능을 수행하고 있으며, 효율적인 업무수행을 위해 시카고, 보스턴, 뉴욕 등 대도시를 중심으로 10개 지역에 지역사무실을 두고 있다.

차관사무실에는 보건정책, 보건기획 및 평가, 보건리서치 및 통계, 주 정부간 보건의료 등을 효율적으로 관리하기 위한 여러 분야의 다양한 전문인력을 보유하고 있고, 입법을 위한 사무실, 전국적인 보건자문위원, 특수한 보건자문위원을 두고 있다.

위와 같이 보건인간서비스성(DHHS)에 의해서 연방 차원의 보건행정이 실천되지만, 교육성, 농업성, 환경성 등 다른 연방기구에 의해서도 일부 실천된다. 교육성(Department of Health)은 여러 활동을 통해 보건의료에 개입한다. 예를 들어, 보건교육 프로그램, 학교보건 안전 프로그램의 개발 그리고 학생과 교사의 의료검진, 도시락 프로그램의 검열 및 개발, 방학기간 건강증진을 위한 재정지원 프로그램 등에 직접 개입한다.

농업성(Department of Agriculture)도 다양한 유형을 통해 보건의료에 개입하지만, 가장 핵심적인 개입은 다음과 같은 식품영양서비스와 동식물보건검역이다. 첫 번째, 식품영양서비스를 담당하는 부서는 저소득계층 모자(母子)의

영양 상태를 보충해주기 위한 푸드스탬프(Food Stamp)와 학교영양 프로그램에 대한 책임을 지고 있다. 저소득계층의 영양 상태는 영유아의 건강상태 등에 밀접한 영향을 미칠 수 있으므로 푸드스탬프 등의 실시는 보건개입의 핵심이다.

두 번째, 동물의 질환은 사람의 건강상태에 심각한 영향을 미친다. 최근, 우리나라뿐 아니라, 전 세계적으로 유행하고 있는 돼지인플루엔자는 전염성 호흡기질환을 유발시키거나 이차 피해로서 폐렴 등을 유발시킴으로써 국내는 물론 세계인의 건강을 위협한다는 점에서 동 · 식물의 검역을 통한 보건개입은 건강관리에 매우 중요하다.

환경성도 보건개입에 직 · 간접인 영향을 미치고 있으나, 특히 환경보호기구(Environmental Protection Agency)가 1970년대 말엽에 설립되어, 여러 부서에서 시행되던 대부분의 환경관련 공중보건활동이 이 기구에 완전 통합 흡수되면서 공중보건에 개입하는 가장 큰 환경 관련 중앙행정기구가 되었다.

5) 사적 보건의료체계

미국의 보건의료정책은 선진국들과는 다른 예외주의(exceptionalism)를 추구하고 있다. 독일 중심의 유럽국가와 영국 등이 의료의 사회화를 통해 전 국민에게 의료보장을 제공하고 있지만, 역사적으로 미국은 시장경제를 기저로 민간보험이 의료를 지배하고 있으며, 사적 형태의 의료기관이 지배적이다. 이러한 의료의 사유화는 의료에 대한 보수적 가치관에서 기인한다고 볼 수 있는데 전통적으로 보건의료는 정부의 개입이 아닌 개인과 의료인의 양자 관계에서 거래되는 것으로 인식해 왔다. 20세기 초까지는 모든 유럽국가들이 의료시장에 사회주의를 적용하여 공공 의료보장체계를 형성, 오늘에 이르고 있으나, 미국은 지금도 의료에 대한 정부의 개입에 소극적이면서 의료에 대한 개인의 책임을 강조하는 보수성을 유지하고 있다.

최근, 정치권은 물론 사회 일각에서도 의료사회화는 개인의 자유와 선택권을 침해하고, 나아가 국가의 보건복지를 비롯한 모든 분야의 왜곡된 현상을 초래할 수 있음을 경고하고 있는데 이는 여전히 의료의 사적 지배를 강조하고 있음을 의미한다.

표 15-2 보험 가입 유형

분류	내용	합계(%)
민간보험 (HMO, PPO)	직장가입자 54%	58%
	개인 4%	
공공 의료보험	Medicare 12%	26%
	Medicaid 14%	
비보험		16%

표 15-2에서 처럼, 진료비 지불이 민간보험에 크게 의존하고 있음을 알 수 있다. 미국의 대표적인 민간보험은 HMO, PPO 등으로 2015년 기준, 직장가입자 54%, 개인 4%, 총 58%가 이들 민간보험에 가입했다. 반면에 공공 의료보험의 대표적인 두 유형인 메디케어(Medicare) 12%, 메디케이드(Medicaid) 14%인 총 26%인 점을 감안하면, 의료의 사적 지배가 뚜렷함을 알 수 있다. 나머지 부분인 약 16%, 전체 인구의 약 4,000~5,000만 명 가량이 의료를 제공받지 못하여 의료의 사각지대에 머물고 있는데 이는 정치적 · 사회적으로 커다란 문제를 야기하고 있으며, 이에 대한 논쟁이 오늘날 의료분야의 뜨거운 감자가 되고 있다.

의료의 사적 지배는 의료기관의 소유형태에도 반영되고 있다. 영국과 스웨덴은 공공의료기관이 무려 약 92%로서 의료의 공적 지배가 절대적이고, 싱가포르 약 80%, 프랑스 약 75%로서 공공의료기관 중심인데 반해, 미국의 경우는 공공의료기관이 18%를 차지하고 있고, 나머지가 사적 소유형태이다. 이러한 사적 지배의 의료체계가 미국만이 갖는 독특한 자본주의형 의료시장을 구축했고, 의료의 빈익빈, 부익부 현상을 조성하고 가속화시키면서 동시에 환자의 의료욕구에 부응하는 다양한 상품개발과 첨단 의료서비스개발을 촉진시킴으로써 양질의 의료개발과 함께 의료산업의 발전을 가져오는 자극제가 되었다.

6) 의료개혁

미국은 전통적으로 자본주의 이론을 의료시장에 적용하면서 경제적 차별화에 의한 의료체계를 구축하였고, 이로 인해 저소득계층 및 사회적 약자의 의료접근이 사실상 어려웠는데 이를 해결하기 위한 정치적인 시도가 20세기 초부터 있어 왔다.

1912년, Roosevelt 대통령은 독일 등 유럽의 성공적인 공공 의료보장을 목격한 후, 의료사회화에 대한 호감을 나타내면서 의료개혁을 처음 추진하였으나 낙선되면서 무산되었고, 이어 1930년대 접어들면서 의료개혁이 시도되기는 했으나 실패로 끝났고, 1970년대 Carter 행정부에 의해서도 시도되기는 했으나 역시 실패했다.

1990년대 접어들면서, 기업들은 종업원들을 위한 과도한 의료비지출이 제품의 경쟁력을 하락시킨다고 주장하면서 정부의 개입을 요구하게 되었고, 설상가상으로 미 보험자 수가 증가하여 커다란 사회적 · 정치적 문제가 되었다. 이에, 민주당의 Bill Clinton 대통령은 집권과 동시에 상 · 하원을 모두 장악한 유리한 정치적 조건에서 의회와의 절충을 통해 사회보험의 실시를 시도하였으나, 민간보험과 의사단체(AMA) 등의 압력과 의회 설득에 실패함으로써 결국 무산되었으나, 이후, 민주당의 Barack Obama 대통령이 의료개혁을 추진하는 데 값진 교훈을 제공하였다. 2009년 1월, Obama 대통령은 취임과 동시에 의료개혁에 착수하였고, 2010년 3월, 일명 'Obama Care'를 의회와의 절묘한 절충과 협상의 결과, 이를 통과시킴으로써 100여 년간의 숙원사업인 사회보험을 달성하였으나, 그 전면적인 실시는 아직 불투명한 상태이다. Obama Care의 주된 내용을 간단히 살펴보면 다음과 같다.

첫 번째, 저소득계층의 가족 수와 소득수준에 따라 정부의 지원을 확대하고, 메디케이드(Medicaid)를 비롯한 공공의료보험의 수혜를 확대함으로써 전 국민을 피보험자로 한다.

두 번째, 50명 이상 정규직 근로자를 고용하고 있는 사업장은 의무적으로 보험에 가입한다. 세 번째, Obama Care 대상자가 보험에 가입하지 않으면 일정한 벌금을 부과한다 등이다.

지금까지, 미국의 의료보장의 문제점을 반영하고 있다는 Obama Care는 현재 심각한 위기에 직면해 있다. 2017년 집권한 공화당의 Donald Trump 대통령은 Obama Care는 개인의 의료에 대한 선택권을 앗아가는 것으로서 시장경제에 위반되는 것이고, 연방정부의 비대화를 가져와 행정의 효율성을 저하시킬 뿐 아니라, 기업의 경제적 부담을 증가시켜 경쟁력을 약화시킨다고 주장하고 있다.

그는 선거공약으로 Obama Care를 폐기하고, 일명 'Trump Care'를 공약으로 내세워 당선되었으며, 취임과 동시에 Obama Care를 위한 홍보비용 90% 가량을 삭감했고, 2018년 7월에는 의회에 Obama Care의 폐기 안을 제출했으나, 의회의 반대에 부딪힘으로써 현재 Obama Care를 대체할 수 있는 Trump Care의 수정 작업이 진행되고 있다.

현재까지 드러나 있는 Trump Care의 핵심 내용을 보면, 저소득계층에 대한 재정적인 지원을 폐지하여 메디케이드의 적용 폭을 줄이고, 대신 연령에 따른 세액 공제를 통해 가구 및 기업의 경제적인 부담을 덜어주자는 것인데 상하원 모두로부터 긍정적인 평가를 받지 못하면서 Trump행정부는 새로운 국면에 처해 있기는 하지만 2018년 12월 Obama Care의 일부 수정으로서 벌금조항을 폐지하는 데 성공하였다.

사실, 벌금조항은 Obama Care를 정착시키는 데 매우 중요했다. Obama Care에 가입하지 않을 경우, 성인 1명당 695달러, 자녀 1명당 345달러, 또는 매년 수입의 2.6 %를 벌금으로 지불해야 했으나, 2019년 1월부터는 벌금을 부과할 수 없어 보험 가입을 강제할 수 없게 되었는데 이는 Obama Care의 정착을 근본적으로 어렵게 함을 의미한다. 사회보험 특징 중의 하나가 강제가입이고, 이러한 강제적인 수단을 통해서 사회보험이 유지되고 발전될 수 있음은 유럽과 우리나라의 그동안의 교훈을 살펴보면 쉽게 이해할 수 있다. UC버클리 연구소 등 대부분의 연구기관들이 강제성이 사라지면, 무보험자가 급증할 것으로 예측하고 있다. 연방 예산국은 전국적으로 2019년에는 4백 만 명, 2027년에는 약 1,300만 명이 무보험자로 남게 될 것으로 예측하고 있다. 민간보험의 가입률도 낮아져, 2019년에 약 13% 가량 하락할 것으로 전망하고 있어 벌금조항의 폐지가 Obama Care에 어느 정도의 영향을 미칠지에 대한 정치적 · 사회적 관심이 뜨겁다.

친(親)시장 경제에 지배되고 있는 미국의 독특한 보건의료체계가 그동안의 자본주의 색채를 엷게 하면서 의료의 사회화를 적용하는 과정이 정치적으로 얼마나 험난하고 어려운지를 미국의 간략한 의료 사(史)를 통해서 엿볼 수 있다.

6. 영국의 보건행정체계

1) 요람에서 무덤까지

영국의 의료체계는 요람에서 무덤으로 표현되는 국가보건서비스(National Health

Service, NHS)인데, 이는 의료의 생산 및 분배 과정에 정부가 직접 개입하여 의료를 완전통제하는 유형의 의료체계로서 미국의 사적 지배와는 상반된 개념이다.

국가보건서비스의 기원을 1601년에 제정된 구빈법(The Poor Low)에서 찾을 수 있으나, 국가보건서비스의 모체라고 보기에는 한계가 있다. 산업혁명이 진행되던 시기인 1850년대 런던을 중심으로 활동했던 질병금고(Sick Clubs)가 그 특성상 실질적인 기원으로 볼 수 있는데 당시 한정된 지역의 노동자들의 건강권을 보장하기 위해서 질병금고가 확대되었고, 점진적인 정치적 진행 과정을 거쳐 질병금고가 국가보건서비스에 영향을 미쳤다.

산업혁명의 종료와 함께 노동자계층의 권익향상으로 인하여 노동자의 정치적인 영향력이 커져, 20세기 초까지는 노동자들이 정치결성단체를 결성하여 보건의료 욕구를 정치적 차원에서 주장하게 되었다. 이에 1909년, Hamilton을 위원장으로 하는 '구빈법왕립조사위원회'가 결성되어, 그동안 모든 구빈사업의 모순점과 구빈법의 단점을 조사 · 분석하여 이를 기초로 사회악을 해결할 수 있는 구빈법의 대폭 개정을 통해 의료사회화를 위한 계기가 마련되었는데 대표적으로 1911년에 자유당이 주도한 국가건강보험(National Health Insurance, NHI)의 제정을 들 수 있다.

하지만 국가건강보험은 적용대상이 제한적이었고, 전문진료 및 입원진료 등이 급여에서 제외되었으며, 단일기구에 의해서 관리된 것이 아니라, 다양한 조합에 의해서 관리됨으로써 행정의 비효율성이 초래되어, 사회보험으로서의 한계를 지닐 수밖에 없었다. 하지만 2차 세계대전 후에 국가보건서비스를 실시하는 데 있어 좋은 교훈을 제시했다는 점에 그 의의가 있다.

영국 의료체계의 역사적인 대 전환점은 1942년에 제출된 베버리지보고서(Beveridge Report)이다. 2차 세계대전 중, 전쟁의 승리를 위해 보수당과 노동당이 연합한 거국내각이 구성되었는데 당시 노동당은 모든 국민에게 복지를 제공할 것을 주장하였고, 보수당은 처음에는 반대 입장을 표명하다, 결국 이에 동참하면서 전반적인 사회문제에 대한 실태 조사 및 연구의 필요성이 제기되었다.

이에, 런던대학의 정경대 교수인 William H, Beveridge를 위원장으로 하는 '사회보험과 관련 서비스에 관한 위원회'가 구성되었고, 그동안 영국의 전반적인 복지에 대한 문제점을 분석하여, 이를 기초로 미래에 영국이 지향해야 할 복지정책의 기본이념과 방향을 제시한 일명 '요람에서 무덤'으로 상징되는 베버리지보고서가 작성되었다. 그 내용을 간략히 살펴보면, 6가지 기본원칙을 제시하면서 모든 사회악은 빈곤, 질병, 무지, 나태, 불결로부터 비롯되고, 특히 빈곤은 질병 등을 야기하는 가장 위험한 요인으로 지적하였는데 이러한 사회악을 일소하고 건강한 사회를 유지하기 위해서 공공부조의 실시를 강조하였다.

보고서가 의회에 제출되기에 앞서, 전쟁 중임을 내세워 보수당은 공공부조의 실시가 시기상조임을 주장하였으나, 노동당의 설득으로 결국 의회에 제출되었고, 1942년 12월 의회의 지지와 공표가 이어지면서 예상과는 달리 국민의 전폭적인 지지를 받음으로써 차기 첫 집권을 위한 노동당의 정치적인 입지가 확고히 굳어지는 계기가 되었다. 마침내, 1945년 총선을 통해 예상을 뒤엎고 노동당이 집권하면서 영국의 의료 사(史)가 새로이 쓰여지는 계기가 되었다. 당시 노동당은 보수당 및 자유당을 도와 연립내각을 구성할 정도였지, 단독정부를 구성할 정도의 정치적 입지는 전혀 아니었다. 하지만 광산업 및 의료의 국유화를 정치 슬로건으로 내걸어 국민들의 절대적인 지지를 획득하는 데 성공함으로써 보수당의 전쟁영웅 Winston Churchil을 꺾고, 첫 단독정부를 수립하는 정치적 쾌거를 달성하였다. 당시 당 대표였던 Clement Richard Atlee는 내각을 구성하여 베버리지보고서를 기초로 1945년 가족수당법, 1946년 국민건강보험법, 연금보험법, 산업재해법, 실업수당 등을 연이어 제정함으로써 약 350여 년 동안, 일관되게 사회보장의 근간이 되었던 구빈법이 역사 속으로 사라지게 되었다.

이어, 그의 내각은 의료인 단체 등의 반대에도 불구하고, 의료의 국유화 정책을 추진하였고, 그 결과, 1948년 마침내 의료의 국유화를 달성함으로써 국가보건서비스가 실시되었다. 국가보건서비스는 민주주의 제도와 함께 영국이 가장 자긍심으로 여기는 의료체계로서 캐나다, 스웨덴 등 유럽국가에 절대적인 영향을 미쳤고, 미국의 의료체계와 함께 세계 보건의료의 양축을 형성하게 되었다.

2) 보건의료자원

의료의 사회화로 상징되는 영국은 정부가 보건의료자원의 관리과정에 전반적으로 개입하므로 미국형 의료체계를 따르는 국가들과는 의료자원의 분포 및 관리 측면에서 다른 특징을 나타낸다. 본 도서에서는 미국의 경우처럼, 의료인력(의사, 간호

사) 및 첨단장비 그리고 병상 수 현황을 살펴보면서 영국의 의료체계의 특징을 이해하고자 한다.

(1) 의료인력

영국의 의사인력은 2015년 기준, 인구 1,000명당 2.8명으로 OECD 평균 3.2명, 스웨덴 4.0명, 노르웨이 4.3명, 독일 4.4명 등에 비해 낮다. 2017년 기준, 의사인력의 증가속도도 독일의 지난 5년간 0.5명에 비하면 0.2명으로 완만한 상태이다. 의사인력의 종별분포에서 특이한 점은 일반의인 GP(General Practitioner)의 분포가 2018년 기준, 전체 의사인력의 약 60%를 차지하고 있으며, 이 중 약 95% 이상이 국가보건서비스와 계약을 체결하고 있어, GP가 국가보건서비스의 핵심 인력임을 알 수 있다.

의대 교육기간은 미국의 8년에 비하면, 5년이지만 졸업 후 일반의 과정 5~6년 그리고 전문의 과정을 이수하기까지 총 10~11년 이상이 소요된다. 의대졸업자 수는 2015년 기준, 10만 명당 13.2명으로 일본 6.0명, 미국 7.3명에 비해 약 2.3배 정도 높고, OECD 11.2명보다 다소 높다. 의대 졸업자 수에 비해 임상 의사 수의 비중이 낮은 것은 미국, 일본처럼 의대 졸업 후 임상 의사로 대부분 진출하는 것이 아니라, 연구소 및 다른 직종으로의 이직비율이 높기 때문이다.

간호사의 경우는 고등학교를 졸업하고, 일정한 교육을 이수하면, 보조간호사가 될 수 있고, 대체로 3년 과정을 이수하면, 정규간호사 자격증을 취득할 수 있다. 2015년 기준, 인구 1,000명당 8.2명으로 OECD 9.8명, 일본 10.5명, 독일 13.0명에 비하면 낮은 수치로서 미국과 함께 간호인력의 부족 현상이 심화되고 있다.

2018년 기준, 정규간호사가 전체 간호인력의 약 60% 이상을 차지하고 있으며, 이들 대부분이 GP와 함께 근무한다. 간호사는 만성질환을 주로 관리하는 실무간호사, 일부 처방전을 발행하는 임상간호사, 가정방문 등의 실습이 우선인 방문간호사 등 여러 분야로 분류되어 GP와 함께 활동하는데 국가보건서비스가 고용하고 있는 의료인력의 약 50%를 차지할 정도로 다수의 의료인력을 점하고 있다. 2018년 기준, 국가보건서비스에 소속되어 있는 의사, 간호사, 행정인력 등 의료인력이 전체 노동인구의 약 10%를 차지하고 있다.

(2) 첨단장비

CT 및 MRI와 같은 고가에 해당하는 첨단장비 보유는 의료체계의 유형과 밀접한 관련을 가지고 있다. 일본, 우리나라 등 미국형 의료체계를 유지하고 있는 국가들의 첨단장비 보유율은 캐나다 등 영국형 의료체계를 유지하고 있는 국가들에 비해 매우 높다.

2015년 기준, 영국의 CT 보유는 100만 명당 7.9대, 캐나다 14.7대인데 반해 일본 101.3대, 미국 43.5대, 우리나라 37.7대로 영 · 미 간 의료체계의 유형에 따라 큰 차이가 있다.

2015년 기준, 영국의 MRI 보유는 100만 명당 6.1대, 캐나다 8.8대인데 반해, 일본 46.9대, 미국 35.5대 그리고 우리나라 24.5대임을 감안하면, CT의 경우처럼 MRI의 경우도 영 · 미 간 양 체계 간에 큰 차이점을 엿볼 수 있다.

(3) 병상 수

2015년 기준, 1,000명당 병상 수는 2.8병상으로, OECD의 4.3병상보다는 낮고, 캐나다, 스웨덴, 미국 등과 비슷한 수준이다. 약 95% 이상의 병상이 국가보건서비스의 공공병원에 해당되고 나머지 부분이 개인병원에 해당되며, 약 80% 가량이 200~500병상 이하의 병원으로 소규모 형태이다.

3) 보건의료공급자

미국, 일본, 우리나라에서는 전문의가 핵심 의료제공자이지만, 영국은 일반의인 GP가 핵심 의료제공자라는 점에서 영 · 미 간 뚜렷한 차이점을 엿볼 수 있다.

(1) 일차보건의료

영국의 핵심적인 의료활동은 지역의 개인진료소나 보건센터에서 근무하는 GP에 의해서 수행된다. GP로 활동하기 위해서는 국가보건서비스에 등록을 해야 하며, 심사 후 지역보건당국으로부터 활동할 근무지를 배정받는다. 지역주민은 관할지역의 GP를 직접 방문하거나 인터넷 등을 이용하여 GP 등록을 해야 의료를 제공받을 수 있다. 등록을 하지 않으면, 특별한 경우를 제외하고는 진료 대상에서 제외된다.

GP는 지역에 거주하면서 지역주민의 가정을 직접 방문하기, 주기적인 전화 걸기, 진료실의 방문 요청하기 등 지역주민과의 다양한 접촉을 통해 다음과 같은 의료서비스를 제공한다.

- 혈압, 당뇨 등 주기적인 건강체크 및 건강상담 제공과 예방접종, 가족계획, 영양계획, 보건교육 등의 예방적 서비스 제공
- 진단 및 간단한 처치
- 지역사회의 보건자료를 수집하거나 의견을 수렴하여 기초적인 보건기획의 수립에 기여
- 진단결과 전문의 진단 및 치료가 요구될 경우, 즉시 전문의가 소속된 지역 병원에 이송

위에서 살펴본 것처럼 GP는 전문진료를 받기 이전에 예방 및 질환관리를 위해 거쳐야 하는 문지기(gate keeper)이며, 동시에 지역주민의 주치의에 해당된다.

GP는 지역간호사, 방문간호사, 조산사, 공중보건의, 행정 직원 등으로 구성된 '일차보건의료팀'을 이끌고, 행정업무를 관리, 조정, 수행하는 행정인의 역할을 수행하기도 하는데 이는 성공적인 GP가 되기 위해서는 보건의료지식 뿐 아니라 보건행정을 효율적으로 수행할 수 있는 행정능력을 동시에 갖춰야 함을 의미한다.

실제, GP의 역할 중에 상당 부분이 행정업무임을 알 수 있는데 2018년 기준, GP의 업무 중 약 30~40%가 행정이었다. GP와 팀을 구성하는 공중보건의 역시 지역보건기구에 소속된 의사이지만, 실제 업무를 분석해 보면, 60~80%가 행정업무이다.

GP의 업무는 과중한 것으로 조사되고 있다. 2015년 기준, 지역주민의 외래 방문 건수는 연 5~6건으로, GP가 약 4,000명을 관리할 경우, 연 20,000~2,4000건으로 업무의 과부담이 발생하는 셈이다. 2018년 기준, 근무시간 역시 주당 약 60~70시간 이상인데 이는 의료행위에 대한 낮은 동기부여의 원인으로 지적된다.

최근, 국가보건서비스는 GP의 업무 효율성 증가를 위해 지역병원과의 합동진료체계를 권장하고 있다. 예를 들어, 당뇨 환자의 경우, 지역병원이 치료에

집중할 수 있도록 당뇨에 관한 기초검사, 자료 및 정보 그리고 병력 등을 GP가 관리 및 제공하고, 지역병원은 수술 및 처치 등의 결과를 GP에게 신속하게 제공함으로써 양자가 협력할 수 있는 진료체계의 구축 모색 등이 좋은 사례이다.

(2) 이차보건의료

이차보건의료는 병원에 의해서 제공되는 의료를 말하는데 대체로 인구 15만~30만 명 규모의 지역마다 종합병원에 해당하는 한 개소의 병원이 설치되어 있다. 국가보건서비스법에 의하면 “환자를 입원시켜 진단, 수술, 회복, 재활 등”을 이행하는 곳을 병원으로 규정하고 있으며, 원칙적으로 병원은 외래환자를 취급하지 않는다.

병원 이용은 특별한 경우를 제외하고는 GP를 거쳐야 하므로 지역주민의 자율적인 의사결정에 의한 병원 이용은 사실상 어려우며, 병원을 이용할 수 있는 특별한 경우는 크게 2가지이다.

하나는, 지역주민의 건강상태가 심각하여 전문의 진단 및 처치가 필요하다고 판단될 경우, GP의 소견서를 소지하고 지역병원을 이용한다. 다른 하나는, 응급환자가 이용할 수 있는데 교통사고 등 인체에 사고 등을 당했을 경우, 우선적으로 병원을 이용한다.

대부분의 병원은 계약에 의해 국가보건서비스에 소속되어 있으며 공공병원이다. 1990년 이전에는 거의 모든 병원이 국가보건서비스와 계약을 통해 1년간 예산을 배정받아, 그 예산 범위 내에서 의료 활동을 수행했으나, 의료행위에 대한 동기부여가 적어, 이를 해결할 목적으로 1990년 이후에는 신탁(Trust)을 병원에 적용하였다.

신탁은 병원을 운영하는 독립된 운영기구로서 의사, 간호사, 관리자, 지역대표 등이 공동으로 참여하여, 위원장의 선출을 통해 위원장 중심으로 행정이 집행되며, 위원장은 의료인력, 행정인력 등 병원에서 근무하는 모든 인력의 고용자인 셈이다. 한 개소의 병원만이 신탁을 구성할 수도 있지만, 여러 병원이 병합하여 하나의 신탁을 구성하는 경우가 대부분이며, 매년 국가보건서비스와 계약을 통해 의료를 구매한다. 신탁은 자율적인 의사결정에 의해 병원 운영이 가능하고, 관리의 효율성을 통해 재정의 건전성을 유지함으로써 독립 채산 방식의 적용이 가능하므로 의료의 질적 향상과 함께 의료진의 동기부여에 기여할 수 있다. 최근, 신탁은 경영의 효율성을 통해 봉급제인 의사의 급여를 인상하고, 복리후생 등 처우를 개선하는 데 역점을 두고 있으며, 이차 의료의 약 90%를 제공할 정도로 빠르게 성장하고 있는 추세이다.

이차의료가 국가보건서비스 병원에 의해서만 제공되는 것이 아니라, 개인병원에 의해서도 이루어지는데 이차의료 제공자의 약 6%를 차지한다. 개인병원은 국가보건서비스 병원에서 만족을 느끼지 못하거나, 양질의 보건의료서비스를 원하는 환자들을 위한 의료제공자로서 모든 의료가 유료로 제공된다. 과거에는 성형 및 피부미용 등이 인기진료였으나 최근에는 암, 심혈관질환 등의 진료가 인기진료로 부각되고 있다. 개인병원의 비중은 경제 상황에 의해 매우 민감하게 영향을 받는데 최근에는 경기침체로 인해 다소 성장이 둔화되는 추세이다.

4) 보건행정체계

영국의 보건행정은 오직 보건의료만을 담당하는 기구에 의해서 수행된다는 점에서 미국의 보건행정체계와 본질적인 차이가 있다. 중앙행정기구로는 보건성(DoH)이 있고, 그 아래 지방보건기구(RHA), 지역보건기구(DHA), 가정보건기구(FAHA)가 있다(**그림 15-3**).

(1) 보건성

보건성(Department of Health, DoH)은 보건행정 업무만을 수행하는 중앙행정기구이다. 미국은 보건인간서비스성(DoHHS)이 보건이외에도 인간서비스와 관련된 여러 업무를 통합해서 관리하고 있고, 우리나라도 보건복지부가 보건과 사회복지 등을 통합관리하고 있다는 점에서 영국의 단일업무 보건행정체계와 다르다. 국가보건서비스 이전에는 보건행정이 여러 기구에 의해서 분산되어 수행되어졌으나, 1982년에 보건관리기구의 간소화 및 상위기구의 권한 강화를 위한 법률이 제정됨으로써 보건성을 중심으로 하는 중앙집권식 보건행정을 유지하게 되었다. 보건성은 다음과 같은 역할을 수행한다.

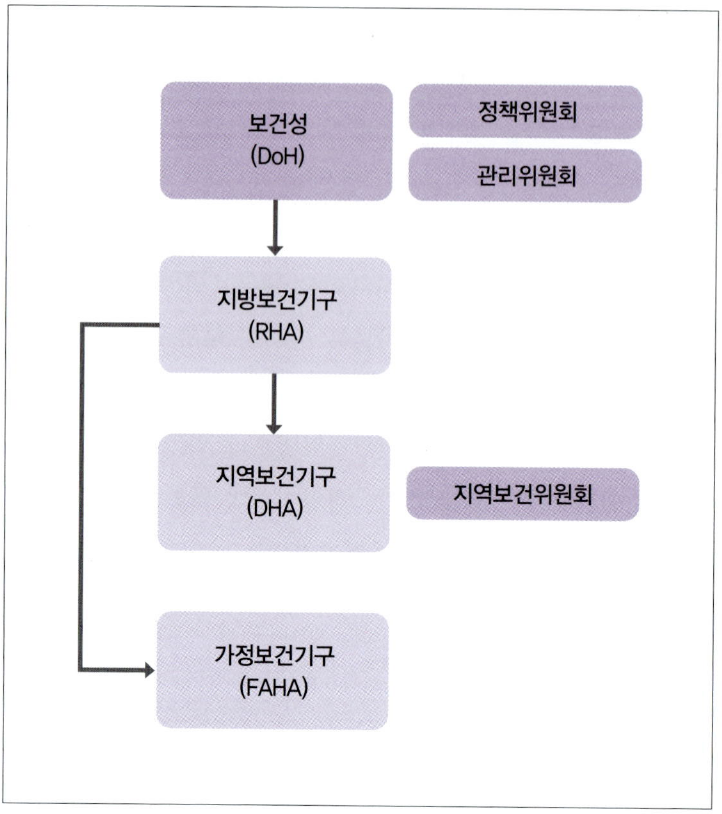

그림 15-3 | 영국의 보건행정체계

- 보건의료자원의 규모, 종류, 균형 등을 고려하여 지방에 형평성 있게 자원을 분배
- 전국적인 보건기획 및 정책 수립 및 평가
- 의료개발 및 의료 질의 향상을 위한 정책개발
- 국제적인 보건정보 및 자료 등을 수집 · 분석하여 이를 보존, 활용

위와 같은 역할을 효율적으로 수행하기 위해서 국가보건서비스 정책위원회와 관리위원회를 두고 있다. 전자는 전국적인 차원의 보건정책을 입안하고 평가하는 데 실질적인 자문과 조언을 제공하고 있으며, 후자는 전반적인 국가보건서비스를 관리 및 운영하는 데 필요한 조언 및 자문을 제공한다. 양 기관은 보건성과는 별개의 독립된 기구로서 단순한 자문기관이 아니라, 국가 전반에 관한 보건행정 및 보건사업에 깊게 영향을 미칠 수 있는 권한과 권위를 지니고 있다.

(2) 지방보건기구

시, 도와 같은 큰 규모의 행정구역을 관리하는 지방보건기구(Regional Health Authority, RHA)는 보건성과 지역보건기구의 중간에 위치하여 양자 사이의 조정자적 기능을 수행하면서 다음과 같은 역할을 수행한다.

- 지방 차원의 보건기획과 정책 수립 및 평가
- 보건성의 승인을 득하여 의료기관의 발주 및 설계, 건설 등을 수행
- 지역보건기구의 원조 제공 및 지도 활동
- 가정보건기구를 직접 관리, 운영

미국의 주 정부가 핵심적인 보건행정을 수행하는 것과는 달리, 영국의 지방보건기구는 지역보건기구의 자문적인 성격이 짙은 수동적인 입장을 유지하고 있다. 최근, 가정보건기구가 업무의 효율성을 증가시키기 위해서 지역보건기구와 합병을 가속화시키고 있어, 지금보다 더 기능이 위축될 가능성을 배제할 수 없다.

(3) 지역보건기구

군(County)단위의 작은 행정단위를 관리하는 지역보건기구(District Health Authority, DHA)는 지역주민과 가장 밀접한 위치에서 영국의 의료체계를 지탱하게 하는 가장 핵심적인 역할을 수행하면서, 지역 차원의 실무적인 보건기획 및 프로그램 등의 수립 및 평가를 이행하고 방문간호사, 지역간호사, 공중보건의 등의 일자리 배치 등의 제반 관리를 수행한다.

영국 의료의 핵심인 일차 의료, 지역보건 등이 지역보건기구에 의해 관리되므로 지역보건기구는 지역주민의 보건의료 욕구를 충족시키는 핵심 역할을 수행하고 있는데 이를 위해서 지역보건기구와는 별개의 독립된 기구로서 지역주민의 이익을 대변하는 지역보건위원회(Community Health Council, CHC)가 있다. 이 기구는 형식적인 활동에 그치는 것이 아니라, 지역의 각종 보건의료에 관한 정보 및 자료, 여론 동향 그리고 의료인력의 근무태도 및 지역주민과의 관계 등 인사관리와 관련된 정보까지도 지역보건기구에 제공함은 물론 사안에 따라서는 지역보건기구의 운영에 직접 관여함으로써 지역보건기구보다 더 지역주민들의 관심의 대상이면서 권위를 가지고 있다.

지역보건법이 제정된 이후, 지역보건기구가 많은 변화를 거듭하고 있다. 특히 인구의 구조적 변화와 지역의 재정상의 문제 등으로 인해서 지역보건기구들 간의 합병이 서서히 진행되고 있어, 그 숫자가 점진적으로 감소하는 추세이고, 가정보건기구와의 합병도 가시화되고 있어 점진적인 업무의 변화가 예상된다.

5) 국가보건서비스의 재원과 지출

영국은 스웨덴 등과 함께 일반 조세를 통해 국가보건서비스 재원을 마련하고 있으며, 공공지출이 세계에서 가장 높은 반면, 의료비지출의 비중은 낮은 편이고, 완만한 상승세를 보인다는 점에서는 매우 긍정적이다.

(1) 재원

국가보건서비스의 재원은 조세, 환자부담 그리고 자산 운영 등의 수입으로 마련된다. 2015년 기준, 재원의 비중은 조세 96%, 환자부담 4% 그리고 자산 운영 등으로 인한 수입 2%로서 조세에 의한 재원마련이 절대적이다. 무상을 원칙으로 하는 국가보건서비스가 환자를 대상으로 재원을 마련하는 것은 상류계층의 의료욕구를 충족할 목적으로 극히 제한적으로 유료병상을 운영하기 때문이다.

조세에 의한 재원조달은 다음과 같은 4가지 측면에서 긍정적인 효과를 가져와 영국의 의료체계의 발전에 기여한다.

첫 번째, 전 국민의 의료보장을 위해 매년 일정액을 재무성으로부터 배당받기 때문에 안정적 · 계획적으로 사업계획 등을 수립할 수 있고, 사업의 일관성을 유지할 수 있다.

두 번째, 누진세 등을 적용하여 고소득계층의 소득을 저소득계층에게 이전하는 수직적 소득재분배 효과가 뚜렷하여 사회의 형평성과 결속력의 증가에 기여한다.

세 번째, 소득 및 재산 등의 기준에 의한 보험료율이 적용되지 않으므로 보험에 대한 사회적 저항이 적어서 정부, 국민 간의 갈등이 상대적으로 적다. 우리나라, 일본 등이 보험료율 적용의 형평성 결여로 인해 정부와 국민간의 불신과 갈등이 심화되어 있는 것과는 대조적이다.

네 번째, 재무성에 소속된 세무행정기구에 의해서 조세가 징수 및 관리되므로 별개의 보험료 징수관련 행정기구를 둘 필요가 없어, 행정비용의 절감효과를 볼 수 있다. 우리나라가 보험료징수 및 관리를 위한 기구로서 건강보험공단을 독립적으로 운영하고 있는 것처럼, 보험료징수를 통해 재원을 마련하는 국가들은 대체로 별개의 징수 관련 행정기구를 두어야 하므로 징수관련 행정비용과 함께 기구의 관리비용이 많이 소요된다.

위와 같이 긍정적인 조세 행정에도 불구하고, 분배 상의 문제가 해결되지 않고 있다. 보건성이 재무성으로부터 예산을 배당받으면, 지방보건기구에 할당한다. 이어 지방보건기구는 매년 인구 기준, 연령분포, 표준사망률 등의 특성을 참고로 각 지역 보건기구에 예산을 할당하는데 지역마다 특성이 상이하고, 매년 상황이 유동적이어서 지역의 예산 배정에 대한 저항을 줄이기 위한 다각도의 합리적인 연구가 현재 진행 중이지만, 만족할 만한 공식이 산출되지 못하고 있다.

(2) 지출

2018년 기준, GDP 대비 영국의 경상의료비 지출은 8.5%로서 OECD 8.9%와 비슷하고, 스웨덴 11%, 일본 10.2% 그리고 미국 16.4%보다 낮다. 이러한 비용 절감의 원인은 다음과같은 3가지 측면에서 살펴볼 수 있다.

첫 번째, 의료체계가 GP 중심이므로 의료행위의 초점이 비용 절감의 예방 및 관리이다.

두 번째, GP에게는 인두제, 병원에 종사하는 전문의에게는 봉급제를 각각 분리하여 적용하고 있다.

세 번째, 국가보건서비스의 특징 중의 하나가 의료인력에 대한 자율성을 제한하여 의료의 양을 늘릴 수 있는 기회를 차단하는 것이다.

국민 1인당 경상의료비 지출은 다른 선진국에 비해 양호한 편이며, 매년 증가속도도 완만한데, 2015년 기준, 1인당 약 3,300달러로서, OECD 평균, 약 3,500달러와 비슷하고, 독일 약 4,500달러, 미국의 약 8,800달러에 비해 낮다. 경상의료비 중 가계직접부담 비율이 2015년 기준, 9.8%로서 네덜란드, 프랑스와 함께 10% 미만으로 OECD 19.8%, 미국 12.3%, 일본 14.9%, 우리나라

33.9%에 비하면, 가계직접부담 비율은 매우 낮다.

위와 같이 부분별 의료비지출이 양호하지만, 앞으로 노령인구의 급격한 증가, 지속적인 의학기술의 발달 그리고 의료보장정책 등의 완비 및 보장성 강화 등으로 인해서 의료비의 효율적 관리는 지금보다 다소 어려울 것으로 예측된다.

지출 중 또 하나의 특징은 공공지출을 들 수 있는데, 경상의료비지출 중 공공재원의 비율은 2015년 기준, 86.6%로서 OECD의 평균 72.7%, 미국의 48.2%, 우리나라의 55.9%보다 높다. 86% 이상을 차지하는 노르웨이, 네덜란드와 함께 공공재원 비율이 높은 것은 국민의 의료 욕구의 충족이 대부분 공적 기구에 의해서 해결되고 있는 의료체계의 특징에서 비롯된다.

6) 국가보건서비스의 문제점과 과제

(1) 문제점

모든 국민에게 의료를 무상으로 제공함으로써 보건의료 앞에서 만큼은 만민은 평등하다는 가치관을 실현했다는 점 그리고 위에서 살펴 본 것처럼, 미국 등과는 달리 의료비용의 효율적 관리를 실현하고 있다는 점에서 국가보건서비스를 긍정적으로 평가할 수는 있으나, 반면에 여러 문제점 또한 지적되고 있다. 여기서는 핵심적인 2가지 문제만을 지적하고자 한다.

◆ 의료 질 저하

국가보건서비스의 대표적인 문제 중의 하나로 의료 질의 저하를 들 수 있는데 의료 질의 저하 현상은 다음과 같은 2가지 측면에서 이해할 수 있다. 하나는, 인두제 및 봉급제의 실시는 의료인력의 고정된 수입을 가져와 무사안일 등의 현상으로 인한 보건의료의 낮은 질적 현상을 가속화시킨다.

다른 하나는, 의료의 국유화는 의료인력의 자율성을 배제하고, 시장기능에 의한 경쟁 관계를 구축하지 못하여 의료 기술개발 및 연구 분야에 소극적이다. 경쟁은 기관의 투자를 가속화시키고, 의료행위에 대한 열정과 몰입을 높이고, 소비자 중심의 의식을 촉진시킨다는 점을 국가보건서비스는 간과하고 있는 것이 현실이다.

◆ **대기시간의 장기화**

전문의를 기다리는 시간이 길어 의료에 대한 불만족이 크다. 대기시간이 진료항목, 질환의 심각성 수준 등에 따라 차이가 있지만, 대체로 평균 1~3주를 초과하거나 길면 2~3개월이 소요되어, 자칫 치료를 보기 전에 위험한 상황에 직면하는 사례가 속출하고 있을 정도이다. 이런 현상은 의료체계의 차이에서 비롯되지만, 특히 진료비 지불 유형에서 비롯된다. 영국과는 달리 미국과 우리나라는 행위별 수가제이므로 정해진 시간에 신속하게 많은 환자를 보는 것이 수익을 늘리는 수단이므로 의료현장에서 "시간이 곧 돈이다"라는 말이 일반화되어 있기에 영국의 경우와는 대조적이다.

(2) 과제

2018년이 국가보건서비스 탄생 70주년이 되는 해이다. 국가보건서비스가 모든 국민의 의료욕구를 충족할 목적으로 1948년에 실시된 이후에 사회, 경제, 정치적인 변화에 관계없이 의료의 책임 및 의무 강화, 환자 중심주의, 의료의 보편주의, 의료활동의 통합을 일관성 있게 지속적으로 추구하면서 영국의 의료체계를 유지하는 데 기여해 왔다.

하지만 과거와는 다른 급변하는 보건의료 환경이 전개되고 있다. 그 중에서도 노령인구의 증가와 보건복지정책의 축소를 들 수 있는데 이를 극복할 수 있는 방안이 오늘날 영국이 직면한 과제이다. 특히, 노령인구의 증가와 함께 노령계층의 효율적인 건강관리가 앞으로 국가보건서비스의 성패를 결정지을 것이다.

2015년 기준, 65세 이상의 고령인구가 약 1,160만 명이었고, 2040년에는 전체인구의 약 1/4이 고령인구로 추산되므로 빠른 노령화가 예측되고 있다. 2014년 이후로 국가보건서비스 예산은 크게 증가하고 있으나, 지속적인 예산 부족 현상이 두드러지고 있는데 그 이유는 바로 노령인구의 증가이다. 최근 65세 이상의 노령계층이 경상의료비의 약 5분의 2 이상을 차지하고 있으며, 국가보건서비스병원 입원의 약 40% 이상을 차지하고 있다. 이러한 수치를 통해 알 수 있는 것은 국가보건서비스가 지금보다 더 심각한 재정적인 위기에 직면하게 될 것이라는 점이다.

따라서 다음과 같은 4가지 측면에서 노령계층의 건강관리에 대한 연구가 요구된다.

첫 번째, 노인성 질환은 단발성이 아니고, 장기적인 측면에서 반복해서 여러 유형의 질환이 동시에 복합적으로 나타나는 특징이 있으므로 우선 다양한 욕구를 조정하여 개인별 맞춤형 서비스제공체계를 구축할 수 있는 연구가 선행되어야 한다.

두 번째, 가장 효과적으로 예산을 절감하기 위한 방안은 예방이며 자립능력의 향상이다. 국가보건서비스가 비록 전 연령계층을 대상으로 건강생활실천의 생활화를 강조하고 있지만, 선택과 집중이라는 측면에서 노령계층에 국한된 전략적 예방사업을 찾아야 하고, 자립능력을 향상시킬 수 있는 기술지원 및 인적 충원이 강구되어야 한다. 세 번째, 노인성 질환은 공식적 자원에 의해서 케어되지만, 상당부분은 가족, 이웃, 친구 등과 같은 비공식적 자원에 의해서 케어 된다. 따라서 전국적으로 비공식적 자원을 파악하고 이를 체계화하여 환자의 케어에 개입시킴으로써 비용-편익효과를 높일 수 있는 방안을 모색해야 한다.

네 번째, 노령계층에 대한 입원의 장기화를 감시, 평가할 수 있는 시스템개발이 필요하다. 장기입원의 경우, 엄격한 입원의 적정성, 타당성 유 · 무 확인, 그리고 재택요양시설의 확충과 함께 조기 퇴원을 유도할 수 있는 방안이 모색되어야 한다.

최근, 국가보건서비스도 위와 같은 점을 인식하여 노인성 질환의 효율적 관리를 위한 커뮤니티케어(Community Care)를 특정 지역을 대상으로 실시하고 있다.

커뮤니티케어의 핵심은 노령환자의 '탈시설화' 및 '탈가족화'로서 지역사회를 기반으로 노령환자에게 의료와 돌봄을 통합한 재활 등의 각종 서비스를 제공하는 제도이다. 앞으로 닥칠 노령인구의 급격한 증가로 인한 의료비의 증가를 억제시키고, 의료만족도를 증가시키기 위한 보건행정체계의 혁신적인 방안으로 평가된다.

우리나라도 노령인구의 증가에 대비하기 위해서 정부가 2019년 6월부터 노인 및 장애인 등을 대상으로 지역 여건에 맞는 다양한 커뮤니티케어 모델을 개발하여, 2026년까지 커뮤니티케어를 제공하기 위한 기반을 구축할 예정이어서 영국의 커뮤니티케어의 지속적인 진행 과정과 평가 등에 주목할 필요가 있다.

7. 독일의 보건행정체계

1) 의료보장의 역사

독일의 의료보장은 산업혁명의 발달과정과 함께 노동자를 대상으로 전개되었다. 19세기 중엽까지, 독일은 유럽에서 가장 후진국가의 하나로 분류되었으나, Bismarck의 정치적 개혁과 함께 19세기 중엽 이후에는 산업화에 성공하여 유럽의 강대국으로 부상하였다. 하지만 이러한 단기간에 걸쳐 산업화에 성공할 수 있었던 것은 매우 열악한 작업환경 속에서 희생한 노동자들의 헌신적인 노력 때문이었는데 당시 정치권에서 이러한 노동자들의 희생을 제도권에서 보상하려는 움직임을 보이지 않자, 1848~1849년 사이에 대규모 노동자혁명이 발생하였다. 이 혁명은 유럽에서 가장 먼저 노동자들을 위한 의료보장의 시작을 알리는 사건이었는데 혁명의 결과 1854년, 공제조합법률이 제정되었다. 이 법률을 기초로 가장 먼저 광부를 위한 공제조합이 결성되었는데 다음과 같은 당시 공제조합의 특징을 살펴보면, 공제조합이 오늘날 독일의 의료보장의 근간을 이루고 있음을 알 수 있다.

첫 번째, 광산 및 제련소 등에서 일하는 노동자들은 본인의 의사와는 관계없이 모두 조합에 가입해야 했는데 오늘날 대부분의 유럽국가에서 실시하고 있는 강제적용의 사회보험에 대한 기원이라고 할 수 있다.

두 번째, 피보험자에게 상병수당, 폐질 연금 그리고 사망한 경우에 장제비가 지급되었는데 이는 초기 의료보장의 급여항목이다.

세 번째, 조합의 재원 마련은 노동자와 고용자가 일정 부분 분담하여 충당하였는데 이러한 노사 간 공동의 재원 마련 방식은 오늘날 유럽에서 실시하고 있는 사회보험의 재원충당을 위한 기초가 되었다.

공제조합이 결성된 후, 산업화의 눈부신 성장과 함께 노동자들의 각종 정치적인 결사체가 결성되었는데 그 중, 대표적으로 1868년에 사회당이 창당됨으로써 노동자들도 정치에 제도적으로 참여할 수 있는 기회가 보장되어, 노동자들의 의료욕구가 정치에 반영될 수 있는 획기적인 계기가 마련되었다. 정치결사체가 성공할 수 있었던 이유 중의 하나는 Bismarck 정권의 지지를 들 수 있다. 당시 그의 정권은 Wilhelm황제와 첨예한 정치적인 대립각을 세우고 있었는데 노동자들의 정치적인 지지를 획득하여 황제를 견제할 수 있다는 정치적인 계산에 의해 노동자들의 정치결사체 지원과 단체행동을 적극 지지하였다.

1881년, Wilhelm 황제는 그의 칙서에서 "사회적 혼란과 폭동을 극복하기 위해서는 이를 진압하는 것도 정치적 · 사회적 안정을 위해 중요하지만, 이보다 더 중요한 것은 산업화의 주역인 노동자들의 보건의료와 복지를 보장하는 것이 보다 우선임"을 선포한 이후, 노동자들의 건강을 보장하는 제도권의 노력이 본격화되었다.

마침내, 1883년, '노동자 질병에 관한 법률'이 제정되면서, 이를 기초로 세계 최초의 의료보험이 탄생하였다. 이어 1884년에는 상해보험이, 1889년에는 폐질 및 노령보험법이 제정되어, 모든 근로자는 연금수혜 대상자가 되었고, 1920년대에는 의료부조, 실업보험 등이 유럽에서 가장 먼저 실시되었다. "노동자 질병에 관한 법률"의 대표적인 특징을 살펴보면, 첫 번째, 공동분담의 원칙이다. 이는 앞서 지적한 공제조합의 경우와 같으나, 노동자 임금의 2% 이내에서 노동자의 분담비율을 제한한 것은 오늘날 본인부담액에 대한 상한제 원칙의 기원이다.

두 번째, 상병수당을 13주 이내로 급여 기간을 제한하고 있어, 이에 대한 보완으로서 1884년 상해보험의 제정을 가져왔다.

세 번째, 의료보험의 관리운영 측면에서 기존에 존재했던 다수의 공제조합으로 하여금 관리운영을 맡기고, 공제조합의 명칭도 질병금고로 전환시켰다. 오늘날 독일의 의료보험을 질병금고라 칭하면서, 다수의 질병금고에 의해 보험이 자치적으로 각자 관리 운영되고 있는 것은 바로 여기에서 기원된다.

1, 2차 세계대전을 거치면서도 질병보험의 개정은 이어지는데 예를 들어, 지속적인 문제점으로 지적되어 왔던 급여기간의 제한을 없앤 것은 획기적인 사건이라 할 수 있으며, 여성의 출산휴가 및 출산 수당의 제공은 대표적인 급여확대의 사례이다. 1960~1970년대 독일의 초고속 경제성장은 의료보장의 확대에 기여했는데 대표적으로 적용대상자 범위의 확대 및 양질의 급여내용 및 범위의 확대를 들 수 있다.

이러한 역사적 과정에 의한 질병보험의 개선 및 확대는 독일이 자랑하는 사회보험의 성장에 크게 기여했지만, 결국 정부와 개인이 부담해야 하는 의료비 증가를 가져오는 계기가 되었다. 따라서 2000년대 전후로 의료비증가를 억제하기 위한 정부의 개입이 이루어지면서 사회적 연대의식과 보험의 자치 기능이라는 2가지 이념 속에서 발전하고 성장한 독일의 보건행정체계의 역사가 새롭게 쓰여지고 있다.

2) 보건의료자원

'연방의료법'에 의해서 관리되는 독일의 보건의료자원은 미국의 보건의료자원에 대한 사적 지배, 영국의 국가지배와는 다른 특징을 나타내면서 관리되고 있다. 본 도서에서는 미국, 영국의 경우와 같이 의료인력(의사, 간호사) 및 병상 수의 현황을 살펴봄으로써 독일의 보건의료자원의 분포에 대한 특징을 이해하고자 한다.

(1) 의료인력

독일의 2015년 기준, 의사의 비율은 1,000명당 4.1명으로 OECD, 영국, 미국에 비해 상당히 높은 편이며, 스웨덴 등 북유럽 국가와는 비슷한 수준을 유지하고 있다.

의대는 6년의 학부과정으로 이루어져 있고, 임상 교육 이전에 생물학, 생리학, 심리학, 통계학 등 기초교과목을 이수한 후, 전국단위로 실시되는 예비의사 시험에 합격한 후 미생물학, 병리학 등 임상 교육을 이수할 수 있다. 각 지정병원에서 임상 교육을 받은 후, 1961년에 제정된 '연방의사법'에 의거 의사시험을 통과하면 비로소 의사면허증을 취득할 수 있다.

전문의를 취득하기 위해서는 내과, 외과 등은 6년, 신경정신과, 소아과 , 마취과 등은 5년, 기타는 4년 동안 각 주(州) 의사협회에서 지정한 병원에서 소정의 임상 과정을 이수하면 된다.

2015년 기준, 의대 졸업자 수는 100,000명당 12.2명으로 미국, 우리나라보다는 높고, 영국보다는 낮으며, OECD, 스웨덴 등과 비슷한 수준을 유지하고 있다. 매년 증가속도는 완만한 추세를 유지하고 있어, 의료공급의 안정된 상태를 보여주고 있다.

간호사는 고등학교를 졸업하고, 간호학교에서 3년간의 교육을 이수하면, 면허를 취득할 수 있는데 대부분이 병원에서 근무를 한다. 2015년 기준, 1,000명당 간호사의 수는 13.0명으로 OECD 9.8명보다 높고, 15명을 상회하는 북유럽보다는 낮은 수준이다.

(2) 병상 수

2018년 기준, 독일의 총 병상 수는 약 571,630여 병상으로 인구 1,000명당 8.3

병상으로 3병상 미만의 영국, 미국에 비해 매우 높고, OECD의 4.3병상보다도 높은 수준이어서 일본, 우리나라처럼 개원의 자율성이 보다 보장되고 있음을 알 수 있다. 동년 기준, 급성기 병상 수는 1,000명당 5.3병상으로 3병상 미만의 영국, 미국보다 높고, 우리나라 6.2병상, 일본 7.9병상보다는 낮다.

3) 보건의료공급자

독일은 문지기 기능을 수행하는 의료기관은 없으며, 외래진료를 담당하는 일차 의료와 입원 중심의 병원으로 구분된다.

(1) 일차 의료

일차 의료는 일반의와 전문의에 의해서 제공된다. 대부분의 일반의는 주(州)보험의(醫)협회에 가입함으로써 보험의(醫)로 활동한다. 1991년부터 보험의(醫)에게 68세 정년을 적용하고 있지만, 다소 예외 규정은 존재한다. 영국과는 달리, 일차 의료의 개원이 다소 자유로워 과거에는 단독개원을 많이 하였으나, 최근에는 단독 개원에서 비롯되는 위험부담과 개원에 소요되는 투자비용 등을 감안하여 공동개원을 선호하는 추세이다.

개원이 보험의(醫)의 완전한 자율적인 의사결정에 의해서 이루어지는 것은 아니다. 의료공급의 과잉을 차단하여 의료비의 증가를 억제할 목적으로 '수요에 기초한 기획(Need-Based Plan)'에 의해 개원이 제한될 수 있다. 의료수급의 적정성 평가가 요구되는 기획지역을 선정하여, 그 지역의 인구수를 기준으로 의료공급의 기준을 설정하고, 기준을 초과하면 개원이 제한된다. 원래는 도농 간의 의료인력의 차별화를 없앨 목적으로 시행되었는데 이후에는 의료공급의 과잉을 억제할 목적으로 전환되었다.

특수 진료 분야의 경우, 개원의 중 약 5% 정도는 상황에 따라, 병원에서 진료할 수 있는 특권이 부여되고 있으며, 대부분의 개원의는 임상적인 판단에 근거하여 환자를 병원에 이송한 후, 입원 치료가 종료되면 환자를 다시 환송(還送)받는다.

단독개업을 하지 않은 의사의 수가 2018년 기준, 약 12,000여 명인데, 이들은 개원의가 근무하지 않는 야간을 활용해 개원의 대신 업무를 수행한다. 앞으로 의료비 증가가 예상되므로 '수요에 기초한 기획'의 강화가 보다 예상된다는 점에서 이들의 수는 보다 증가할 것으로 예측된다.

일차 의료를 강화 및 규제하거나 통제할 수 있는 기전은 거의 없으며, 환자는 자유롭게 일차 의료를 선택하여 이용할 수 있고, 외래 전문의를 자유롭게 선택할 수 있다. 2018년 기준, 개원의 비율을 보면, 과거와는 달리 일반의가 약 40% 전문의가 약 60%를 차지할 정도로 개원의 중 전문의 비율이 높음을 알 수 있는데 양질의 의료욕구 증가와 함께 이러한 추세는 지속될 것으로 예측된다.

(2) 병원

독일의 병원은 공공병원과 민간병원으로 구분된다. 민간병원은 연방영업법 제30조에 의해 비영리형태와 영리형태로 구분되는데 2018년 기준, 공공병원의 비중이 54%, 비영리병원이 38% 나머지 8%가 영리병원으로서 의료기관의 영리성 추구가 제한되어 있다. 공공병원과 비영리병원의 병상수가 94%를 차지하고 있는 점을 감안하면, 영리병원의 소유는 보다 제한되어 있다.

민간병원은 주로 단일 진료과목으로 이루어져 있으며, 의료기관의 핵심은 공공병원이다. 공공병원은 각 주(州)에서 운영하는 주(州)립병원과 대학병원으로 구분되며, 주(州) 보험의(醫)협회에 가입하지 않고, 직접 질병금고와 계약을 체결한다. 대부분의 임상실험과 의료인의 수련 및 의료계획이 공공병원에서 이루어진다.

약 10병상 이상을 유지하면, 병원으로 인정받을 수 있어 대체로 병원의 규모가 미국의 경우처럼 소규모 형태이다. 병원에서 입원과 외래진료는 엄격히 구분되어 있는데 병원은 입원환자만을 대상으로 의료를 제공하며, 퇴원환자의 사후관리 정도가 외래진료이다. 하지만 1990년대 중반 이후, 특수한 경우를 인정하여, 입원을 전제하지 않은 외래환자를 대상으로 당일 수술을 허용하는 추세이다.

4) 보건행정체계

독일의 보건행정체계는 연방주의와 조합주의에 기초한다. 연방주의는 16개 주(州)를 기초로 하고 있으며, 이들의 기능은 보건의료의 최소한의 관리 및 통제이다. 포괄적인 보건의료의 관리는 자치 규제 및 관리에 기초한 질병금고로서 조합주의에 근거한다. 조합주의는 법규에 의해 보건의료의 책임과 의무를 합법적으로 수임받아, 조합 간 상호 경쟁을 통해 의료 질의 향상을 증가시킬 수 있고, 조합원의 재정 기여를 통해 재원을 마련하며, 조합 상호 간 통폐합을 시도하기도 한다.

(1) 연방 보건성

연방 보건성은 독일의 보건의료와 관련된 최고 행정기구로서 다음과 같은 중요한 역할을 수행한다.

◆ **자율성의 판단**

보건의료행정의 자율성을 원칙으로 하므로 어떤 행위가 자율적인 규제(self regulated)에 해당되는지의 여부를 판단하는 기준을 설정하여, 이를 자율성 여부에 적용하는 것은 보건의료의 자치행정을 구현하는 데 있어 매우 중요하다.

◆ **장기요양치료**

장기요양치료는 예산 및 인력이 많이 소요되고, 국민의 건강증진과 보장을 위한 중요한 의료공급이므로 연방 수준의 재정관리와 통제 및 감시가 요구된다.

◆ **국제보건사업**

국제보건은 특정한 지역에서 한정적으로 수행되는 것이 아니다. 연방정부가 각 주(州)를 통솔하여 연방 차원에서 국제 간 다양한 건강정보 및 자료를 수집하고 이를 기초로 국제 흐름에 부합하는 보건사업을 기획하고 추진한다.

◆ **보건행정의 원칙**

사회주의를 지향하는 보건행정의 원칙인 형평성, 포괄성, 공정성 등의 실현을 위해 연방정부는 각 주의 기능과 역할을 감시하고 통제함으로써 보건행정체계의 근간을 유지하는 데 기여한다.

◆ **제약관리**

연방정부는 약제의 적정 사용 및 수가 등을 의료비의 증가와 건강보장이라는 양 측면에서 중요하게 인식하고 있으며, 특히 최근에는 신약 처방 수가의 인상으로 인한 의료비 증가가 이어지고 있어, 약사연합회에 대한 연방정부의 대응이 주시되고 있다.

◆ **재정관리**

기본적으로 질병금고가 자율성을 근간으로 질병보험에 관한 재정관리를 하지만, 전체적이고 총괄적인 측면의 재정관리는 연방 차원에서 이루어진다. 예로서, 보험료의 인상, 보험자 간의 재무조정 그리고 질병보험의 신규 가입자에 대한 보수한도액의 설정 등이다.

연방 보건성의 기능을 효율적으로 수행하는 데 도움을 제공하기 위한 정책자문위원회가 있는데 이 기구는 형식적인 자문기관이 아니라, 다음과 같은 역할을 수행함으로써 연방 보건성의 기능을 강화하는 데 실제적인 정치적 역량을 발휘한다.

첫 번째, 보건행정의 효율성과 능률성을 향상시키기 위한 제도적 마련을 위한 방안을 제시한다.

두 번째, 질병금고의 효율적 운영관리를 위한 방안제시와 진료비 지불 방안에 관한 제도적 개선책을 제시한다.

세 번째, 연방 차원의 보건정책 및 기획 등을 수립하는 데 필요한 정보 및 자료수집 등을 제공한다.

네 번째, 연방 보건성의 기능이 제대로 작동되는지 등의 유 · 무를 파악하여, 개선책을 제시하는데 이때 강제성은 없고 단지 권고적이기는 하지만, 연방 보건성을 견제하는 효과가 매우 크다.

(2) 주 보건기구

2018년 기준, 13개 주에 주 보건기구가 설치되어 운영되고 있으며, 역할은 주 범위 내의 보건의료사업에 국한되어 있다. 대표적인 역할은 다음과 같다.

◆ **병원설립**

보건행정체계의 주축이 공공병원인데, 공공병원의 설립이 주 정부와 보건기구의 핵심 역할의 하나이다. 공공병원의 설립을 위해 주 보건기구는 '수요에 기초한 기획(Need Based Plan)'에 근거하여 병원기획의 권한을 갖는다. 이 권한을 통해 병원이 설립될 특정 지역을 우선 선정하여, 선정된 지역의 의료기관 설립에 대한 수요요건을 심사 및 평가한 후, 타당성 유 · 무에 따라 병원의 설립 유 · 무를 최종 결정한다.

병원기획은 투자기획과 운영기획으로 분류된다. 투자기획은 시설, 장비 등 의료기관에 필요한 물질적인 측면을 고려한 기획을 의미하고, 운영기획은 의료기관을 관리하는 데 필요한 인적자원 측면을 고려한 기획을 의미하는데 주 보건기구는 투자기획과 운영기획을 통해서 의료기관의 설립과 관리를 구체화시킬 수 있다.

의료기관의 병상 수에 비례하여 투자액의 상향조정이 가능하며, 인건비와 행정관리자의 수 증가에 따라 운영비의 상향조정도 가능한데 이러한 의료기관의 설립과 운영에 관한 제반 업무처리와 조정 등이 주 보건기구의 최우선순위이다.

◆ 공공의료의 제공

주(州) 보건기구는 지역주민의 건강을 보장할 의무가 있다. 각 주(州)마다 제공되는 보건의료의 종류는 다양하지만, 선택된 집단을 대상으로 보건의료서비스의 제공이 이루어지며, 일반적으로 제공되는 보건의료는 다음과 같다.

첫 번째, 아동 및 청소년들의 보건교육과 가임여성들의 보건교육 및 육아교육 등을 실시한다.

두 번째, 지역주민들의 건강증진사업 및 프로그램 등을 실시하고, 지역주민의 건강을 보장하기 위한 예방사업 등을 실시한다.

세 번째, AIDS 등 신종질환을 예방하고 관리하며, 이를 위한 보건교육 및 홍보 등을 강화한다.

네 번째, 정신질환의 관리 및 예방사업 등의 강화 및 알콜 중독, 약물 남용 등에 관한 감시 및 관리를 강화하고, 제약품의 불법유통을 차단하기 위해 노력한다.

◆ 보건의료관리

주 보건기구의 보건의료관리는 크게 3가지 측면에서 살펴볼 수 있다. 첫 번째, 주(州)에 소속된 공공병원과 대학병원의 재정관리 및 인적 자원관리를 도와주면서 동시에 통제기능을 이행한다. 두 번째, 대학병원에서 시설 및 장비 등을 갖추고 의학, 치의학 등의 교육과 임상 실험 등이 이루어질 수 있도록 관리 감독에 대한 책임이 있다. 세 번째, 주 보험의(醫)협회에 대한 효율적인 운영관리를 권고하고, 분쟁 시 조정역할을 수행한다.

(3) 질병금고

1883년, 독일의 의료보험이 처음 제정된 이후, 초기에는 노동자만이 피보험대상자였으나, 20세기 초반을 거치면서 전 국민을 대상으로 확대되었다. 2018년, 현재 약 88%의 국민이 강제 또는 임의형태로 의료보험에 가입해 있으며, 약 10%가 민간보험에 가입해 있고, 나머지는 공공 의료부조에 해당된다. 일정 소득 이하의 하위계층은 의료보험에 강제적용이 되며, 일정 소득 이상의 상위계층은 의료보험과 민간보험 둘 중 하나를 선택해야 하며, 우리나라처럼 일괄적인 강제적용은 아니다.

질병금고는 의료보험의 제반 업무를 수임하여 이행하고 있는데 2018년 기준으로 지역, 직역에 따라, 지역질병금고, 기업질병금고, 농업질병금고, 선원질병금고 등 총 8종류의 질병금고가 있으며, 인사, 재정, 관리운영 측면에서 자치 기능을 유지하면서 의료구매자의 대표적 기능을 수행하고 있는데 우리나라처럼 의료보험 행정이 통합주의 형태가 아니라, 조합주의 형태를 지니면서 각각의 질병금고의 자율권이 보장되어 있다. 이는 역사적으로 독일의 의료보장이 줄곧 자율성의 원칙에 의해 관리됨으로써 적극적인 정부의 개입 여지가 없었던 결과이기도 하다.

1980년대 초기만 해도, 질병금고의 수가 1,300여 개 이상을 상회하였으나, 1990년에 보건의료구조법(Health Care Structure Act)이 제정되면서 가입자의 직종에 관계없이 질병금고에 가입이 허용되었고, 이로써 질병금고 상호 간에 피보험자를 유치하기 위한 치열한 경쟁이 가속화되었다. 그 결과, 질병금고 상호 간 통폐합이 본격화되면서 질병금고의 수는 대폭 감소하기 시작하여, 2000년에는 453개, 2018년에는 360개로 크게 줄었는데 이와 같은 추세는 당분간 지속될 것으로 보인다. 특히, 근로직과 사무직 간의 가입에 대한 차별화가 없어지는 추세이므로 앞으로 경쟁에서 비롯되는 통폐합 현상은 보다 가속화될 것이다.

재원은 보험료부과방식을 적용하여 마련한다. 1970년대 약 8% 수준의 보험료율이 적용되었으나, 2018년 기준, 약 14.2%가 적용되고 있어 가입자의 경제적 부담이 증가되고 있음을 알 수 있다. 2015년까지는 보험재정이 대체로 안정을 유지하였으나, 2018년 이후, 약제비 지출이 연간 약 14%의 증가로 이어지면서 2019년 보험재정의 적자가 총 8억 6천만 유로에 달했다.

(4) 보험의(醫)협회

각 주(州)마다 보험의(醫)협회가 있다. 2018년 기준, 23개의 보험의협회가 있으며, 쾰른에 연방보험의(醫)협회가 있다. 외래진료를 담당하는 모든 의료인은 관할보험의협회에 가입해야 하며, 가입이 완료되면 보험의(醫)가 된다. 보험의는 보험의협회가 정한 정관 및 내규에 따라 의료행위를 수행할 의무가 있다.

보험의협회는 질병금고, 정부 그리고 시민단체 등과 대항하여 의료인의 권익을 보장하고, 정치적인 이익을 대변하며, 의료공급의 기본원칙인 경제성, 형평성, 만족성 그리고 합목적성에 충실함을 지향하고 있는데 다음과 같은 역할을 수행한다.

첫 번째, 일정 기간, 소비될 의료비의 총액을 정하여 보험연합회(질병금고연합회)와 계약을 체결하여 재정을 확보한다.

두 번째, 보험의들에게 진료실적, 즉 행위별 수가를 통해 진료비를 지급한다. 질병금고와 계약을 총액으로 정한 후, 분배는 행위별 수가를 적용한 것은 독일의 의료행정의 특징인데, 총액계약에서 비롯되는 의료행위의 동기부여 저하로 인한 의료 질의 저하를 해결하기 위한 보완적 장치로서 의료인의 지불수단을 행위별 수가로 활용한 것이다. 보험의들은 진료비를 지급받으면, 지급액의 약 2.5~2.7%를 떼서 보험의협회에 납부해야 하는데 이는 보험의협회의 재정마련을 위해서이다.

세 번째, 정부의 보건의료에 관한 여러 시책 등을 보험의들에게 공지하고, 필요하면 상담 및 자문 등을 통해 의료인과 정부 사이의 의료소통을 매개한다.

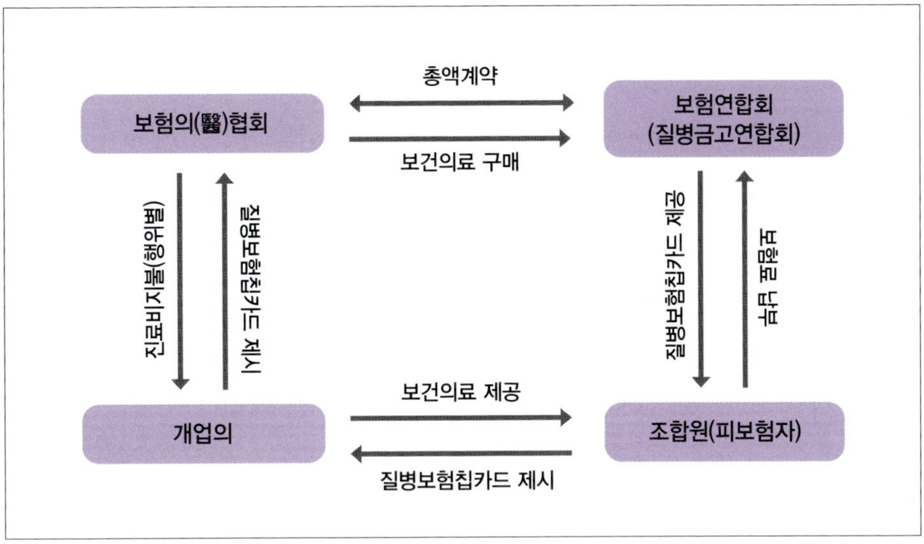

그림 15-4 | 외래진료 보상체계

(5) 보험연합회(질병금고연합회)

보험자인 질병금고는 보험연합회를 구성하여 보험의협회와 계약체결을 통해 재원을 분배하는 기능을 수행하는 동시에 질병금고 상호 간의 재정 불균형을 조정하고, 질병금고의 권익을 보장, 대변하는 동시에 정치적인 대변을 수행한다.

보험의협회와 협상을 통해 재원을 분배할 때는 가입자 수를 기준으로 총액을 정하는데 인두제와 비슷한 형태이다. '2000년 의료개혁'을 통해 반드시 보험의협회가 아닌 개인의원과도 상황에 따라서는 개별적으로 협상할 수 있는 여지가 마련되었으나, 현재까지는 미미한 수준이나 앞으로 보건의료개혁과 함께 확대될 전망이다. 계약체결 과정에서 협상이 제대로 되지 못할 경우, 보험연합회와 보험의협회가 각각 반반씩 추천한 위원으로 위원회를 구성하여, 양자 간의 이해관계 조정을 통해 협상을 진행하기도 하는데 이때 정부의 개입 여지는 거의 없다.

5) 개혁

사회보험을 실시하는 대부분의 국가들은 1980년대를 전후로 의료비의 증가와 의료의 질 및 접근성 사이에서 국민의 건강증진을 위한 정책적 딜레마에 빠져있는데 이러한 딜레마를 해결하는 것이 보험자, 의료공급자 그리고 정부의 우선적인 과제이다.

독일은 역사적으로 근로자와 고용자의 동등한 기여를 기초로 사회적 연대를 근간으로 하는 사회보험의 형태를 유지해 왔으며, 보험자와 의료공급자의 사회적 합의에 의해서 보건의료에 대한 주요 의사결정이 이루어졌으므로 비교적 정부의 개입은 미미하였다. 그동안 독일은 사회적 합의를 통해 의료비 증가에 대해 적절히 대처해 왔다. 1975~1976년에 보험자와 의료공급자 간의 합의에 의해 의료비의 억제를 규제하는데 합의를 이루었고, 2005년에는 보험 기여율 인상에 대한 합의가 양자 간에 이루어졌는데 이때, 증가분을 모두 근로자가 부담할 정도로 정부의 중재 없이 양자 간의 원만한 합의가 있었다. 이러한 합의가 가능했던 것은 사회적 위험을 소득계층에 따라 공동으로 분담한다는 조합주의 원칙에 기인한 것이다. 이러한 원칙은 2000년대를 전후로 정부 주도의 의료비 억제를 위한 환자 본인부담 인상 등 진료비 지불 개혁을 추진하는 과정에서도 일관되게 유지되었다.

(1) 2000년대 이전의 개혁

1990년대를 전후한 독일의 보건의료개혁은 보건복지의 축소에 초점이 맞춰져 있었으므로 사회연대의식의 후퇴를 가져왔다고 평할 수 있다. 먼저 1989년, '질병보험개혁법'은 의료비 증가를 억제하기 위해 수요요인을 강력히 규제하는 것이었다. 예를 들어, 환자 본인부담금 인상, 급여제한 등은 대표적인 수요규제에 해당된다.

이어 1993년 '질병보험 구조 개혁법'의 단행은 독일의 보건의료개혁이 질병보험의 구조적인 변화를 통해 보건의료체계의 변화를 모색하고 있음을 엿볼 수 있는데 이 법은 크게 2가지 측면에 영향을 미쳤다. 하나는, 진료비 지불로서 의원급을 중심으로 총액예산을 적용하였다. 이전에는 의료공급자가 요구하는 전체진료비를 지불하는 목표예산을 적용하였으나, 총액예산을 통해서 고정된 총액의 범위를 정하여 범위 내에서 진료비 지출을 허용하였다. 이는 의료공급자의 의료행위를 규제함으로써 의료비의 절감효과를 모색하기 위한 혁신적 개혁이었다.

다른 하나는, 보험자들 간의 경쟁을 유도하여 보험료율의 인하와 보험에 대한 서비스 질 향상이 시도되었다. 직역, 지역을 기준으로 보험의 가입이 제한된 질병보험의 구조를 개편하여, 질병보험의 자유로운 가입에 대한 선택을 보장하였다. 이로써 피보험자를 확보하기 위한 질병보험 간의 경쟁은 시작되었고, 보험료율의 인하는 부수적이었다.

1995년 이후에는 일부의 진료를 묶어 상대가치점수의 조정을 통해 일반의(醫)의 이익보장을 시도하였다. 상대가치점수란 의료행위의 중요도, 난이도 등을 기준으로 차등화된 가치를 적용하여 이를 점수화한 것으로 적정 의료행위를 보장하는데 그 목적이 있었다. 보험의 그리고 보험자 단체의 동수에 의해서 구성된 평가위원회의 조정을 통해서 전문의보다는 일반의에게 유리하도록 상대가치를 부여함으로써 일반의(醫)의 사기 진작을 향상시켜 일반의가 지역을 위한 주치의 기능을 할 수 있도록 시도하였고, 동시에 지역주민의 의료접근 향상을 시도하였다. 하지만 이러한 시도에도 불구하고 보건의료분야에 전통적으로 유지되어 온 사회적 연대의식과 보험자의 자율적 기능이 손상되었다는 지적과 함께 1990년 초 · 중반에 비해 2000년대 접어들면서 의료비의 지출이 중요한 사회적 · 정치적인 이슈가 되었고, 이를 해결하기 위해 이전과는 다른 정부 주도의 정책적인 시도가 보다 요구되었다.

(2) 2000년대 이후의 개혁

2000년대 이후의 보건의료 분야의 개혁의 초점은 1990년대의 개혁을 근간으로 의료시장에 정부의 개입을 보다 강화함으로써 질병금고의 재정 안정화를 위한 지출과 수입의 균형을 유지하는 것이었다. 정부는 그동안의 개혁을 정리하여 '질병보험 개혁법 2000'을 발표하면서 다음과 같은 개혁을 구체화시켰다.

첫 번째, 1993년부터 위험도 및 진료의 난이도를 고려하지 않은 포괄 수가제를 병원의 입원환자를 대상으로 실시하였으나, 2003년, 호주의 포괄 수가제를 변형하여 이를 기초로 독일형 포괄 수가제를 개발하여 이를 약 800여 개에 달하는 급여에 대해 병원급 의료기관에 적용하였다. 이로써 공급요인의 규제를 통해서 의료기관의 경영 합리화에 대한 시도와 의료비의 절감을 기대할 수 있는 효율적인 개혁의 신호가 되었다. 포괄 수가제의 시행은 동일한 전국적인 진료가격체계를 가지고 보험자와 의료공급자 간의 직접적인 계약관계를 가능하게 함으로써 그동안의 진료지불 체계를 근본적으로 변화시키는 계기가 되었다는 점에서 그 의의를 찾을 수 있다.

두 번째, 연방 차원에서 위원회의 설치를 통해 의료공급의 규제를 시도하였는데 그 결과 병원위원회와 조정위원회가 설치되었다. 조정위원회는 매년 임상적인 기준을 근거로 10개 정도의 진료 가이드라인을 개발하여, 이를 병원 진료위원회, 보험자 및 의료 공급자위원회에 제공하여 이를 기초로 적정 진료가 이루어지도록 유도함으로써 공정하고 신뢰할 수 있는 의료체계 구축을 시도하였다.

세 번째, 2004년의 보건의료개혁에서는 의료공급자의 적정한 의료행위를 촉진시키기 위한 방안으로서 상대가치조정을 통한 적정 의료보수의 보장을 시도했으나 당시에는 실현되지 못했고, 후에 '질병보험경쟁강화법'의 제정을 통해서 이에 대한 실현이 일부 구체화되었다.

네 번째, 보험재정 관리방식의 변화를 시도하였다. 정률제의 기여방식을 기초로 건강기금을 추가하여 정률제 건강기금을 시도하였고, 그 결과 2009년부터 진료비 지불의 변화가 발생하였다. 즉, 의료행위에 대한 보상이 사전에 얼마인지에 대한 정보를 의료공급자가 미리 알 수 있게 되어, 의료공급자의 권익을 보호하였다.

다섯 번째, 보건장관으로 하여금 보험급여의 증가를 임금인상률을 상회할 수 없도록 정하게 함으로써 정부의 강력한 의료비의 통제기능이 가능해졌고, 총액예산의 증액도 임금인상률을 상회할 수 없도록 정함으로써 그동안 정부가 보험자와 의료공급자 사이의 조정자 역할에서 이제는 강력한 규제자의 역할로 변하였다. 이로 인해, 그동안 역사적으로 유지되어온 보험의 자치 기능이 의료비의 증가억제라는 명분 앞에 다소 제한되는 결과가 초래되었으나, 수요 및 공급의 규제를 통해 의료비 증가의 억제와 의료 질의 향상을 위한 정부의 본격적인 개입이 시작되었음을 알리는 신호가 되었다.

위와 같은 2000년대 전후, 독일의 보건의료개혁은 거의 10년 동안, 의료비의 완만한 상승을 유지하고 있는 것으로 보아 성공한 것처럼 보인다. 1998년, 의료비의 지출 규모가 GDP 대비 10.6%에서 2017년, 약 11%를 유지하고 있는

데 이는 물가상승 등을 감안하면, 의료비 통제 측면에서 정부의 규제가 성공했음을 의미한다.

2019년에는 보건장관이 보험료율을 인상하지 않고, 질병보험 가입의 보수 한도액을 상향 조정하여, 보험재정의 건전성을 유지하겠다고 발표하는 등 개혁의 드라이브는 현재 진행형이다.

독일의 보건의료개혁은 우리에게 많은 시사점을 제시하고 있다. 두 나라 모두 사회보험을 실시하고 있지만, 다음과 같은 점에서 커다란 차이점을 발견할 수 있고, 이러한 차이점이 개혁의 성패를 결정하는 변수가 되고 있다. 하나는 자율적 기능을 우선하는 조합주의가 독일의 의료개혁을 주도하는 반면, 우리는 정부가 단일조합인 건강보험공단을 강력히 지배하면서 보험의 자율적 기능이 상실되어, 조합이 의료공급자와 함께 개혁을 이끌 수 있는 자율적 기능의 여지가 없다.

다른 하나는, 우리나라는 의료공급이 절대적으로 민간주도로 이루어져 있어, 개혁과정에서 의료공급자와 보험자와의 이해관계가 극명한 차이를 드러내고 있으며, 이에 대한 조정과 합의 과정을 도출할 수 있는 수단이 전무하여, 독일의 경우처럼 사회적 연대의식을 기대할 수 없고, 따라서 개혁방안을 모색할 수 있는 여지가 없다.

독일은 오랜 역사적인 변천 과정을 통해 2가지 핵심적인 이념의 축인 자율적 기능 및 사회적 연대의식을 기반으로 개혁에 성공할 수 있었다. 앞으로 우리 정부가 노령인구 및 저소득계층의 의료보장 강화를 위한 의료개혁을 추진해야 하는 상황에서 이를 중요한 교훈으로 삼아, 우리의 보건행정체계를 토대로 다양한 시뮬레이션 등을 통해 혁신적인 개혁을 위한 방안을 모색해야 한다.

찾아보기 INDEX

ㄴ

ㅂ

ㅇ

ㅊ

ㅋ

ㅌ

ㅍ

ㅎ

A

B

D

E

F

G

H

I

M

O

P

S

T

V

W

X

Y

Z